膳食营养与食品安全

季兰芳　陈灵娟　主编

SHANSHI
YINGYANG
YU
SHIPIN
ANQUAN

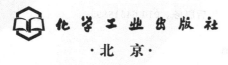
·北京·

《膳食营养与食品安全》涵盖了膳食营养与食品安全概述、人体对能量与宏量营养素的需求、人体对微量营养素的需求、食品营养价值分析与安全食用、平衡膳食指南与膳食结构分析、食物中毒的预防与控制、特定生理人群营养与膳食指导、常见病患者膳食营养指导共八章理论知识，每章均有相关的能力训练，理论知识与实践内容兼顾，可操作性强，体现理实一体化教学。

　　《膳食营养与食品安全》可作为医护类相关专业、食品类相关专业职业院校师生学习使用，也可作为餐饮及营养专业人员进行膳食指导的参考资料，同时大众也能参考使用各类人群的饮食指导等内容，对合理饮食有着积极的促进意义。

图书在版编目（CIP）数据

膳食营养与食品安全/季兰芳，陈灵娟主编. —北京：化学工业出版社，2015.11（2024.6重印）
ISBN 978-7-122-25289-0

Ⅰ.①膳… Ⅱ.①季…②陈… Ⅲ.①膳食营养②食品安全 Ⅳ.①R15②TS201.6

中国版本图书馆 CIP 数据核字（2015）第 233266 号

责任编辑：李植峰　迟　蕾　　　　　　　　　装帧设计：史利平
责任校对：李　爽

出版发行：化学工业出版社（北京市东城区青年湖南街 13 号　邮政编码 100011）
印　　装：北京科印技术咨询服务有限公司数码印刷分部
787mm×1092mm　1/16　印张 14¼　字数 344 千字　　2024 年 6 月北京第 1 版第 5 次印刷

购书咨询：010-64518888　　　　　　　　　售后服务：010-64518899
网　　址：http://www.cip.com.cn
凡购买本书，如有缺损质量问题，本社销售中心负责调换。

定　　价：39.80 元

《膳食营养与食品安全》编写人员

主 编 季兰芳 陈灵娟

副主编 王劲松 汪丽琪 董晓颖 盛爱萍

编 者（按姓氏笔画排序）

王劲松（荆楚理工学院）

刘爱红（铁岭卫生职业学院）

毕智丽（滨州职业学院）

吴 琳（金华职业技术学院）

张 焱（金华职业技术学院）

汪丽琪（杭州师范大学）

陈灵娟（义乌市中心医院）

陈清婵（荆楚理工学院）

周 标（浙江省疾病预防控制中心）

季兰芳（金华职业技术学院）

胡桂芬（金华市中心医院）

胡笑玲（金华市中心医院）

盛爱萍（金华职业技术学院）

董晓颖（铁岭卫生职业学院）

前言
FOREWORD

　　"民以食为天，食以安为先"。膳食营养是人类赖以生存的物质基础，食品安全事关群众的健康和生命。当今社会食品安全的风险隐患无处不在，这就要求人们既要掌握一定的膳食营养知识，又要学会一些常用食品的鉴别方法，在享受"舌尖上的美味"的同时，又要守护"舌尖上的安全"。

　　本教材根据全国职业资格公共营养师考证对知识、技能和态度的要求来构建知识体系，重在培养学生的职业能力。教材引用了《中国居民膳食营养素参考摄入量（2013版）》中的新概念与最新数据，充分体现了教材的实用性、创新性与前沿性。教材涵盖了膳食营养与食品安全概述、人体对能量与宏量营养素的需求、人体对微量营养素的需求、食品营养价值分析与安全食用、平衡膳食指南与膳食结构分析、食物中毒的预防与控制、特定生理人群营养与膳食指导、常见病患者膳食营养指导这八大块知识内容及其相关的能力训练项目。采用学习目标、知识描述（穿插知识链接特色栏目）、能力训练、目标检测这一编写体例，为广大师生创设了"教、学、做、评"于一体的教学环境。书后附有目标检测题参考答案、最新的《中国居民膳食营养素参考摄入量（2013版）》中的相关数据表、常用食物营养成分表，便于广大读者的自我学习与实际应用。

　　本教材适用于职业院校医护、营养、食品等相关专业学生的营养教育；也可作为国家职业资格公共营养师培训考证的参考教材；教材中的能力训练部分，以日常生活或临床情景为导入、深入浅出，也非常适合医务人员、食品检验人员继续教育及广大公民营养知识普及时选用。通过本教材的学习，能提高读者自身的营养知识水平，掌握合理营养、平衡膳食、安全食用的方法与技能，为自己垒起健康的基石和倾注生命的活力；能提高专业技术人员的营养健康教育能力，提升服务质量及服务水平。

　　为了充分体现行业性，我们组建了多学科联动、行业精英加盟的编写团队，营养、食品、预防医学、护理等多学科合作，充分汲取了各自领域的优势，为开发贴近行业工作实际的工学结合的教材奠定了坚实的基础。在教材编写过程中，编者付出了艰辛的劳动，在此，衷心感谢各位编写人员的精诚合作与大力支持！

　　由于能力水平、编写时间的限制，教材中难免存在不足之处，敬请各位读者不吝赐正！我们将不断更新、完善。谨致谢意！

季兰芳

2015 年 4 月

目录
CONTENTS

◯ 第七章　特定生理人群营养与膳食指导

○ **附录** ⟨201⟩

○ **目标检测题参考答案** ⟨214⟩

○ **参考文献** ⟨215⟩

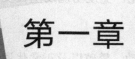

第一章

膳食营养与食品安全概述

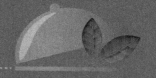

 学习目标 ▶▶

知识目标

1. 了解膳食营养相关概念。

2. 熟悉常用食品的标志。

3. 掌握膳食营养素参考摄入量及内容；了解食品标签的基本格式和基础知识。

能力目标

1. 能识别常用食品的标志。

2. 能通过食品营养标签掌握食品的营养特性。

3. 能针对不同人群，利用营养质量指数（INQ），对各自所选的食物做出营养质量评价。

 知识描述 ▶▶

通过摄食活动，人类获取能量和所需要的各种营养成分。同时在获取食物的过程中应注意食物是否卫生，有无污染等安全问题，防止病从口入；并且从食品标签上辨别其营养成分是否适合自己的身体需要。

 第一节 膳食营养概述

一、膳食营养相关概念

1. 膳食

膳，即饭食，指日常进食的饭和菜。

2. 营养

营养是指人体摄取、消化、吸收和利用食物中的营养物质来维持机体生命活动的过程。

营养实际上是一种生物学过程，这一过程维持着机体正常的生理、生化、免疫功能及生长发育、新陈代谢等生命活动。

3. 营养素

营养素是指食品中具有特定生理作用，能维持机体生长、发育、活动、繁殖以及正常代谢所需的物质，缺少这些物质，将导致机体发生相应的生化或生理学的不良变化。目前可知的必需营养素有四十余种，概括为六大类，即蛋白质、脂类、糖类、矿物质、维生素和水，也有人将膳食纤维列为第七大类营养素。营养素分为宏量营养素和微量营养素，蛋白质、脂类、糖类、水的需要量比较大，称为宏量营养素；维生素和矿物质的需要量相对较小，称为微量营养素。食物中的蛋白质、脂类、糖类经氧化分解可释放出一定的能量，来满足人体的需要，所以也称其为能量营养素、产能营养素或生热营养素。营养素在体内的作用体现在：①供给机体所需要的能量；②供给人体所需的组成材料，如用以构成和修补身体组织；③调节机体的生理功能。

二、膳食营养素参考摄入量

膳食营养素参考摄入量（Dietary Reference Intakes，DRIs），是一组为了保证人体合理摄入营养素而设定的每日平均膳食营养素摄入量的参考值。初期主要包括：平均需要量（EAR）、推荐摄入量（RNI）、适宜摄入量（AI）和可耐受最高摄入量（UL）这4项指标。《中国居民膳食营养素参考摄入量（2013版）》增加了与非传染性慢性病有关的3个指标：宏量营养素可接受范围（AMDR）、建议摄入量（PI）和特定建议值（SPL）。

1. 平均需要量（Estimated Average Requirement，EAR）

平均需要量（EAR）：EAR是指某一特定性别、年龄及生理状况群体中的所有个体对某种营养素需要量的平均值。按照EAR水平摄入营养素，通常可以满足这一群体中50%个体需要量的水平，但不能满足另外50%个体对该营养素的需要。

2. 推荐摄入量（Recommended Nutrient Intake，RNI）

推荐摄入量（RNI）：RNI是指可以满足某一特定性别、年龄及生理状况群体中绝大多数（97%～98%）个体需要量的某种营养素摄入水平。RNI是根据某一特定人群中体重在正常范围内的个体需要量而设定的。长期摄入RNI水平，可以满足机体对该营养素的需要，保持健康和维持组织中有适当的储备。RNI的主要用途是作为个体每日摄入该营养素的目标值。RNI是以EAR为基础制订的。如果已知EAR的标准差（SD），则RNI定为EAR加两个标准差，即RNI＝EAR＋2SD。

3. 适宜摄入量（Adequate Intakes，AI）

适宜摄入量（AI）：AI是某个健康人群能够维持良好营养状态的平均营养素摄入量，它是通过观察或实验获得的健康人群某种营养素的摄入量。AI的主要用途是作为个体营养素摄入量的目标。当健康个体摄入量达到AI时，出现营养缺乏的危险性很小。AI与RNI相似之处是二者都用作个体摄入的目标，能满足目标人群中几乎所有个体的需要。AI和RNI的区别在于AI的准确性远不如RNI，可能显著高于RNI，因此，使用AI作为推荐标准时要比使用RNI更加小心。

4. 可耐受最高摄入量（Tolerable Upper Intake Level，UL）

可耐受最高摄入量（UL）：UL是营养素或食物成分的每日摄入量的安全上限，是一个健康人群中几乎所有个体都不会产生毒副作用的最高摄入水平。UL的主要用途是检查个体摄入量过高的可能，避免发生中毒。在大多数情况下，UL包括膳食、强化剂和添加剂等各种来源的营养素之和。当摄入量低于 UL 时，可以肯定不会产生毒副作用；当摄入量达到 UL 水平，几乎对所有个体均不致损害健康；当摄入量超过 UL 时，发生毒副作用的危险性增加。因此，在制订个体和群体膳食计划时，应使营养素摄入量低于 UL，以避免营养素摄入过量可能造成的危害。

5. 宏量营养素可接受范围（Acceptable Macronutrient Distribution Ranges，AMDR）

宏量营养素可接受范围（AMDR）：AMDR 是指脂肪、蛋白质和糖类理想的摄入量范围，通常以某种营养素摄入量占总能量摄入量的百分比表示。当摄入量达到 AMDR 的下限可以保证人体对营养素和能量的生理需要，而低于其上限则有利于降低非传染性慢性病（NCD）的发生危险。

6. 预防非传染性慢性病的建议摄入量（Proposed Intakes for Preventing Non-communicable Chronic Diseases，PI-NCD）

预防非传染性慢性病的建议摄入量（PI-NCD）：PI-NCD 是以非传染性慢性病（NCD）的一级预防为目标，提出的必需营养素的每日摄入量。当 NCD 易感人群的某些营养素摄入量接近或达到 PI 时，可以降低他们发生 NCD 的风险。PI 的主要用途是 NCD 的一级预防，对于 NCD 危险人群而言，某些营养素（例如维生素 C、钾等）的摄入量应该超过身体的基本需要量，即 PI 高于 RNI 或 AI；而另一些营养素（例如钠）则需要限制其摄入量，使其低于目前居民的平均摄入水平。

7. 特定建议值（Specific Proposed Levels，SPL）

特定建议值（SPL）：SPL 是指某些疾病易感人群膳食中具有改善人体生理功能、预防 NCD 的生物学作用的某些膳食成分（例如大豆异黄酮、叶黄素、番茄红素、植物甾醇、氨基葡萄糖、花色苷、原花青素等植物化合物）的摄入量的建议值，当达到或接近这个建议水平时，有利于维护人体健康，降低某些 NCD 的发生率。

> **🖱 知识链接** ▶▶
>
> **DRIs 在临床营养中的应用**
>
> DRIs 的适用对象主要是健康的个体及以健康人为主构成的人群。另外，也适用于患有轻度高血压、脂质异常、糖尿病等疾病，但还能正常生活，没有必要实施特定的膳食限制或膳食治疗的患者。其中 AMDR、PI 和 SPL 对于某些疾病危险人群的膳食指导尤为重要。

（季兰芳　刘爱红）

第二节　食品安全概述

食品安全是专门探讨在食品加工、存储、销售等过程中确保食品卫生及食用安全，降低疾病隐患，防范食物中毒的一个跨学科领域。

一、食品安全相关概念

1. 食品

食品指各种供人食用或者饮用的成品和原料以及按照传统既是食品又是药品的物品，但是不包括以治疗为目的的物品。

2. 食品安全

食品安全是指食品无毒、无害，符合应当有的营养要求，对人体健康不造成任何急性、亚急性或慢性危害。

3. 食物中毒

食物中毒指食用了被有毒有害物质污染的食品或者食用了含有毒有害物质的食品后出现的急性、亚急性疾病。

4. 食品安全事故

食品安全事故指食物中毒、食源性疾病、食品污染等源于食品，对人体健康有危害或者可能有危害的事故。

5. "生产许可"标志

由"企业食品生产许可"的拼音"Qiyeshipin Shengchanxuke"的缩写"QS"表示。标志的主色调为蓝色，字母"Q"与"生产许可"四个中文字样为蓝色，字母"S"为白色。"生产许可"标志式样见彩图1-1。取得食品生产许可证的企业在使用食品市场准入标志时，不能变色，并标注食品生产许可证的证书编号。

二、常用食品的标志与识别

1. 无公害食品

无公害食品是指在良好的生态环境中，通过应用无公害技术进行生产，有害物质含量限制在安全允许范围之内，符合通用卫生标准，并经政府有关部门认证合格获得证书，允许使用无公害农产品标志的未经加工或初加工的安全食品。

无公害食品标志（彩图1-2）由麦穗、对钩、无公害农产品字样组成，颜色有金色和绿色。麦穗代表农产品，对钩表示合格，金色寓意成熟和丰收，绿色象征环保和安全。

2. 绿色食品

绿色食品是指遵循可持续发展原则，按照特定生产方式生产，经中国绿色食品发展中心认定，允许使用绿色食品商标标志的无污染、安全、优质的营养类食品。

绿色食品突出强调食品出自良好的生态环境，食品的生产是将传统农业技术与现代常规农业技术相结合，从选择、改善农业生态环境入手，限制或禁止使用化学合成物及其他有害有毒生产资料，并实施"从土壤到餐桌"的全程质量控制。

绿色食品分A级和AA级两个等级。A级是指在生产中允许限量使用限定的化学合成物质。AA级是指在生产中禁止使用任何化学合成物质。

绿色食品标志中的太阳、叶片、蓓蕾象征自然生态，标志图形的正圆形寓意保护、安全，绿色象征生命、农业、环保。A级为绿底白字（彩图1-3），AA级为白底绿字（彩图1-4）。

3. 有机食品

有机食品是指来自于有机农业生产体系，根据国际有机农业生产要求和相应的标准生产加工的，并经过独立的有机食品认证机构认证的一切农副产品。有机食品在生产加工过程中，不使用任何人工合成的化肥、农药和添加剂。其质量标准水平与AA级绿色食品标准基本相同。

有机食品标志（彩图1-5）拟人化为自然的手，寓意人与自然需要和谐美好的生存关系。

有机产品除有机食品外，还包括棉、麻、竹、服装、化妆品等"非食品"及动物饲料等。"中国有机产品标志"的图案（彩图1-6）主要由三部分组成，即外围的圆形、中间的种子图形及其周围的环形线条：①标志外围的圆形形似地球，象征和谐、安全，圆形中有中英文结合的"中国有机产品"字样，既表示中国有机产品与世界同行，也有利于国内外消费者识别。②标志中间类似于种子的图形代表生命萌发之际的勃勃生机，象征着有机产品是从种子开始的全过程认证，也昭示出有机产品就如同刚刚萌发的种子，正在中国大地上茁壮成长。③种子图形周围圆润自如的线条象征环形道路，与种子图形合并构成汉字的"中"字，体现出有机产品植根中国，有机之路越走越宽广，处于平面的环形也是英文字母"C"的变体，种子形状也是"O"的变形，意为"China Organic"。绿色代表环保、健康，表示有机产品给人类的生态环境带来完美与协调。橘红色代表旺盛的生命力，表示有机产品对可持续发展的作用。

知识链接

安全农产品

随着生态环境的破坏，植物性农产品的农药、重金属和化肥的污染，动物性农产品中抗生素、激素残留等问题的日益突出，农产品安全问题日渐成为人们关注的焦点。为保证消费者的健康，满足不同层次消费者的需求，世界各国相继开展了安全农产品的开发与生产。

安全农产品主要包括无公害食品、绿色食品和有机食品。

4. 保健食品

我国卫生部在 1996 年 3 月 15 日颁布的《保健食品管理办法》中将保健食品定义为："表明具有特定保健功能的食品，即适宜于特定人群使用，具有调节机体功能，不以治疗疾病为目的的食品。"

保健食品通常标有："小蓝帽"、卫食健字、国食健字 G(J) 等标识。

（1）"蓝帽"：蓝帽产品是由国家食品药品监督管理局（现国家食品药品监督管理总局）批准的保健食品标志，获得保健品批文的保健食品可以在产品外包装上印刷"蓝帽"标志。我国保健食品专用标志为：天蓝色、帽形，业界俗称"蓝帽子"或"小蓝帽"（彩图 1-7）。

（2）卫食健字：卫食健字是我国对保健食品实行法定注册监管以来第一个国产保健食品的批准文号。"卫"代表中华人民共和国卫生部；"食"代表食品，"健"代表保健食品。保健食品是食品中的一个种类，仍归属于食品的范畴。

（3）国食健字 G（J）：国食健字 G（J）是由国家食品药品监督管理局批准的国产保健食品和进口保健食品的批准文号。"国"代表国家食品药品监督管理局，"G"代表国产，"J"代表进口。

知识链接

保健食品的基本特征

1. 保健食品必须是食品；
2. 保健食品有特定的保健功能；
3. 保健食品有特定的适用人群；
4. 保健食品有特定的功效成分或能产生功效的原料成分；
5. 保健食品不是药品。

（刘爱红　季兰芳）

第三节　食品标签的阅读与营养评价

食品标签是食品包装上的文字、图形、符号及一切说明物。食品标签是对食品质量特性、安全特性、食用（饮用）说明的描述。通过食品标签，消费者可以了解食品的基本来源、属性和营养含量、安全食用期限等基本信息。食品标签上不得标示违背营养科学常识的内容，也不应具有暗示预防、治疗疾病作用的内容。

一、预包装食品及其基本构成

《预包装食品标签通则》（GB 7718—2011）属于食品安全国家标准，本标准规定了预包装食品标签的通用性要求，如果其他食品安全国家标准有特殊规定的，应同时执行预包装食品标签的通用性要求和特殊规定。

1. 预包装食品概述

预包装食品是指预先定量包装或者制作在包装材料和容器中的食品，包括预先定量包装以及预先定量制作在包装材料和容器中并且在一定量限范围内具有统一的质量或体积标识的食品。预包装食品首先应当预先包装，此外包装上要有统一的质量或体积的标示。

2. 预包装食品标签的基本构成

直接向消费者提供的预包装食品标签标示应包括食品名称、配料、净含量和规格、生产者和（或）经销者的名称、地址和联系方式、生产日期和保质期、储存条件、食品生产许可证编号、产品标准代号及其他需要标示的内容。

（1）食品名称　应在食品标签的醒目位置，清晰地标示反映食品真实属性的专用名称。

（2）配料　在制造或加工食品时使用的，并存在于产品中的任何物质，包括食品添加剂。

（3）生产日期（制造日期）　食品成为最终产品的日期，也包括包装或灌装日期，即将食品装入（灌入）包装物或容器中，形成最终销售单元的日期。

（4）保质期　预包装食品在标签指明的储存条件下，保持品质的期限。在此期限内，产品完全适于销售，并保持标签中不必说明或已经说明的特有品质。

（5）规格　同一预包装内含有多件预包装食品时，对净含量和内含件数关系的表述。

（6）主要展示版面　预包装食品包装物或包装容器上容易被观察到的版面。

二、营养声称及营养成分功能声称的种类与特点

1. 营养声称

营养声称是对食品营养特性的描述和声明，如能量水平、蛋白质含量水平，营养声称包括含量声称和比较声称。

（1）含量声称　含量声称是描述食品中能量或营养成分含量水平的声称。声称用语包括"含有"、"高"、"低"或"无"等。

（2）比较声称　比较声称是与消费者熟知的同类食品的营养成分含量或能量值进行比较以后的声称。声称用语包括"增加"或"减少"等。使用比较声称的条件是其能量值或营养

成分含量差异必须≥25%。

2. 营养成分功能声称

营养成分功能声称是指某营养成分可以维持人体正常生长、发育和正常生理功能等作用的声称。如蛋白质的功能声称：蛋白质是人体的主要构成物质并提供多种氨基酸。又如能量的功能声称：适当的能量可以保持良好的健康状况。

三、营养标签的常用格式

营养标签是预包装食品标签上向消费者提供食品营养信息和特性的说明，包括营养成分表、营养声称和营养成分功能声称，营养标签是预包装食品标签的一部分。营养标签的常用格式如下。

1. 营养标签格式一

营养标签格式一是仅标示能量和 4 个核心营养素营养标签的营养成分表，见表 1-1。

表 1-1　仅标示能量和 4 个核心营养素营养标签的营养成分表

项　　目	每 100 克(g)或 100 毫升(mL)或每份	营养素参考值%或 NRV%
能量	千焦(kJ)	%
蛋白质	克(g)	%
脂肪	克(g)	%
糖类	克(g)	%
钠	毫克(mg)	%

注：营养标签中的核心营养素包括蛋白质、脂肪、糖类和钠。

2. 营养标签格式二

营养标签格式二是标示能量、4 个核心营养素和推荐的 6 个重要营养素的营养成分表，见表 1-2。

表 1-2　标示能量、4 个核心营养素和推荐的 6 个重要营养素的营养成分表

项　　目	每 100 克(g)或 100 毫升(mL)或每份	营养素参考值%或 NRV%
能量	千焦(kJ)	%
蛋白质	克(g)	%
脂肪	克(g)	%
——饱和脂肪	克(g)	
胆固醇	毫克(mg)	%
糖类	克(g)	%
——糖	克(g)	
膳食纤维	克(g)	%
钠	毫克(mg)	%
钙	毫克(mg)	%
维生素 A	微克视黄醇当量(μgRE)	%

注：核心营养素应采取适当形式使其醒目。

3. 营养标签格式三

营养标签格式三是附有外文的营养成分表，见表 1-3。

表 1-3 附有外文的营养成分表 nutrition information

项目/Items	每 100 克(g)或 100 毫升(mL)或每份 per 100g/100mL or per serving	营养素参考值%/NRV%
能量/energy	千焦(kJ)	%
蛋白质/protein	克(g)	%
脂肪/fat	克(g)	%
糖类/carbohydrate	克(g)	%
钠/sodium	毫克(mg)	%

4. 营养标签格式四

营养标签格式四是横排格式的营养成分表,见表 1-4。

表 1-4 横排格式的营养成分表

项目	每 100 克(g)或 100 毫升(mL)或每份	营养素参考值% 或 NRV%	项目	每 100 克(g)或 100 毫升(mL)或每份	营养素参考值% 或 NRV%
能量	千焦(kJ)	%	蛋白质	克(g)	%
糖类	克(g)	%	脂肪	克(g)	%
钠	毫克(mg)	%	—	—	—

注:根据包装特点,可将营养成分从左到右横向排开,分为两列或两列以上进行标示。

5. 文字格式

包装的总面积小于 100cm² 的食品,如进行营养成分标示,允许用非表格的形式,并可省略营养素参考值(NRV)的标示。根据包装特点,营养成分从左到右横向排开,或者自上而下排开。

营养成分/100g:能量××kJ,蛋白质××g,脂肪××g,糖类××g,钠××mg。

6. 附有营养声称和(或)营养成分功能声称的格式

附有营养声称和(或)营养成分功能声称的格式即附有营养声称和(或)营养成分功能声称的营养成分表,见表 1-5。

表 1-5 附有营养声称和(或)营养成分功能声称的营养成分表

项 目	每 100 克(g)或 100 毫升(mL)或每份	营养素参考值%或 NRV%
能量	千焦(kJ)	%
蛋白质	克(g)	%
脂肪	克(g)	%
糖类	克(g)	%
钠	毫克(mg)	%

营养声称如:低脂肪 XX

营养成分功能声称如:每日膳食中脂肪提供的能量占总能量的比例不宜超过 30%

注:1. 营养成分功能声称应当标在营养成分表下端;

2. 营养声称可以标在营养成分表下端、上端或其他任意位置;

3. 其字号不得大于食品名称和商标。

四、营养素参考值及其营养价值的估算

营养素参考值(NRV),即"中国食品标签营养素参考值"的简称,专用于食品标签的,比较食品营养成分含量多少的参考标准,是消费者选择食品时的一种营养参照尺度。营养素参考值主要依据我国居民膳食营养素"推荐摄入量"(RNI)和"适宜摄入量"(AI)而

制定。我国居民在膳食营养素参考摄入量（DRIs）的基础上，结合我国居民膳食消费习惯和消耗量制定的营养素参考值（NRV），但不适用于 4 岁以下儿童，包括能量和 32 种营养成分参考数值（表 1-6）。

表 1-6 营养素参考值

营养成分	NRV	营养成分	NRV
能量*	8400kJ	叶酸	400μg DEF
蛋白质	60g	泛酸	5mg
脂肪	≤60g	生物素	30μg
饱和脂肪酸	≤20g	胆碱	450mg
胆固醇	≤300mg	钙	800mg
糖类	300g	磷	700mg
膳食纤维	25g	钾	2000mg
维生素 A	800μg RE	钠	2000mg
维生素 D	5μg	镁	300mg
维生素 E	14mg α-TE	铁	15mg
维生素 K	80μg	锌	15mg
维生素 B$_1$	1.4mg	碘	150μg
维生素 B$_2$	1.4mg	硒	50μg
维生素 B$_6$	1.4mg	铜	1.5mg
维生素 B$_{12}$	2.4μg	氯	1mg
维生素 C	100mg	锰	3mg
烟酸	14mg		

* 能量相当于 2000kcal；蛋白质、脂肪、糖类供能分别占总能量的 13％、27％与 60％。

五、营养质量指数评价方法

营养质量指数（INQ）是一种结合能量和营养素对食物进行综合评价的方法，它直观、综合地反映食物能量和营养素之间的供求关系。人们可以依据 INQ 值的大小对食物营养质量进行判断，并且可以按照不同人群的营养需求分别进行 INQ 的计算并针对各自所选的食物做出营养质量评价，更重要的是它能比较不同食物提供同一营养素的能力。

1. 营养质量指数（INQ）计算

① 食物营养质量指数（INQ）＝营养素密度÷能量密度

② 营养素密度＝一定量食物提供的营养素含量÷相应营养素推荐摄入量

③ 能量密度＝一定量食物提供的能量值÷能量推荐摄入量

2. 营养质量指数（INQ）评价标准

① INQ＝1，表示食物提供营养素能力与提供热能的能力相当，二者满足人体需要的程度相等，为"营养质量合格食物"。

② INQ＜1，表示该食物提供营养素的能力小于提供热能的能力，长期食用此食物，会发生该营养素不足或供能过剩的危险，为"营养价值低食物"。

③ INQ＞1，表示该食物提供营养素的能力大于提供热能的能力，为"营养质量合格食物"，特别适合体重超重和肥胖者选择。

INQ 最大的特点是依据不同人群的营养需求来分别计算。同一食物，对正常人群可能是合格的，而对肥胖人群可能就是不合格的，因此要做到因人而异。

（刘爱红）

能力训练

活动一 计算食品的 INQ

【案例导入】

刚学过营养质量指数（INQ）评价的小刚，得知妈妈买了北京烤鸭，准备晚上大家一起食用。小刚灵机一动，要算算爸爸的 INQ，看一看北京烤鸭是否适合爸爸食用。

【活动目的】

按照不同人群的营养需求，依据 INQ 值的大小针对各自所选的食物做出营养质量评价。

【活动内容】

1. 查找食品能量和营养素对应的数值

100g 北京烤鸭：能量 436kcal、蛋白质 16.6g、脂肪 38.4g、钙 35mg。

2. 了解消费对象的情况及营养需求

RNI：男性，45 岁，轻体力活动。其能量 2400kcal、蛋白质 75g、脂肪 20%～30%、钙 800mg。

3. 营养质量指数（INQ）计算

（1）计算能量密度

$$能量密度＝436÷2400＝0.18$$

（2）计算蛋白质的 INQ

$$蛋白质的营养密度＝16.6÷75＝0.22$$
$$蛋白质的 INQ＝0.22/0.18＝1.22$$

（3）计算脂肪的 INQ

$$脂肪的营养密度＝38.4÷(2400×25\%÷9)＝0.58$$
$$脂肪的 INQ＝0.58÷0.18＝3.22$$

（4）计算钙的 INQ

$$钙的营养密度＝35÷800＝0.04$$
$$钙的 INQ＝0.04÷0.18＝0.22$$

4. 营养质量指数（INQ）评价

根据计算出的 INQ 值对该食物进行评价。

蛋白质的 INQ＝1.22＞1，脂肪的 INQ＝3.22＞1，钙的 INQ＝0.22＜1，评价北京烤鸭为高脂食品，蛋白质合格，钙不合格，中年人不宜食用过多此类食物。

活动二 解读营养标签

【案例导入】

周末，小刚到外婆家去玩，一进屋就看到外婆正拿着一个盒子在看。小刚走上前问外婆在看什么，外婆说："你舅舅给我邮寄来的黑芝麻糊，你给我看看这上面写的什么？给我讲讲。"

【活动目的】

能根据营养标签做出解释，并给出食用建议。

【活动内容】

黑芝麻糊一盒，净含量400g，其营养成分如表1-7。

表 1-7　营养成分表

项　目	每100g含量	NRV%
热量	1840kJ	22%
蛋白质	12g	20%
钙	200mg	25%
铁	2.5mg	17%
锌	1mg	7%
维生素 C	25mg	25%
维生素 B$_2$	0.75mg	53%

1. kJ 是千焦的意思，是能量的单位，表示能量多少的一个单位，如同表示质量的"两"和"克"一样。

2. 这里表示 100g 食品中含有蛋白质和钙的量，其他营养素也是如此。

3. NRV 是营养素参考值，用来比较食品标签上营养素含量的多少。如蛋白质的 12g 就是 20% NRV，就是 100g 的黑芝麻糊就吃进一天需要的营养素的 1/5 了。

4. 建议的食用方法：因为能量比较高，钙和蛋白质也相对高，建议外婆每天食用不要超过 100g 黑芝麻糊。以每天冲调一杯，50～60g 为好，这样开盖后一周左右吃完，也避免了维生素的损失。

目标检测

一、判断题

1. 营养可以被简单地理解为营养物质。（　　）

2. 膳食营养素参考摄入量包括 EAR、RNI、AI 和 UL 4 项内容。（　　）

3. UL 是平均每日可以摄入某营养素的最高量。（　　）

4. 保健食品适合所有人群使用。（　　）

5. 《预包装食品标签通则》属于食品安全国家标准。（　　）

6. 描述食品中能量或营养成分含量水平的声称即为含量声称。（　　）

7. "增加"或"减少"属于比较声称。（　　）

8. "蛋白质是人体的主要构成物质并提供多种氨基酸"是蛋白质的功能声称。（　　）

9. 营养素参考值专用于食品标签，是比较食品营养成分含量多少的参考标准。（　　）

10. 人们可以依据 INQ 值的大小对食物营养质量进行判断。（　　）

二、单项选择题

1. 食品营养标签中最基本的信息是（　　）。

A. 营养成分标示　　　　　　　　B. 附加营养信息

C. 营养成分含量　　　　　　　　D. 详细功能描述

2. 某包装食品净含量为 500g，其中钙的含量为 0.15%，脂肪含量为 30%，糖类含量为 60%，若钙的 NRV 值为 800mg，则以下说法正确的是（　　　）。

A. 此包装食品可提供钙 150mg　　　　B. 此包装食品钙的 NRV% 为 94%

C. 此包装食品钙的 NRV% 为 19%　　　D. 该食品糖类供能＞脂肪供能

3. 某饼干产品配料表为：小麦粉、巧克力颗粒（白砂糖、氢化植物油、可可粉、葡萄糖、乳化剂、香兰素）、植物起酥油、白砂糖、食用盐、乳清粉、膨松剂、食用香精、柠檬酸等。下列说法错误的是（　　　）。

A. 饼干中蛋白质含量不应太高

B. 食用盐用量＞白砂糖用量

C. 氢化植物油和乳清粉中均含有反式脂肪酸

D. 食用香精和柠檬酸属于食品添加剂

4. 某营养素适宜的摄入量是（　　　）。

A. RNI 和 AI　　B. EAR 和 RNI　　C. EAR 和 UL　　D. 小于 EAR

5. 不允许使用任何人工合成的化学物质的食品是（　　　）。

A. 无公害食品　　B. 保健食品　　C. 绿色食品　　D. 有机食品

6. 食品配料清单应按配料加入量的（　　　）顺序排列。

A. 递增顺序　　B. 递减顺序　　C. 近似顺序　　D. 无所谓

7. 下列哪项法规对预包装食品的相关术语、基本要求进行了规定（　　　）。

A. 《食品安全法》　　　　　　　　B. 《预防食品通则》

C. 《食品包装使用规范》　　　　　D. 《预包装食品标签通则》

8. 下列选项中，不是《预包装食品标签通则》中强制标示内容的为（　　　）。

A. 食品名称　　B. 配料清单　　C. 批号　　D. 固形物

9. 下列营养素中不是宏量营养素的是（　　　）。

A. 无机盐　　B. 蛋白质　　C. 脂肪　　D. 糖类

10. 下列属于微量营养素的是（　　　）。

A. 脂肪　　B. 蛋白质　　C. 维生素　　D. 糖类

三、多项选择题

1. 营养标签包括下列哪些内容（　　　）。

A. 营养素含量　　B. 营养成分标示　　C. 附加的营养信息

D. 附加的营养知识　　E. 相关的营养常识

2. 营养声称主要包括下列哪些内容（　　　）。

A. 营养素含量声称　　B. 营养素种类声称　　C. 比较声称

D. 功能声称　　E. 减少疾病危险的声称

3. 营养标签中营养成分含量的比较常以（　　　）作为参考。

A. NRV　　B. EAR　　C. UL　　D. ARE　　E. DRIs

4. 膳食营养素参考摄入量主要包括下列哪些内容（　　　）。

A. DRIs　　B. EAR　　C. UL　　D. RNI　　E. AI

5. 安全农产品主要包括下列哪些（　　　）。

A. 无公害食品　　B. 绿色食品　　C. 有机食品

D. 普通食品　　E. 以上均是

6. 宏量营养素包括（　　）。

A. 矿物质　　　　　B. 水　　　　　　　C. 蛋白质　　　　D. 脂肪　　　　E. 糖类

7. 下列描述正确的是（　　）。

A. EAR 是能够满足某一特定人群 50％个体需要量的摄入水平

B. EAR 是能够满足某一特定人群绝大多数个体需要量的摄入水平

C. 日常摄入量低于 EAR 的个体在人群中的比例就等于该人群摄入不足个体的比例

D. 个体的摄入量高于 EAR 时，可以认为摄入量是充足的

E. 可以从 AI 来推测 EAR

8. 用膳食营养素参考摄入量为个体计划膳食包括（　　）。

A. 设定营养素摄入目标　　　　　　　B. 制订膳食计划

C. 询问饮食史　　　　　　　　　　　D. 人群分布情况

E. 对膳食计划的实行情况进行调整

9. 营养质量合格食物的 INQ 为（　　）。

A. INQ＝1　　　　B. INQ＜1　　　　C. INQ＞1

D. INQ＝±1　　　E. INQ＜±1

10. 下列属于供能营养素的是（　　）。

A. 酒精　　　　　B. 蛋白质　　　　C. 脂肪

D. 糖类　　　　　E. 膳食纤维

（刘爱红）

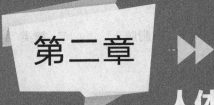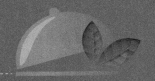

第二章

人体对能量与宏量营养素的需求

 学习目标 ▶▶

知识目标

1. 了解能量的需要及相互转换。
2. 了解脂类、糖类、膳食纤维及饮用水的分类。
3. 熟悉能量的食物来源、高能量膳食与低能量膳食的应用。
4. 熟悉糖类、脂类及蛋白质对人体的功用。
5. 掌握能量的消耗、能量的参考摄入量、能量缺乏或过多对人体的危害。
6. 掌握人体必需氨基酸种类、氮平衡、蛋白质的质量评价、膳食纤维对人体的作用。

能力目标

1. 能在不同能量单位之间进行转换。
2. 根据不同患者的特点选择高能量膳食和低能量膳食。
3. 能适当地摄入能量，防止能量摄入过多或不足对人体造成危害。
4. 会用氮平衡来评价人体蛋白质的营养状况。
5. 能评价食物蛋白质的营养价值。
6. 能利用膳食纤维的生理功能达到预防疾病和减肥的作用。

第一节　人体对能量的需求

　　能量是营养学研究的重要内容之一。人体的一切生命活动，包括心跳、呼吸、血液循环、体液分泌、物质转化及每天所从事的体力活动，都需要消耗一定的能量。人体所需的能量是从食物中获得的，食物中产生能量的营养素是糖类、脂类和蛋白质。产能营养素进入机体后，在物质代谢过程中释放能量，一部分形成三磷酸腺苷（ATP）储存于高能磷酸键中，在机体需要时释放出能量，供机体各种活动需要，余下部分用于维持体温和向外界环境散发。

一、能量的单位及其相互换算

国际上能量的单位以焦耳（Joule，J）表示，营养学上常以千焦（kJ）或兆焦（MJ）作为单位，1000J＝1kJ，1000kJ＝1MJ。我国习惯用卡（cal）或千卡（kcal）为热能单位。两种单位的换算关系为：1kcal＝4.184 kJ，1kJ＝0.239kcal；1000kcal＝4.184MJ，1MJ＝239kcal。

二、能量的来源

三大产能营养素的产热系数，见表2-1。

表 2-1　三大产能营养素的产热系数

产能营养素	产热系数	
	kcal/g	kJ/g
蛋白质	4.0	16.7
糖类	4.0	16.7
脂肪	9.0	37.6

练一练 ▶▶

某成人每日进食蛋白质50g，问其摄入的蛋白质提供多少千卡的能量？

1g蛋白质提供4kcal的能量，50g蛋白质提供的能量为

50g×4kcal/g＝200kcal

蛋白质提供的能量为200kcal

三、能量的需要与消耗

人体对能量的需要量取决于人体能量的消耗量。一般健康成年人能量需要量与消耗量保持平衡，就能满足机体各种正常的生理活动，保持身体健康。不同人群的能量消耗，见表2-2。

表 2-2　不同人群的能量消耗

人群	能量消耗				
成人	基础代谢	体力活动	食物特殊动力作用		
孕妇	基础代谢	体力活动	食物特殊动力作用	胎儿的生长	子宫、乳房增长	体脂储备
乳母	基础代谢	体力活动	食物特殊动力作用		合成乳汁
婴儿	基础代谢	体力活动	食物特殊动力作用	生长发育	排泄
儿童	基础代谢	体力活动	食物特殊动力作用	生长发育	
青少年	基础代谢	体力活动	食物特殊动力作用	生长发育	

1. 基础代谢

（1）基础代谢（basal metabolism，BM）　基础代谢是维持生命活动的最低能量消耗。即人体在安静和恒温条件下（一般为18～25℃），禁食12h后，静卧、放松而又清醒时的能

量消耗。此时能量用于维持机体呼吸、心跳、体温、血液循环和其他器官的生理需要。基础代谢消耗的能量占人体总能量消耗的60%~70%。

（2）基础代谢的影响因素　影响基础代谢的因素很多，主要影响因素见表2-3。

表2-3　影响基础代谢的因素

影响因素	基础代谢情况	影响因素	基础代谢情况
性别	男性＞女性	环境条件	炎热和寒冷都可以使基础代谢水平升高
年龄	小儿＞成人＞老人	内分泌状况	内分泌异常对基础代谢率有影响
体表面积	相同体重下：体形瘦高者＞体形矮胖者	营养状况	营养不良者基础代谢率偏低
劳动强度	劳动强度高者＞劳动强度低者	心理状态	紧张情况下＞安静状态下

2. 体力活动

各种体力活动所消耗的能量占人体总能量消耗的15%~30%。体力活动的能量消耗主要取决于劳动强度和持续时间，活动时间越长、强度越大，消耗能量越多。此外，能量消耗与工作性质和工作熟练程度有关。我国营养学会2001年将体力活动分为轻、中、重三级，成人体力活动分级见表2-4。

表2-4　中国营养学会建议的我国成人体力活动水平分级

活动水平	工作内容举例	PAL① 男	PAL① 女
轻	办公室工作、修理电器钟表、售货员、酒店服务员、化学实验操作、讲课等	1.55	1.56
中	学生日常活动、机动车驾驶、电工安装、车床操作、金工切割等	1.78	1.64
重	非机械化农业生产、炼钢、舞蹈、体育运动、装卸、采矿等	2.10	1.82

① 体力活动水平 PAL＝一项活动每分钟能量消耗量/每分钟基础代谢的能量消耗。

3. 食物热效应

食物热效应（specific dynamic action，SDA）也叫食物特殊动力作用（thermic effect of food，TEF），是指机体因摄取食物引起的额外热能消耗。机体对食物中的营养素进行消化、吸收、代谢和转化等过程都需要消耗能量。食物热效应与摄入食物的种类、进食量、进食速度有关，进食量大、进食速度快，食物热效应高。摄入不同食物增加额外的能量消耗有差异，不同食物的食物热效应见表2-5。

表2-5　不同食物的食物热效应

食物种类	食物热效应
蛋白质	蛋白质的食物特殊动力作用最大,相当于其本身产能的30%
糖类	糖类的食物特殊动力作用为5%~6%
脂肪	脂肪的食物特殊动力作用为4%~5%
混合膳食	混合膳食其食物热效应每日消耗的能量约为600kJ,相当于其基础代谢能量的10%

四、能量需要量

能量需要量（estimated energy requirement，EER）是指能长期保持良好的健康状态、维持良好的体形和机体构成以及理想活动水平的个体或群体，达到能量平衡时所需的膳食能量摄入量。群体的能量推荐摄入量等同于该群体的能量EAR，而不是像蛋白质等其他营养素（RNI＝EAR＋2SD），所以，能量的推荐摄入量不用RNI表示，而直接使用EER来描述。

1. 宏量营养素可接受范围（AMDR）

中国居民膳食宏量营养素可接受范围（AMDR），见表 2-6。

表 2-6 中国居民膳食宏量营养素可接受范围（AMDR）

年龄/岁	总糖类/(%Eª)	总脂肪/(%E)	饱和脂肪酸/(%E)	n−6 多不饱和脂肪酸/(%E)	n−3 多不饱和脂肪酸/(%E)	EPA＋DHA/(g/d)
0～	—ᵇ	48(AI)	—	—	—	—
0.5～	—	40(AI)	—	—	—	—
1～	50～65	35(AI)	<8	—	—	—
4～	50～65	20～30	<8	—	—	—
7～	50～65	20～30	<8	—	—	—
11～	50～65	20～30	<8	—	—	—
14～	50～65	20～30	<10	—	—	—
18～	50～65	20～30	<10	2.5～9	0.5～2.0	0.25～2.0
50～	50～65	20～30	<10	2.5～9	0.5～2.0	0.25～2.0
65～	50～65	20～30	<10	2.5～9	0.5～2.0	—
80～	50～65	20～30	<10	2.5～9	0.5～2.0	—
孕妇(早)	50～65	20～30	<10	2.5～9	0.5～2.0	—
孕妇(中)	50～65	20～30	<10	2.5～9	0.5～2.0	—
孕妇(晚)	50～65	20～30	<10	2.5～9	0.5～2.0	—
乳母	50～65	20～30	<10	2.5～9	0.5～2.0	—

a：%E 为占能量的百分比。

b：未制定参考值者用"—"表示。

练一练 ▶▶

8 岁男孩一日的能量需要量为 1900kcal。请问需要脂肪和糖类大致多少克？

脂肪：$1900 \times (20\% \sim 30\%) \div 9 = 42.2 \sim 63.3g$

糖类：$1900 \times (50\% \sim 65\%) \div 4 = 237.5 \sim 308.8g$

2. 膳食总能量需要量

人体能量的需要量受年龄、性别、生理状态和劳动强度等因素的影响而有所不同。中国营养学会制定的《中国居民膳食营养素参考摄入量》中，不仅对各年龄组人群的能量摄入有具体的推荐量，而且也根据不同的活动强度，按轻、中、重体力活动来推荐能量摄入量，中国成年人膳食能量需要量，见表 2-7。

表 2-7 中国成年人膳食能量需要量

年龄/岁	RNI/(MJ/d)		RNI/(kcal/d)		年龄/岁	RNI/(MJ/d)		RNI/(kcal/d)	
	男	女	男	女		男	女	男	女
18～					65～				
轻体力	9.41	7.53	2250	1800	轻体力	8.58	7.11	2050	1700
中体力	10.88	8.79	2600	2100	中体力	9.83	8.16	2350	1950
重体力	12.55	10.04	3000	2400					
50～					80～				
轻体力	8.79	7.32	2100	1750	轻体力	7.95	6.28	1900	1500
中体力	10.25	8.58	2450	2050	中体力	9.20	7.32	2200	1750
重体力	11.72	9.83	2800	2350					

3. 能量的餐次比例

一日三餐的能量分配要合理，一般早、中、晚三餐的能量分别占一天总能量的30％、40％、30％为宜。

4. 不同劳动强度能量摄入

不同劳动强度能量摄入参考见表2-8。对不同体形、不同劳动强度的成年人每日能量摄入量，可按全日适宜能量计算公式来确定，即：

$$全日总能量＝能量摄入标准×理想体重$$

表2-8　不同劳动强度能量摄入参考表　　　单位：kcal/kg 标准体重

体形	劳动强度			
	极轻体力劳动	轻体力劳动	中等体力劳动	重体力劳动
消瘦	35	40	45	45～55
正常	25～30	35	40	45
超重	20～25	30	35	40
肥胖	15～20	20～25	30	35

练一练 ▶▶

有一初中生每日所需的能量为2400kcal，问他早、中、晚所需多少能量？

这个初中生一日所需能量为2400kcal，早、中、晚三餐的能量分别占一日总能量的30％、40％、30％，则他早、中、晚所需要的能量分别为：

早：2400kcal×30％＝720kcal

中：2400kcal×40％＝960kcal

晚：2400kcal×30％＝720kcal

五、能量的食物来源

三大类产能营养素普遍存在于各种食物中。其中糖类主要存在于粮谷类和薯类食物中，是我国居民最经济和最主要的能量来源，糖类供能占机体所需能量的50％～65％。油料作物富含脂肪，脂肪在三大产能营养素中产能最高，一般供能占机体所需能量的20％～30％。大豆和肉类食物中含有丰富的蛋白质，我国营养学会推荐成人蛋白质的摄入量应控制在10％～15％的总能量摄入范围内。一般动物性食物比植物性食物含有较多的脂肪和蛋白质，而蔬菜和水果中含量较少。不同食物的能量级别见表2-9。

表2-9　不同食物的能量级别

食品类型	食品举例
高能量食品	富含油脂的食品：各种油类、煎炸食品、奶油蛋糕、巧克力等 坚果及豆类：花生、瓜子、果干、长寿果、杏仁、核桃、夏威夷果、豆类等 酒类：白酒、果酒等 饮料类：汽水、可乐、果汁、速溶咖啡等 肉、蛋类：瘦肉、鸡蛋等
低能量食品	新鲜蔬菜、多数水果、海带、紫菜等

六、食物能量的评价方法

能量密度是指在一定的空间或质量物质中储存能量的大小。

能量密度＝一定量食物提供的能量值÷能量推荐摄入量

用能量密度评价食物，关键在于对营养需求不同的人群，同一种食物可有不同的能量密度值，对不同的个体食物营养价值是不一样的。

如薯片的能量为 500kcal/100g，10 岁中体力活动水平的女孩每日能量需要量为 1900kcal。

薯片的能量密度＝500/1900≈0.26，提示对一个 10 岁女孩来说，100g 薯片就提供全日 1/4 的能量，基本相当于一餐能量数值。故薯片是高能量食品。

七、能量平衡对机体的影响

能量的摄入量与消耗量之间保持着动态平衡，称为能量平衡。摄入量大于消耗量称为能量正平衡，即能量过多。摄入量小于消耗量称为能量负平衡，即能量缺乏。能量平衡对机体的影响，见表 2-10。

表 2-10　能量平衡对机体的影响

能量平衡	摄入量与消耗量之间的关系	对人体的影响
能量零平衡	能量的摄入量＝消耗量	维持体重在正常范围之内，使机体保持健康
能量正平衡	能量的摄入量＞消耗量	能量摄入过多，多余的热能会以脂肪的形式储存在机体中，糖类也会通过糖异生作用，转变成脂肪储存于体内，使身体脂肪组织过多，造成肥胖。增加高血压、高胆固醇血症、冠心病、糖尿病、关节炎、癌症等疾病的发病危险性
能量负平衡	能量的摄入量＜消耗量	能量缺乏，体内储存的糖原和脂肪将被动用，发生饮食性营养不良，严重地影响健康和工作效率以及疾病的痊愈。造成体重减轻，出现全身无力，嗜睡、怕冷、头晕、目光无神、皮肤苍白、粗糙、缺乏弹性等症状，各种生理功能受到严重影响

八、高能量膳食与低能量膳食的应用

高能量膳食与低能量膳食的适用范围及膳食原则见表 2-11。

表 2-11　高能量膳食与低能量膳食的适用范围及膳食原则

膳食类别	日摄入量	适用范围	膳食原则
高能量膳食	每日供能量约 12.5MJ（3000kcal），或按不少于 35kcal/(kg·d)计	高热、烧伤、肺结核、消瘦、贫血、甲状腺功能亢进者、产妇等	在一日三餐的基础上加 2 次点心，可选用牛乳、豆浆、鸡蛋、藕粉、蛋糕、奶油、巧克力等
低能量膳食	能量摄入按 1500～1800kcal/d 计算，最低不少于 800kcal/d	单纯性肥胖症、高脂血症、冠心病、高血压、糖尿病等患者	早餐多吃谷类，约 50～100g，如麦片或麸皮面包；午餐选择两种以上的蔬菜，菜肴烹调少用油煎、油炸的方法，多用炒、煮、清蒸的方法，少加调味料，如：盐、糖以及辛辣刺激性佐料，口味清淡；晚餐清淡，主食可以选择粗粮，不吃含糖量高的水果

（董晓颖　季兰芳）

第二节 人体对蛋白质的需求

蛋白质是生命的物质基础，是细胞组成部分中含量最丰富、功能最多的高分子有机物质。营养学上按照蛋白质中必需氨基酸的含量及相对构成将蛋白质分为三类。①完全蛋白质：也叫优质蛋白质，其所含必需氨基酸种类齐全，数量充足，比例适当，不仅能维持成人的健康，也可促进儿童的生长发育，如乳类蛋白、蛋类蛋白。②不完全蛋白质：缺少一种或数种人体必需氨基酸，既不能维持成人的健康，也不能促进儿童的生长发育，如动物结缔组织中的蛋白。③半完全蛋白质：介于二者之间，如谷类蛋白。

一、氨基酸

氨基酸是组成蛋白质的基本单位。蛋白质是由许多氨基酸以肽链联结在一起，并形成一定空间结构的大分子。组成蛋白质的氨基酸有 20 余种。

1. 必需氨基酸

体内不能合成或合成速度不够快，必须由食物供给的氨基酸，称为必需氨基酸。已知人体的必需氨基酸：其中成人有赖氨酸、色氨酸、苏氨酸、苯丙氨酸、异亮氨酸、缬氨酸、亮氨酸、蛋氨酸八种，婴幼儿为九种，组氨酸也是婴幼儿的必需氨基酸。

2. 非必需氨基酸

非必需氨基酸是指可在体内合成，不需要从外部补充的氨基酸。对人体来说，非必需氨基酸有甘氨酸、丙氨酸、丝氨酸、天冬氨酸、天冬酰胺、谷氨酸、脯氨酸、胱氨酸等。

3. 条件必需氨基酸

在严重的应激状态或创伤、感染及某些消耗性疾病情况下，人体对氨基酸的需要量增加，一些本能自身合成的氨基酸在此时也会发生缺乏，这些随机体外界条件的变化而需要量增加的氨基酸称为条件必需氨基酸，包括：半胱氨酸、酪氨酸、精氨酸、谷氨酰胺等。在通常情况下，半胱氨酸和酪氨酸在体内分别可以由蛋氨酸和苯丙氨酸合成，则这两种氨基酸如果在膳食中含量丰富，则有节省蛋氨酸和苯丙氨酸两种必需氨基酸的作用，因而把半胱氨酸和酪氨酸又称之为半必需氨基酸。氨基酸种类划分见表 2-12。

表 2-12 氨基酸种类划分

必需氨基酸	非必需氨基酸	条件性必需氨基酸
异亮氨酸	天冬氨酸	精氨酸
亮氨酸	天冬酰胺	谷氨酰胺
赖氨酸	谷氨酸	半胱氨酸
蛋氨酸		酪氨酸
苯丙氨酸	甘氨酸	
苏氨酸	脯氨酸	
色氨酸	丝氨酸	
缬氨酸	丙氨酸	
组氨酸*		
	胱氨酸	

* 为婴儿必需氨基酸。

某种蛋白质中各种必需氨基酸的构成比例称为氨基酸模式。即根据蛋白质中必需氨基含量，以含量最少的色氨酸为 1 计算出的其他氨基酸的相应比值。这一系列的比值就是该种蛋白质的氨基酸模式。常用食物蛋白质和人体蛋白质氨基酸模式，见表 2-13。

表 2-13　常用食物蛋白质和人体蛋白质氨基酸模式

氨基酸	人体	全鸡蛋	牛乳	牛肉	大豆	面粉	大米
异亮氨酸	4.0	3.2	3.4	4.4	4.3	3.8	4.0
亮氨酸	7.0	5.1	6.8	6.8	5.7	6.4	6.3
赖氨酸	5.5	4.1	5.6	7.2	4.9	1.8	2.3
蛋氨酸＋半胱氨酸	2.3	3.4	2.4	3.2	1.2	2.8	2.8
苯丙氨酸＋酪氨酸	3.8	5.5	7.3	6.2	3.2	7.2	7.2
苏氨酸	2.9	2.8	3.1	3.6	2.5	2.5	2.5
缬氨酸	4.8	3.9	4.6	4.6	3.2	3.8	3.8
色氨酸	1.0	1.0	1.0	1.0	1.0	1.0	1.0

食物蛋白的氨基酸模式与人体蛋白越接近，被机体利用程度越高，其营养价值也相对越高。当食物中任何一种必需氨基酸缺乏或过量，可造成体内氨基酸的不平衡，使其他氨基酸不能被利用，影响蛋白质的合成。因此，在饮食中提倡食物多样化，将多种食物混合食用，使必需氨基酸互相补充，使其氨基酸模式更接近人体的需要，以提高蛋白质的营养价值，这种现象称为"蛋白质的互补作用"。一般来讲，鱼、肉、乳、蛋等动物蛋白质的氨基酸模式与人体接近，因此，营养价值也较高，被称为完全蛋白；植物性蛋白质的氨基酸模式与人体较远，营养价值较低，谷类蛋白质缺少赖氨酸、色氨酸，影响了其营养价值，我们称这些含量相对较低的必需氨基酸为限制氨基酸（CAA）。将大豆与谷类混合食用时，两者有较好的互补作用，这也是改善蛋白质营养价值的较好方法，所以人们也把大豆定为优质蛋白，这种互补作用应同时摄入，或不能超过 5h。

二、氮与氮平衡

蛋白质在体内处于不断合成与分解的动态变化之中。每天都有蛋白质被分解，同时又有新的蛋白质被合成。通常用氮平衡表示机体在一定时间内摄入氮和排出氮的关系。

$$氮平衡（B）＝摄入氮（I）－排出氮$$
$$排出氮＝尿氮（U）＋粪氮（F）＋皮肤等氮损失（S）$$

所以 $B＝I－(U＋F＋S)$

在一定时间内摄入的氮等于排出的氮，称为氮平衡，又称为零氮平衡。一般见于健康的成年人；若摄入的氮大于排出的氮，说明机体处于正氮平衡，一般见于生长发育时期的儿童、怀孕的妇女、运动和劳动时以及病后恢复期的人；若摄入的氮低于排出的氮，则机体处于负氮平衡，见于衰老、禁食和消耗性疾病。蛋白质如长期摄入不足，热能供给不足，活动量过大以及精神紧张都可促使氮平衡趋向负氮平衡，可使机体出现生长发育迟缓、体重减轻、贫血、免疫功能低下、易感染、智力发育障碍等，严重时可引起营养性水肿。

通常用氮平衡来测定人体蛋白质的需要量和评价人体蛋白质营养状况。

三、蛋白质对人体的功用

1. 人体组织的构成成分

蛋白质是构成机体组织的重要成分，人体各组织、器官无一不含有蛋白质。人体的组织中，如肌肉、心、肝、肾等器官含有大量蛋白质；骨骼和牙齿中含有大量胶原蛋白；指甲、趾甲中含有角蛋白等。总之，蛋白质是人体不可缺少的组成成分。

2. 构成体内各种重要的生理活性物质

蛋白质在体内是构成多种生理活性物质的成分，参与调解机体的生理功能。如酶的催化作用，激素的调节功能，抗体抵御外来微生物及有害物质的入侵作用，细胞膜和血液中的蛋白质的运输功能，维持体液渗透压和酸碱平衡，此外，血液的凝固、视觉的形成、人体的运动、遗传信息的传递无一不与蛋白质有关。所以蛋白质是生命的物质基础，是生命存在的一种形式。

3. 供给能量

由于蛋白质中含有碳、氢、氧元素，当机体需要蛋白质时蛋白质可被代谢分解，释放出能量，是三大产能营养素之一。每克蛋白质提供 16.7kJ（4kcal）能量，人体每天所需能量的10%～15%由蛋白质提供，但供给能量不是蛋白质的主要生理功能。

四、蛋白质质量评价

膳食蛋白质营养价值取决于它的蛋白质含量及构成成分，蛋白质含量高，必需氨基酸种类齐全，数量充足，比例越接近人体需要，被人体消化、吸收及利用的程度越高，其蛋白质营养价值就越高。所以，营养学上主要从膳食蛋白质含量、蛋白质消化率、蛋白质利用率、氨基酸评分这四个方面来评价食物蛋白质的营养价值。

1. 膳食蛋白质含量

膳食蛋白质含量多少是评价膳食蛋白质营养价值的前提。一般来说，食物中含氮量占蛋白质的16%，根据测定的食物中含氮量乘以 6.25（100/16）即为蛋白质含量。不同食物蛋白质含量不同，一般动物性食物蛋白质含量高于植物性食物，含量多在 10%～20%，豆类含量 20%～40%，粮谷类居中，含量为 10%左右，薯类、蔬菜、水果类等含量较低。

2. 蛋白质消化率

蛋白质消化率是指膳食蛋白质被机体消化酶消化分解的程度。消化率高，则表示蛋白质容易被消化酶分解为氨基酸，被机体吸收利用得越多，其营养价值也越高。根据是否考虑粪代谢氮因素，可分为表观消化率和真消化率两种方法。

（1）蛋白质表观消化率　不考虑粪代谢氮，在实验期内，测定实验对象摄入的食物氮（摄入氮）和从粪便中排出的氮（粪氮）计算，公式表示如下：

$$蛋白质表观消化率（\%）=\frac{摄入氮量-粪氮}{摄入氮量}\times100\%$$

（2）蛋白质真消化率　考虑粪代谢氮时的消化率，在测定蛋白质消化率时，必须检测实验期内摄入的食物氮、排出体外的粪氮和粪代谢氮，再用下列公式计算。粪中排出的氮实际上有两个来源：一是未被消化吸收的氮；二是来自脱落的肠黏膜细胞及肠道细菌等所含的氮，也称粪代谢氮。粪代谢氮是在实验对象完全不摄入蛋白质时粪便中的含氮量。成人 24h内粪代谢氮一般为 0.9～1.2g。真消化率公式表示如下：

$$蛋白质真消化率（\%）=\frac{摄入氮量-（粪氮-粪代谢氮）}{摄入氮量}\times100\%$$

蛋白质消化率受食物本身的影响，如蛋类为 98%，乳类为 97%～98%，肉类为 92%～94%，大米为 82%。加工烹调方法不同，蛋白质消化率也不用，如煮黄豆的消化率仅为

60%左右，但将其加工成豆腐，可提高到90%以上。一般植物性蛋白质消化率低于动物性蛋白质的消化率。此外，人的情绪、消化功能、全身状态、饮食习惯、对食物感官状态是否适应等多种因素也影响蛋白质的消化率。常用食物蛋白质的消化率，见表2-14。

表 2-14　常用食物蛋白质的消化率　　　　　　　　　　单位：%

食物	真消化率	食物	真消化率	食物	真消化率
鸡蛋	97±3	大米	88±4	大豆粉	87±7
牛乳	95±3	面粉（精制）	96±4	菜豆	78
肉、鱼	94±3	燕麦	86±7	花生酱	88
玉米	85±3	小米	79	中国混合膳食	96

3. 蛋白质利用率

反映蛋白质利用率的指标很多，各指标分别从不同的角度反映蛋白质被利用的程度，常用的指标如下。

（1）蛋白质的生物学价值（biological value，BV）　蛋白质的生物学价值简称生物价，是指食物蛋白质消化吸收后被机体利用程度的指标，生物学价值越高，表明其吸收后被机体利用的程度越高，最大值为100。公式表示如下：

$$生物价=\frac{氮储留量}{氮吸收量}\times100=\frac{氮吸收量-(尿氮-尿内源性氮)}{摄入氮量-(粪氮-粪代谢氮)}\times100$$

生物价对指导肝、肾患者的膳食具有意义。生物价高表明食物蛋白质中的氨基酸主要用来合成人体蛋白，极少有过多的氨基酸经肝、肾代谢而释放能量或由尿排出多余的氮，从而大大减少了肝、肾的负担。

蛋白质中必需氨基酸的种类及相互比值决定着蛋白质被机体利用的程度，其种类齐全、相互比值适宜，则蛋白质在体内利用程度高；反之则低。如果两种或两种以上食物蛋白质混合食用，其所含的必需氨基酸取长补短，相互补充，达到较好的比例，从而有助于构成机体组织蛋白，提高蛋白质的利用率，这种现象称为蛋白质的互补作用。如谷类食物中赖氨酸含量不足，大豆蛋白质中含有充足的赖氨酸，将谷类和大豆混合食用可以提高蛋白质的生物价。几种食物蛋白质单独或混合食用时生物价，见表2-15。

表 2-15　几种食物蛋白质单独或混合食用的生物价

食物名称	单独食用	混合食用	
小麦	67	—	31
小米	57	40	46
大豆	64	20	8
玉米	60	40	—
牛肉干	76	—	15
混合食用	—	73	89

为充分发挥食物蛋白质的互补作用，可遵循以下原则进行食物搭配。

① 远属：即食物的生物学种属越远越好。如荤素合用，粮豆混食。

② 多样：即搭配的种类越多越好。

③ 同餐：即搭配的食物要同餐食用。

根据试验，单个氨基酸在组织液中仅停留4h左右，超过时间就会被氧化产热，间隔时间越长，互补作用越差，8h消失。所以各种氨基酸最好同时供应。

（2）蛋白质净利用率（net protein utilization，NPU）　蛋白质净利用率指膳食蛋白质摄入后被机体利用的程度。蛋白质净利用率高，表示摄入的蛋白质在体内实际被利用得越多，蛋白质营养价值越高。公式表示如下：

$$蛋白质净利用率(\%)=生物价×消化率$$

$$=\frac{储留氮}{摄入氮}×100\%$$

$$=\frac{摄入氮-(粪氮-粪代谢氮)-(尿氮-尿内源性氮)}{摄入氮}×100\%$$

（3）蛋白质功效比值（protein efficiency ratio，PER）　蛋白质功效比值是指摄入单位质量蛋白质时动物体重增加的量。一般雄性刚断乳大白鼠，用含10%蛋白质的饲料喂养28d，然后计算相当于摄入1g蛋白质所增加的体重（单位：g）。凡能使幼鼠体重增加较多者，蛋白质营养价值亦较高，此标准常用作对婴幼儿食品中蛋白质的评价指标，其公式表示如下：

$$蛋白质功效比值=\frac{动物增加体重(g)}{摄入食物蛋白质(g)}$$

几种常见食物蛋白质 PER：鱼4.55、全鸡蛋3.92、牛乳3.09、大豆2.32、牛肉2.30、大米2.16、精制面粉0.60。

4. 氨基酸评分

氨基酸评分（amino acid score，AAS）也称蛋白质化学评分，是目前广为应用的一种食物蛋白质营养价值评价方法。氨基酸评分为食物蛋白质中某种必需氨基酸含量与等量参考蛋白或理想模式中该氨基酸含量的比值，公式表示如下：

$$氨基酸评分=\frac{待测蛋白质每克氮(或蛋白质)中某种必需氨基酸量(mg)}{参考模式蛋白质每克氮(或蛋白质)中该氨基酸量(mg)}×100$$

确定某一食物蛋白质氨基酸评分可分两步。第一步计算被测蛋白质中每种必需氨基酸的评分值；第二步是在上述计算结果中，找出最低的必需氨基酸评分值，即为第一限制氨基酸评分值。氨基酸评分计算举例见表2-16，常见食物蛋白质的质量见表2-17。

氨基酸评分简单、费用低。可通过测得的限制氨基酸及缺乏程度，进行蛋白质互补或氨基酸强化，是目前被广为采用的一种评价方法。

表 2-16　氨基酸评分计算举例

氨基酸	小麦粉(标准粉)/(mg/g 蛋白)	理想模式/(mg/g 蛋白)	AAS
异亮氨酸	37.5	40	93.8
亮氨酸	70.5	70	100.7
赖氨酸[1]	25.7	55	46.7[2]
蛋氨酸+胱氨酸	36.1	35	103.1
苯丙氨酸+酪氨酸	78.3	60	130.5
苏氨酸	28.3	40	70.8
色氨酸	12.4	10	124.0
缬氨酸	47.2	50	94.4
组氨酸	—	—	—

①为第一限制氨基酸；②为氨基酸评分。

表 2-17 常见食物蛋白质的质量

食物	BV	NPU/%	PER	AAS
全鸡蛋	94	84	3.92	106
全牛乳	87	82	3.09	98
鱼	83	81	4.55	100
牛肉	74	73	2.30	100
大豆	73	66	2.32	63
精制面粉	52	51	0.60	34
大米	63	63	2.16	59
马铃薯	67	60	—	48

练一练 ▶▶

1g 某食物蛋白质中赖氨酸、苏氨酸和色氨酸含量分别为 22mg、25mg 和 12mg，而 1g 参考蛋白质中这三种氨基酸含量分别为 57mg、33mg 和 10mg，求该食物的氨基酸评分？

根据公式可以算出赖氨酸、苏氨酸和色氨酸的氨基酸评分分别为 39、76 和 120，可以看出赖氨酸的值最低为 39，故赖氨酸为第一限制氨基酸，该食物的氨基酸评分为 39。

五、加工烹调对蛋白质的影响

富含蛋白质的食物在烹调加工中，原有的化学结构将发生多种变化，使蛋白质改变了原有的特性，甚至失去了原有的性质，这种变化叫做蛋白质的变性。蛋白质的变性受到许多因素的影响，如温度、浓度、加工方法、酸、碱、盐、酒等。许多食品加工需要应用蛋白质变性的性质来完成，如：水煮蛋、咸蛋、皮蛋、豆腐、豆花、鱼丸子、肉皮冻等。

1. 加热变性

高温加热可加快蛋白质变性的速度，原料表面变性凝固。如熘肉片、涮羊肉、蒸水蛋、清蒸鱼等，由于原料表面受高温作用，表面的蛋白质变性凝固、细胞孔隙闭合，使肉质鲜嫩可口，也可使原料内部的营养素和水分不易溢出，保存其营养价值，同时，原料中原有的有害酶等受高温变性，失去原来的生理作用，有利于人体健康。加盐可以降低蛋白质凝固的温度：制作汤菜，如炖鸡汤等在制作前都不可先放盐，以免蛋白质凝固，从而使原料的鲜味得不到析出，汤汁的味道将不尽鲜美；而制作盐水卤的菜肴，如盐水鸭、盐水鹅等，则必须在制作汤卤时先将盐放入，目的就是尽量减少原料在卤制中蛋白质的渗出，让原料的鲜味仍存其中。

2. 搅拌变性

搅拌使蛋白质产生凝胶。在制作鱼丸、肉馅、鱼糕时，在肉泥中加入适量的水和盐，顺一个方向搅拌，这时肉泥的持水能力增强，使肉泥产生了较强的黏性和弹性，而形成凝胶，制作此类菜，搅拌是关键，搅拌必须朝一个方向，否则，会打破已经形成的蛋白网，影响蛋白质凝胶的形成。

3. 水解作用

蛋白质在烹饪中会发生水解作用，产生氨基酸和低聚肽。动物的皮、骨、筋和结缔组织中的蛋白质，主要是胶原蛋白，经长时间煮沸，或在酸、碱介质中加热，可被水解为明胶，生成胶体溶液，如筋多的牛肉经长时间加热后，可变得极其软烂。用碱水涨发鱿鱼，长时间碱浸，会导致胶原蛋白过度水解而"溶化"掉，所以在碱发鱿鱼时要经常检查，涨发好就应捞出，海参也是如此。

4. 胶凝作用

胶凝是蛋白质的重要特性之一，动物原料中的胶原蛋白在水中产生胶原质，冷却到室温后会形成弹性的半透明凝胶。蛋白质胶凝现象必须在蛋白质水解的基础上才能发生，所形成的凝胶体的结构对菜肴的口感质地，如肉的老、嫩影响很大。很多食品的加工都是利用蛋白质的胶凝作用来完成的，如水煮蛋、咸蛋、皮蛋、干酪、豆腐、豆皮、鱼丸、鱼糕、肉皮冻、水晶肉等。

5. 蛋白质的羰氨褐变

如果蛋白质在有糖存在的情况下加热过度，蛋白质分子中的氨基与糖分子中的羰基会发生羰氨反应，又称美拉德反应，引起制品的褐变，常用于上色，同时也会破坏其中的营养成分，尤其是赖氨酸的损失较大，从而降低蛋白质的营养价值。

六、蛋白质的参考摄入量

我国成人蛋白质的推荐摄入量为 $1.16g/(kg \cdot d)$。按能量计算，蛋白质提供的能量占膳食提供总能量的 $10\% \sim 15\%$，成人为 $10\% \sim 12\%$，儿童青少年为 $12\% \sim 14\%$。中国营养学会提出正常成年男、女蛋白质推荐摄入量为 65g/d 和 55g/d。

七、蛋白质缺乏或过多对人体的危害

1. 膳食中蛋白质长期摄入不足

膳食中蛋白质长期摄入不足时，可出现疲倦、贫血、血浆蛋白质下降，尤其血清蛋白含量降低。蛋白质营养不良，常与热能营养不良同时发生，称蛋白质-能量营养不良（protein-energy malnutrition，PEM），可分为三种类型。

（1）消瘦型 也称干瘦型，主要为能量严重缺乏，消瘦为其特征。多见于经济落后国家1岁以下婴儿，表现为精神萎靡、生长发育迟缓。皮下脂肪减少或消失，明显消瘦，体弱易哭闹，皮肤毛发干燥无光泽，腹泻、脱水，对传染病的抵抗力降低，容易发生感染。

（2）水肿型 又称恶性营养不良，以蛋白质严重缺乏为主，全身性水肿为其特征。多见于断乳及断乳后 $1 \sim 3$ 岁的幼儿，表现为表情淡漠、哭声低弱、应激反应不良、体重不增或减轻、皮肤毛发干燥无光泽，伴有营养性皮炎，好发于身体易受刺激的部位，如臂、背、胸等处，肝（脾）大、全身水肿等，若不及时治疗，死亡率很高。

（3）混合型 临床表现介于前两者之间。

2. 膳食中蛋白质摄入过高

膳食中蛋白质摄入过高，会增加饱和脂肪酸和胆固醇的摄入，尿钙的丢失及肝、肾的负担。最近一些研究表明，蛋白质摄入过高还与一些癌症有关，尤其是结肠癌、乳腺癌、肾癌、胰腺癌和前列腺癌。

八、蛋白质的食物来源

蛋白质广泛存在于动植物性食物中。动物性食物有各种肉类，包括畜、禽、鱼类，蛋白质含量一般为 10%～20%；乳类 1.5%～4%、奶粉 25%～27%；蛋类 12%～14%。动物性食物蛋白质含量高，生物价高，多为优质蛋白质。豆类含蛋白质丰富，干豆类 20%～40%，且含有各种必需氨基酸，可以与动物蛋白质媲美，但含硫氨基酸含量略低。谷类蛋白质 7%～12%，赖氨酸和色氨酸含量低，而含硫氨基酸含量较高，可与豆类互补。薯类 2%～3%。蔬菜、水果类极低。硬果类，如花生、核桃、莲子、葵花籽等含蛋白质 15%～25%，可作为蛋白质来源的一个很好的补充。我国以谷类为主食，植物性蛋白质是人们膳食蛋白质的主要来源。

九、高蛋白膳食与低蛋白膳食的应用

1. 高蛋白膳食

提高每日膳食中蛋白质的含量。在供给所需能量的基础上以千克体重计算，每千克标准体重 1.5～2g/d，蛋白质的量以占总能量的 15%～20% 为宜。

（1）适应证　高蛋白膳食适用于：①各种原因引起的营养不良、贫血和低蛋白血症；②代谢亢进性疾病和慢性消耗性疾病，如甲状腺功能亢进、烧伤、结核病、神经性厌食、精神抑郁症、肿瘤等；③重度感染性疾病，如肺炎、伤寒、重度创伤、脓毒血症、结核病；④大手术前后。

（2）高蛋白膳食原则和要求

① 在能量供给充足的基础上，增加膳食中的蛋白质量，但以不超过总能量的 20% 为宜，每日总量要在 90～120g，其中由蛋、乳、鱼、肉等提供的优质蛋白质占 1/2～2/3。

② 对食欲良好的患者可在正餐中增加蛋、肉、乳等优质蛋白质丰富的食物。对食欲差的患者可采用含 40%～90% 蛋白质的高蛋白配方制剂，如酪蛋白、乳清蛋白、大豆分离蛋白等制品，以增加其蛋白质的摄入量。

③ 原则上一日三餐，食欲差、儿童、老年人等可增加餐次。

④ 适当增加含钙丰富的食物。

⑤ 食物选择要多样化，制作要清淡，注意色香味。

⑥ 能量估算与实际需要，以及患者的接受程度往往有差距，要合理调整。

（3）应注意的问题

① 制订饮食计划前要全面了解病史、饮食习惯、民族风俗。

② 碳水化合物占总能量不低于 50%，才能保证蛋白质充分吸收利用，蛋白质不宜过高，大于 20% 时，吸收利用率是下降的。

③ 对于老年人、胃肠功能差和营养不良病程较长的患者，增加蛋白质要少量多次，循序渐进，并注意观察肾功能。

④ 久禁食、食管疾病、神经性厌食、儿科疾病等患者，因长期处于饥饿或半饥饿状态，不宜立即供给高蛋白饮食，应从低蛋白流食开始，每次 200～300mL，一日 5～6 次。适应 2～3d 后，逐步增加。

⑤ 选择畜肉类注意同时增加的脂肪量，以鱼虾禽类和大豆类为宜。

⑥ 必要时，对患者做营养状况对比评价。

⑦ 注意与经治医生、家属和患者沟通，做好营养教育和指导。

2. 低蛋白膳食

控制膳食中的蛋白质含量，以减少含氮的代谢产物，减轻肝、肾负担，在控制蛋白质摄入量的前提下，提供充足的能量、优质蛋白质和其他营养素，以改善患者的营养状况。要根据患者的肾功能损伤情况，决定其蛋白质的摄入量，一般每日蛋白质总量在20～40g。

（1）适应证　低蛋白膳食适用于：①肾脏疾病，如急性肾炎、急性肾功能衰竭、慢性肾功能衰竭、肾病综合征、尿毒症、肾透析；②肝脏疾病，如肝性脑病各期。

（2）低蛋白膳食原则　根据肝、肾功能状况，确定每日膳食中的蛋白质量。

① 每日膳食中的能量应供给充足，糖类不低于55%，必要时可采用纯淀粉食品及水果增加能量。

② 肾功能不全者在蛋白质定量范围内选用优质蛋白质，如鸡蛋、牛乳、瘦肉、鱼、虾。

③ 肝功能衰竭患者应选用高支链氨基酸、低芳香族氨基酸以豆类蛋白为主的食物，要避免肉类蛋白质。

④ 维生素、无机盐等营养素应充分供给。

⑤ 增加膳食纤维摄入量，可减少氨类吸收或增加排出，制作方法要细、软、烂，预防出血。

⑥ 观察指标：肝功能、肾功能。

⑦ 注意对厨师、患者和家属的指导。

（毕智丽　季兰芳）

第三节　人体对脂类的需求

一、脂类和脂肪酸的分类

脂类是人体不可或缺的营养物质，包括脂肪和类脂以及它们的衍生物，即广义的脂肪，它们都能溶解于有机溶剂而难溶于水。脂肪又名三酰甘油（甘油三酯）或中性脂肪，即狭义的脂类。食物中的脂类95%是甘油三酯，5%为类脂，类脂包括磷脂、糖脂、固醇类、脂蛋白等。脂肪酸分类如下。

1. 按碳链的长短

按碳链的长短可分为长链脂肪酸（12碳以上）、中链脂肪酸（6～12碳）、短链脂肪酸（2～5碳）。

2. 按饱和程度

按饱和程度可分为饱和脂肪酸和不饱和脂肪酸。

（1）饱和脂肪酸　饱和脂肪酸碳链中不含双键。

（2）不饱和脂肪酸　碳链中含一个不饱和双键的为单不饱和脂肪酸（MUFA），含两个以上不饱和双键的为多不饱和脂肪酸（PUFA）。根据不饱和化学键的位置不同，又可分为 $n-9$、$n-6$ 和 $n-3$ 系脂肪酸。

① $n-3$（或 $\omega-3$）系列不饱和脂肪酸：从甲基端数，第一个不饱和键位于第三和第四碳原子之间的不饱和脂肪酸，如 α-亚麻酸（$C_{18:3}$）、二十碳五烯酸（EPA，$C_{20:5}$）、二十二碳六烯酸（DHA，$C_{22:6}$）等。

② $n-6$（或 $\omega-6$）系列不饱和脂肪酸：从甲基端数，第一个不饱和键位于第六和第七个碳原子之间，如亚油酸（$C_{18:2}$）、花生四烯酸（$C_{20:4}$）等。

③ $n-9$ 系列不饱和脂肪酸：从甲基端数，第一个不饱和键位于第九和第十个碳原子之间，以油酸（$C_{18:1}$）为代表，有降低总胆固醇、甘油三酯和低密度脂蛋白，升高高密度脂蛋白的作用。

3. 按其空间结构

按空间结构可分为顺式脂肪酸和反式脂肪酸。

（1）顺式脂肪酸　是脂肪酸的两个氢原子都位于不饱和键的同侧，存在于天然食物中的油脂多为顺式脂肪酸。

（2）反式脂肪酸　是脂肪酸的两个氢原子位于不饱和键的两侧，主要来源为人造奶油食品。

知识链接 ▶▶

反式脂肪酸

反式脂肪酸是氢化脂肪产生的，如人造奶油，在氢化过程中某些天然存在的顺式双键转变为反式构型。人体摄入这些食物后，其中的反式脂肪酸或被氧化掉或掺合到结构脂类中去。近期有报道，反式脂肪酸摄入量多时可使血浆 LDL-C 上升、HDL-C 下降，增加了心血管疾病的危险性。目前不主张多食人造奶油、人造黄油及起酥油。

二、脂类对人体的功用

1. 构成人体组织的重要成分

脂类以多种形式存在于体内，占正常人体重的 $10\% \sim 20\%$，女性略多。脂类分为动脂和定脂。动脂主要存在于脂肪组织中，称为储存脂肪，如皮下脂肪、肠系膜、大网膜，它受机体营养状况和活动量的影响而变动。定脂即类脂，在体内相对稳定，不受机体营养状况和活动量的影响，约占总脂量的 5%，是生物膜、原生质以及神经髓鞘的重要成分。

2. 供给热能，储存热能

脂肪是一浓缩的产热物质，1g 脂肪可以产生 37.6kJ（9.0kcal）的热能。当机体摄入热能过多或不能被及时利用，则以脂肪的形式储存在体内。

3. 提供必需脂肪酸

必需脂肪酸（essential fatty acid，EFA）是指人体必不可少而自身不能合成，必须由膳食供给的多不饱和脂肪酸，包括 $n-6$ 系列中的亚油酸（十八碳二烯酸），$n-3$ 系列中的 α-亚麻酸（十八碳三烯酸）。

必需脂肪酸的作用如下。①构成线粒体和细胞膜的重要组成成分：人体缺乏可导致线粒体肿胀、细胞膜结构功能改变、细胞膜的通透性和脆性增加，皮肤细胞膜对水的通透性增大可发生皮炎、湿疹，红细胞脆性增加易于破裂溶血；②与脂质代谢关系密切：能降低血脂含量，减少血液的黏稠性，对保持微血管的弹性有一定作用；③合成前列腺素必需的前体，并与动物的精子形成有关：缺乏可导致组织形成前列腺素能力减退及动物不育；④对有些皮肤损伤有保护作用：必需脂肪酸对 X 射线引起的一些皮肤损伤有保护作用；⑤对促进生长发育，提高智力、视力有一定作用。

植物油尤其是大豆油、玉米油、紫苏籽油、葵花籽油、芝麻油是其良好的来源。动物性食物的来源中，鱼肉多于禽肉，禽肉多于畜肉，内脏高于肌肉，猪油高于牛油、羊油。成年人必需脂肪酸供给量达到总热能的 1%～2%时即可满足机体的需要。婴幼儿需要量更高。

4. 提供脂溶性维生素，并促进其吸收利用

膳食中的脂溶性维生素常与脂肪并存，如乳类和蛋类的脂肪中、鱼油及海鱼肝脏和脂肪中富含维生素 A、维生素 D，大豆油、麦胚芽油中含丰富的维生素 E，营养价值较高。膳食缺乏脂肪或脂肪吸收障碍时，会引起机体脂溶性维生素不足或缺乏。

5. 节约蛋白质作用

饥饿或患病时，机体首先消耗糖原和脂肪以提供热能，保存蛋白质，使其不被用来作为能源物质，而有效地发挥其重要的生理功能。

6. 改善食品的感官性状，增加饱腹感

烹调油脂可增加食品的色、香、味，赋予食品特殊风味，促进食欲；摄入的脂肪食物在胃内消化较慢，停留时间较长，增加饱腹感。

7. 其他

维持体温，保护脏器，润肠缓泻，产生代谢水等。

三、脂肪酸的质量评价

膳食脂肪营养价值的评价主要从以下四方面进行。

1. 脂肪的消化率

脂肪的消化率与其熔点密切相关，熔点高于 50℃的脂肪不易消化；熔点越低，越容易消化，如室温下是液态的脂肪，消化率可高达 97%～98%。

2. 必需脂肪酸的含量

一般植物油中亚油酸含量高于动物脂肪，其营养价值优于动物脂肪，但有例外，如椰子油、棕榈油，其亚油酸含量很低，饱和脂肪酸含量高。

3. 脂溶性维生素含量

一般脂溶性维生素含量高的脂肪，营养价值也高。动物的储存脂肪几乎不含维生素，肝脂肪含维生素 A 和维生素 D 丰富，以鲨鱼肝油的含量为最多，奶油次之，猪油内不含维生素 A 和维生素 D，所以营养价值较低。植物油中富含维生素 E，特别是麦胚芽油，维生素 E 含量可高达 1194μg/g。

4. 脂类的稳定性

稳定性的大小与不饱和脂肪酸的多少和维生素 E 的含量有关。不饱和脂肪酸不稳定，容易氧化、酸败。维生素 E 有抗氧化作用，可防止脂类酸败。

四、加工烹调对脂类的影响

1. 脂肪热分解

油脂达到一定温度时就会分解挥发，这个温度称为分解温度（即发烟点）。在高温下，油脂的热分解对油脂质量的影响很大。温度低于 150℃时，热分解程度轻，分解产物也较少；温度在 150～200℃，油脂的热分解并不十分明显；温度在 250～300℃，反应明显加快，分解作用加剧，分解产物的种类增多。油脂的热分解不仅使其营养价值下降，而且还将对人体健康有害。

2. 脂肪的热聚合

油脂加热到300℃以上或长时间加热时,不仅会发生热分解反应,还会产生热聚合反应,生成环状的、有毒的、带有不饱和双键的低级聚合物,使油脂黏度增加,颜色变黑,严重时冷却后会发生凝固现象,并且常常会产生较多的泡沫。

3. 脂肪高温氧化的控制方法

高温既能促进氧化过程中游离基的产生,也能促进游离基的消失,所以高温条件下产生的过氧化物分解得比较快。油脂的高温氧化,除了生成过氧化物外,还能生成少量的醛、醇、酸类。

五、脂类的参考摄入量

各国脂肪摄入量因气候条件、饮食习惯的不同,变动范围较大,中国营养学会提出的成人膳食脂肪可接受范围,见表2-18。

表 2-18 中国成人膳食脂肪可接受范围

年龄/岁	总脂肪/%E	饱和脂肪酸/%E	$n-6$ 多不饱和脂肪酸/%E	$n-3$ 多不饱和脂肪酸/%E	EPA+DHA/(g/d)
成人	20~30	<10	2.5~9	0.5~2.0	<300

六、脂类缺乏或过多对人体的危害

摄入脂肪过高易引起肥胖及与肥胖相关的疾病,如血脂异常、高血压、冠心病、动脉粥样硬化、糖尿病、胆道疾病和某些癌症发病率的升高。肥胖症本身又容易引起疲劳、睡眠困难、下肢水肿等,并有可能对患者造成心理负担,影响其生活质量。但脂肪摄入过少,又有可能引起必需脂肪酸、脂溶性维生素和热能等摄入不足,也会影响人体健康。

七、脂类的食物来源

膳食脂类主要来源于动物的脂肪组织和肉类以及植物的种子。动物性食品主要有猪油、牛油、羊油、奶油、蛋类及其制品,肥肉和骨髓最多,可高达90%;植物性食品有菜籽油、大豆油、大豆、花生、芝麻、核桃仁、瓜子仁等,谷类较少,蔬菜更低。磷脂丰富的食品有蛋黄、脑、骨髓、心、肝、肾等,但同时含有较高的胆固醇。海蜇胆固醇含量很少,海参则根本没有。近年来,发现有些海产鱼油中含有丰富的二十碳五烯酸(EPA)和二十二碳六烯酸(DHA)。这两种多不饱和脂肪酸具有扩张血管、降低血胆固醇、防止血栓形成,减少动脉粥样硬化的作用,同时还有改善大脑功能,提高学习记忆的能力。

八、低脂肪膳食/低胆固醇膳食的应用

1. 低脂膳食

控制膳食中脂肪的摄入总量和饱和脂肪酸摄入量,以改善脂肪代谢和吸收不良而引起的各种疾患,根据患者病情不同,脂肪摄入的控制量也有所不同。一般可以分为:一般限制、中等限制和严格限制。其中饱和脂肪酸占总能量10%以下。

适用于：急慢性肝炎、肝硬化、脂肪肝、胆囊疾患、胰腺炎、血脂异常、冠心病、高血压、肥胖。

食物配制以清淡为原则，限制烹调油，烹调方法以蒸、煮、炖、烩为主。对于脂肪限制有以下三种情况。

（1）轻度限制　占总能量的25％以下（50g以下），要定期计算膳食的脂肪总量。

（2）中度限制　脂肪占总能量的20％以下，脂肪总量控制在30g以下。如胆囊炎的恢复期、脂肪吸收不良患者。

（3）严格限制　脂肪摄入量在15g以下，如急性胰腺炎、急性胆囊炎等患者。

可用的食物包括：米、面粉、面条、小米、豆腐、豆浆、各种蔬菜、低脂乳、脱脂乳、鸡蛋白、鱼、虾、海参、海蜇、兔子肉、去脂禽肉。

限用的食物有：鸡蛋、肥肉、全脂乳、炸面筋、花生、核桃及油炸食品、重油糕点。

2. 低胆固醇膳食

在低脂膳食的前提下，控制每日膳食中的胆固醇含量在300mg以下。饱和脂肪酸占总能量10％以下。

适用于：高血压、冠心病、胆结石、血脂异常。

低胆固醇膳食遵循以下原则。

① 控制总能量的摄入，使其体重控制在适宜范围内。

② 控制脂肪总量，在低脂肪膳食的基础上，减少饱和脂肪酸和胆固醇的摄入。

③ 烹调用油，多选用茶油、橄榄油等单不饱和脂肪酸含量丰富的油脂，有助于调整血脂。

④ 多用香菇、木耳、海带、豆制品等有助于调节血脂的食物。

⑤ 适当增加膳食纤维的含量，有利于降低血胆固醇。

可用的食物有：各种谷类、低脂乳、去脂的禽肉、瘦肉、鱼、虾、兔子肉、蛋白、水果、豆制品、各种绿叶蔬菜。

限用的食物有：油条、油饼、油酥点心、全脂乳、猪肉、牛肉、羊肉、肥禽。禁用蟹黄，脑、肝、肾等动物内脏，鱿鱼、乌贼鱼等含胆固醇高的食物。

（季兰芳　毕智丽）

第四节　人体对糖类的需求

糖类又称碳水化合物，广泛存在于自然界，是食物中的主要成分之一。

一、糖类的分类

根据FAO/WHO专家组（1998年）的建议，按聚合度将糖类分为糖、寡糖和多糖。

1. 糖

糖包括单糖、双糖和糖醇。

（1）单糖　单糖是最简单的糖，通常条件下不能再被直接水解为分子量更小的糖。食物中主要的单糖有以下几种。

① 葡萄糖：是构成其他许多糖类物质的基本单位，人体的血糖就是指血液中葡萄糖的含量，葡萄糖是人体重要的供能物质，人脑只能利用葡萄糖。

②果糖：多存在于各类水果中，蜂蜜中含量最为丰富，是天然糖类中甜度最高的糖。

③半乳糖：是乳糖、棉籽糖的组成成分，它不单独存在于天然食物中。

（2）双糖　由两个单糖分子缩合而成，营养学上有意义的双糖有蔗糖、麦芽糖和乳糖。

①蔗糖：由一分子葡萄糖和一分子果糖缩合而成，在甘蔗和甜菜中含量最为丰富。日常食用的白糖、红糖、砂糖等都是蔗糖，其甜度仅次于果糖。

②麦芽糖：由两分子葡萄糖缩合而成。在发芽的谷粒，尤其是麦芽中含量较多。淀粉、糖原等被淀粉酶水解后也可产生麦芽糖。

③乳糖：由一分子葡萄糖和一分子半乳糖缩合而成。只存在于人和动物的乳汁中，人乳中含 6%～7%，牛乳、羊乳中含 4%～5%。甜味只是蔗糖的 1/6，较难溶于水。但乳糖不刺激胃肠黏膜，且促使肠道中有益菌生长，故有益于婴儿营养。

（3）糖醇　糖醇是单糖的重要衍生物，常见有山梨醇、甘露醇、木糖醇、麦芽糖醇等。山梨醇、甘露醇临床上常用作脱水剂，木糖醇其甜度与蔗糖相等，其代谢不受胰岛素调节，故木糖醇常作为甜味剂用于糖尿病患者的专用食品及许多药品中，麦芽糖醇可作为甜味剂用于心血管病、糖尿病等患者的保健食品中，有防龋齿的作用。

2. 寡糖

寡糖是一类由 3～9 个单糖分子结合而成的糖，又叫低聚糖。如豆类食品中的棉籽糖和水苏糖，它们分别是由葡萄糖、果糖、半乳糖组成的棉籽糖和比它多一个半乳糖的水苏糖，这两种糖不能被人体肠道消化酶消化吸收，在大肠中被肠道菌代谢产生气体和其他物质造成胀气，故应适当加工以降低其不良影响。

3. 多糖

多糖是一类由 10 个及以上的同种单糖或异种单糖缩合而成的可被人体消化酶消化分解而吸收的大分子糖，包括淀粉、糖原、纤维等。

（1）淀粉　占膳食中糖类的绝大部分，是由葡萄糖分子聚合而成。因聚合方式不同分为直链淀粉和支链淀粉。前者遇碘呈蓝色反应，易使食物老化。后者呈棕色反应，易使食物糊化。淀粉存在于植物种子、根茎以及薯类、豆类和谷类中，在消化道可缓慢分解为麦芽糖和葡萄糖而被人体消化吸收，是人类糖类的主要来源。

（2）糖原　几乎全部存在于动物组织中，也叫动物淀粉，是人和动物体内糖的储存形式，在肝脏和肌肉中合成并储存，可维持血糖浓度和提供肌肉运动所需能量。

（3）纤维　是存在于植物体中不能被人体消化吸收的植物多糖。在植物的支撑物和细胞壁含量较多，由于人体缺乏能分解纤维素的酶，所以纤维素不能被人体消化吸收，但由于其特有的生理作用，故作为营养学上一种重要的营养素。

知识链接 ▶▶▶

抗性淀粉

在健康人小肠中不吸收的淀粉及其降解产物称为抗性淀粉（RS）。不同类型的 RS 都具有在小肠中部分消化，结肠中完全发酵、再重吸收的特殊代谢方式。

抗性淀粉产生的血糖反应低，可减少胰岛素的分泌量，从而改善糖耐量，有益于糖尿病患者。一项十二国的流行病学调查显示，结肠癌的发生率与抗性淀粉呈高度负相关，抗性淀粉被认为具有同膳食纤维一样的保护作用。

二、糖类对人体的功用

1. 供给热量

每克糖类在人体内可产生 16.7kJ（4.0kcal）的热能，虽然低于同样质量脂肪所产生的热能，但糖类来源广泛，价格低廉，而且大量食用不会引起油腻感，更重要的是糖类在体内氧化较快，能及时供给机体所需的热能。其氧化的最终产物为二氧化碳和水，对机体无害。此外，脑、神经系统和红细胞所需要的热能，只能由糖类（葡萄糖）提供，故糖类对维持神经组织和红细胞的功能具有重要意义。

2. 参与构成重要的生命物质

核糖核酸和脱氧核糖核酸由核糖和脱氧核糖参与构成，对遗传信息起传递作用；糖蛋白参与细胞膜的构成；氨基多糖是由氨基己糖或其衍生物与糖醛酸构成的长链物质，参与细胞间质和结缔组织的构成；糖脂是含有糖的脂类，参与神经组织的构成。

3. 节约蛋白质及抗生酮作用

当膳食糖类供给充足时，可有效防止由于热能供给不足而发生的蛋白质经由糖异生作用转化成为糖类来供给热能的现象，即糖类具有节约蛋白质的作用。糖类供给充足时，可增加ATP 形成，也有利于氨基酸的主动转运而合成人体蛋白质，使氮在体内存留量增加。当糖类供给不足时，身体所需热能将大部分由脂肪来供给，脂肪动员加强，肝内生成酮体增多，超过肝外组织氧化酮体的能力而聚积体内，以至产生酮中毒。膳食中充足的糖类供给可防止上述现象的发生。

4. 解毒保肝的作用

动物实验发现，肝糖原不足时，动物对四氯化碳、酒精、砷等有害物质及对伴有细菌毒素疾病的抵抗力显著下降，摄入足够的糖类，保持肝含有丰富的糖原，既可保护肝本身免受有害因素的毒害，又能保持肝脏正常的解毒功能。

三、糖类的质量评价——血糖生成指数

1. 食物血糖生成指数的概念

血糖生成指数（GI），是指某一对象摄食含 50g 糖类的试验食物后，血糖反应曲线下的增加面积占同一对象摄食等量糖类标准食物后血糖反应曲线下增加面积的百分数。通常标准参考物选择葡萄糖或白面包。

$$GI(\%)=\frac{含 50g 糖类试验食物餐后 2h 血糖应答曲线下面积}{等量糖类标准参考物餐后 2h 血糖应答曲线下面积}\times100\%$$

不同来源的糖类由于消化吸收速度不同可有不同的 GI 值，消化吸收快的糖类餐后血糖应答迅速，血糖升高幅度大，餐后 2h 的血糖动态曲线下面积大，GI 值高；相反地，消化分解慢的糖类，向血液中释放葡萄糖的速度缓慢，血糖上升较慢，因此具有较低的GI 值。

根据血糖的升高程度把食物进行分类，对糖代谢和脂肪代谢有障碍的患者更为有用。一般来说，粗粮如大麦、荞麦、莜麦、燕麦、混合面的血糖指数低于细粮，糙米低于精白米，豆类低于谷类，淀粉颗粒大的指数较低，加工时间越长，指数越高，混合餐较纯糖类的指数低。

2. 食物 GI 的评价

食物 GI 的测定是在大量人体试食试验基础上完成的，因此 GI 更能反映人体的真实状况。

GI 值大于 70 的为高 GI 食物；GI 值在 55～70 的为中 GI 食物；GI 值小于 55 的为低 GI 食物。

常见糖类的 GI 值见表 2-19，某些常见食物的 GI 值见表 2-20。

表 2-19　常见糖类的 GI 值

糖类	GI	糖类	GI
麦芽糖	105.0±5.7	蔗糖	65.0±6.3
葡萄糖	100	巧克力	49.0±8.0
绵白糖	83.8±12.1	乳糖	46.0±3.2
蜂蜜	73.5±13.3	果糖	23.0±4.6

表 2-20　常见食物的 GI 值

食物名称	高 GI	食物名称	中 GI	食物名称	低 GI
馒头	88.1	面包（全麦粉）	69.0	葡萄	43.0
面包	87.9	玉米粉	68.0	扁豆	38.0
大米饭	83.2	馒头＋黄油	68.0	梨	36.0
面条	81.6	米饭＋蒜苗＋鸡蛋	68.0	苹果	36.0
烙饼	79.6	熟土豆	66.4	藕粉	32.6
玉米片	78.5	大麦粉	66.0	鲜桃	28.0
熟甘薯	76.7	菠萝	66.0	牛乳	27.6
南瓜	75.0	二合面窝头（玉米面＋面粉）	64.9	绿豆	27.2
油条	74.9	荞麦面条	59.3	四季豆	27.0
西瓜	72.0	玉米（甜，煮）	55.0	柚子	25.0
小米	71.0	面条（硬质小麦粉，细）	55.0	大豆	18.0
胡萝卜	71.0	燕麦麸	55.0	花生	14.0

3. 食物血糖生成指数影响因素

影响 GI 的因素很多，包括食物烹调加工方式、食物其他成分的含量等物化因素以及胃排空率、胰岛素反应强度、咀嚼程度、小肠中淀粉酶的含量等生理性因素。

4. GI 的应用与意义

无论对健康人还是糖尿病患者，保持一个稳定的血糖浓度，对身体健康都很重要。最初食物 GI 作为糖尿病患者选择食物的参考依据，现在广泛应用于高血压患者和肥胖者的膳食管理以及居民的健康教育甚至是运动员的膳食管理和食欲研究等。

四、加工烹调对糖类的影响

1. 淀粉的糊化

淀粉在高温下溶胀、分裂形成均匀糊状，成为具有黏性胶体特性的溶液，称为淀粉的糊化。淀粉在常温下不溶于水，但当水温至 53℃ 以上时，淀粉的物理性能发生明显变化。糊化后的淀粉口感更好，有利于消化吸收。

2. 淀粉的老化

含淀粉的粮食经加工成熟，是将淀粉糊化，而糊化了的淀粉在室温或低于室温的条件下慢慢地冷却，经过一段时间，变得不透明，甚至凝结沉淀，这种现象称为淀粉的老化，俗称"淀粉的返生"。老化后的淀粉结构十分稳定，即使加热加压也很难使它再溶解。

五、糖类的可接受范围

人体对糖类的需要量，常以占总供能的百分比来表示。中国营养学会建议糖类供能以占总能量的50%～65%为宜，其中纯糖所供热能不超过总热能10%。这些糖类应来自淀粉、抗性淀粉、非淀粉多糖和低聚糖类等糖类，提倡摄入营养素密度比值高的食物，以保障能量和营养素的充足，改善胃肠道环境和预防龋齿的需要。

六、糖类缺乏或过多对人体的危害

糖类的食物来源广泛，一般不会缺乏。但因饥饿或特殊情况造成糖类长期供给不足或缺乏时，可导致机体热能缺乏，对机体产生诸多不良影响；当膳食中糖类摄入过多时，会转化成脂肪储存于体内，导致肥胖，引发血脂异常、糖尿病等慢性疾病。

1. 糖类摄入不足对主要脏器的影响

① 心脏缺乏糖原储备，则在低血糖时可能出现心绞痛。

② 肝糖原储备下降，肝对有害物质的解毒功能下降，有可能导致肝组织及肝功能受损，如发生药物中毒、酒精中毒等，故不宜空腹饮酒。

③ 血糖浓度下降，脑组织因能源短缺而发生功能障碍，导致头晕、心悸、出冷汗，当血糖浓度继续下降，低于3.33mmol/L时，即可出现"低血糖昏迷"。

2. 糖类摄入不足对全身的影响

机体缺乏必要的能量补充，将引起消瘦、疲乏，工作效率低下，对于婴儿，还可能导致体重减轻，生长发育迟缓，严重时会使智力受到一定影响。

3. 糖类摄入不足对其他营养素代谢的影响

糖类摄入不足导致机体动员体内储备的脂肪，消耗大量蛋白质，导致脂肪、蛋白质代谢紊乱，从而发生酮血症、负氮平衡等，使机体对疾病的抵抗力下降，免疫力下降，易患传染病等。此外，还可能导致水、矿物元素代谢紊乱。

4. 糖类摄入过多对机体的影响

机体可将多余的糖转化为脂肪，储留于体内。尤其单糖、双糖摄入过多，还可使冠心病、糖尿病、高脂血症、肿瘤、龋齿等发病率增加。

七、糖类的食物来源

人类所需的糖类大多来自植物性食品，谷类、豆类、根茎类、干果类是膳食中淀粉的主要来源。蔗糖、蜂蜜、糖果、各种甜食、甜味水果及含糖饮料等则是饮食中单糖、双糖的主要来源。普通的蔬菜、水果含糖量较低，一般在10%以下，动物性食品中只有肝含有少量糖原，乳类中含有一定量的乳糖，其他食物则含量甚微。常见食物糖类含量见表2-21。

表 2-21　常见食物糖类含量　　　　　单位：g/100g

食物名称	含量	食物名称	含量	食物名称	含量	食物名称	含量
粉条	83.6	木耳	35.7	葡萄	9.9	番茄	3.5
粳米（标二）	77.7	鲜枣	28.6	酸乳	9.3	牛乳	3.4
籼米（标一）	77.3	甘薯	23.1	西瓜	7.9	芹菜	3.3
挂面（标准粉）	74.4	香蕉	20.8	杏	7.8	带鱼	3.1
小米	73.5	黄豆	18.6	梨	7.3	白菜	3.1
小麦粉（标粉）	71.5	柿	17.1	花生仁	5.5	鲜贝	2.5
莜麦面	67.8	马铃薯	16.5	南瓜	4.5	猪肉	2.4
玉米	66.7	苹果	12.3	萝卜	4.0	黄瓜	2.4
方便面	60.9	辣椒	11.0	鲫鱼	3.8	冬瓜	1.9
小豆	55.7	桃	10.9	豆腐	3.8	鸡蛋	1.5
绿豆	55.6	橙	10.5	茄子	3.6	鸡肉	1.3

（季兰芳　董晓颖）

第五节　人体对膳食纤维的需求

膳食纤维是指存在于植物体中不能被人体消化吸收的多糖，是糖类中的一类非淀粉多糖，主要来源于植物性食物中，多数是植物的支撑物和细胞壁。膳食中各种纤维成分与预防某些疾病的关系目前受到极大重视，并不断有新的研究进展被报道。

一、膳食纤维的分类

根据其水溶性不同，膳食纤维可分为两大类：即非可溶性膳食纤维和可溶性膳食纤维。

1. 非可溶性膳食纤维

非可溶性膳食纤维包括纤维素、某些半纤维素和木质素。

（1）纤维素　是植物细胞壁的主要成分，由葡萄糖以 β-1,4-糖苷键连接，形成一条线状长链，人体缺少能水解纤维素的酶，故不能被人体消化分解，纤维素一般也不能被肠道微生物分解，但它可促进胃肠蠕动，有利于其他食物的消化吸收以及粪便的排出。

（2）半纤维素　往往与纤维素共存于粮食的皮层中，是谷类纤维的主要成分。半纤维素及一些混合多糖能被肠道微生物丛分解。

（3）木质素　不是多糖类物质，因存在于植物细胞壁中难以与纤维素分离，故膳食纤维的组织中也包括木质素。食物中木质素含量较少，主要存在于蔬菜的木质化部分和种子中，如草莓籽、老化的胡萝卜和花茎甘蓝中，人及动物均不能消化。

2. 可溶性膳食纤维

可溶性膳食纤维指既可以溶解于水，又可以吸水膨胀并能被大肠中微生物酵解的一类纤维，由果胶、树胶和黏胶组成，主要存在于水果、蔬菜中。食品加工中常用果胶作为增稠剂，制作果冻、色拉调料和果酱。可溶性纤维能延缓胃排空时间、减缓葡萄糖吸收、降低血胆固醇。

二、膳食纤维对人体的功用

1. 增强肠道功能，促进排便，预防肠道疾病

膳食纤维可刺激肠道蠕动，缩短胃内容物通过肠道的时间，促使粪便排出，减少有害物质与肠壁的接触时间，降低致癌物的浓度，减少毒素的再吸收。膳食纤维还可改善肠内的菌群，使双歧杆菌等有益菌活化、繁殖，产生有机酸，使大肠内酸性化，从而抑制肠内有害菌的繁殖，并吸收有害菌所产生的二甲基联胺等致癌物质，从而减少和预防便秘、肛裂、痔疮和大肠癌等肠道疾病的发生。

2. 降低血胆固醇，预防心血管疾病

膳食纤维可与胆汁酸结合，妨碍其吸收，并可部分阻断胆汁酸循环，降低胆汁与血清中胆固醇浓度，从而降低心血管疾病发生的危险及胆结石的发生。富含可溶性膳食纤维的食物如燕麦、大麦、荚豆类和蔬菜类等摄入后，一般可降低血浆总胆固醇的 5％～10％，降低的是低密度脂蛋白胆固醇，而不降低或很少降低高密度脂蛋白胆固醇。

3. 降低餐后血糖，预防糖尿病

许多研究表明，可溶性膳食纤维可降低餐后血糖升高的幅度和降低血清胰岛素或提高胰岛素的敏感性，从而防止糖尿病的发生、发展，减少糖尿病患者对胰岛素和降糖药物的依赖作用。

4. 防止热能摄入过多，控制肥胖

膳食纤维可增加饱腹感，减少食物的摄入量，从而降低全日总热能的摄取，有利于减轻体重和控制肥胖。

三、膳食纤维的参考摄入量及食物来源

美国 FAD 提倡每人每天摄入膳食纤维 25g 或每天按 11.5g/kcal 摄入较为合适。过多摄入对机体无益。中国居民的膳食纤维的适宜摄入量是根据《平衡膳食宝塔》推算出来的。即低能量 7531kJ（1800kcal）膳食为 25g/d；中等能量膳食 10042kJ（2400kcal）为 30g/d；高能量膳食 11715kJ（2800kcal）为 35g/d。此数值与大多数国家所推荐的值相近。

膳食纤维的来源非常广泛，植物性食物品种不同、加工方法不同，其膳食纤维的种类、含量也不同。一般来说，谷类食物中的麦麸、米糠含量最高，标米、标粉、燕麦片、嫩玉米、豆类等含量较高；蔬菜中的芹菜、韭菜、竹笋、芦笋、萝卜、鲜豆荚、洋白菜等，水果中的柑橘、草莓、橙、柚、柿等含量也较高；菌藻类如木耳、银耳、紫菜、海带、琼脂、海藻等，坚果中的花生、核桃等含量较高。品种的老嫩、部位不同，其膳食纤维含量也不同。除天然食物所含的膳食纤维外，近年来，已有从天然食物中提取的膳食纤维产品供食用。

在日常生活中，适量选用粗杂粮，经常生食一些水果、蔬菜，少吃精制米面，"粗细"搭配，合理烹调，可以满足机体膳食纤维的需要。

膳食纤维的种类、食物来源和主要功能，见表 2-22。

表 2-22 膳食纤维的种类、食物来源和主要功能

种　类	主要食物来源	主要功能
不溶性纤维		
木质素	所有植物	正在研究中
纤维素	所有植物（如小麦制品）	增加粪便体积
半纤维素	小麦、黑麦、大米、蔬菜	促进胃肠蠕动
可溶性纤维		
果胶、树胶、黏胶、少数半纤维素	柑橘类、燕麦制品和豆类	延缓胃排空时间、减缓葡萄糖吸收、降低血胆固醇

四、膳食纤维缺乏或过多对人体的危害

膳食纤维摄入过少，可导致肠道疾病，如便秘、痔疮、肛裂、结肠息肉、结肠癌和憩室性疾病等，还可以增加血脂异常、胆石症、肥胖、糖尿病等疾病的发病率；摄入过多，可降低糖类、脂肪、蛋白质的吸收，增加粪便中脂肪和氮的排出，同时引起脂溶性维生素的丢失及矿物质元素排出量的增加，过多摄入膳食纤维还会引起腹部不适，如增加肠道的蠕动和增加产气量等。

（毕智丽　董晓颖）

第六节　人体对水的需求

水是维持人体生命活动的物质基础，是机体需要量最大、最重要的营养素。机体的一切生理功能都离不开水的参与。在维持生命方面可以说比食物更重要。例如，人断食而只饮水可生存数周；但断水，则只能生存数日，可见水对于生命的重要性。水的来源包括：①液态水，指人们日常饮用的水，包括茶、汤、乳和其他各种饮料如矿泉水、纯净水、饮用水，是人体水的主要来源；②固态水，是指人们通常所摄食物中所含的水分，如米饭、水果、蔬菜中的水；③代谢水，食物进入体内，某些成分在体内氧化或代谢产生的水，叫代谢水。每 100g 营养素在体内代谢产生的水量各不相同，其中蛋白质、脂类、糖类的代谢水分别为 41mL、107mL、60mL。

一、饮用水的分类

常见的饮用水有以下几种。

1. 自来水

自然界可以饮用的水为"淡水"，自来水是以地面水（河流、湖泊）、地下水和泉水作为水源，经过过滤、消毒后通过管道输送到用户，是目前我国最普遍的生活饮用水。海水中含有高浓度的钠和氯，所以不能直接饮用。

2. 矿泉水

矿泉水是指从地下深处自然涌出或人工开采所得到的未受污染的天然地下水经过过滤、灭菌而成。其中溶有较多的各种矿物质，能为人体提供自身所需要的一些宏量和微量元素。但地壳岩石或土层中既有人体需要的元素，也有对人体有害的元素。因此，饮用矿泉水必须符合国家标准。

此外，使天然地下水流经人为的矿石层，或加入元素级的矿物质，使之达到天然矿泉水的饮用标准，被称为人工矿化水或人工矿泉水。

3. 纯净水

在普通饮用水的基础上，经多层反复过滤，进一步去掉细菌或一些大分子物质，使之饮用更为安全。但经反复过滤后，水中的矿物质也会减少。

4. 活性水

活性水又称为负离子水，是通过现代科技手段，重新排列水的氢氧分子，使水的活性提高，即渗透力和溶解力增强，含氧量提高，以致更容易被机体利用。但其作用和作用机制还有待于深入研究。

二、水对人体的功用

1. 构成细胞和体液的重要组成成分

水是人体重要的组成成分，占一个健康成年人体重的 60%～70%，所有组织中都含水（表 2-23）。水广泛分布在组织细胞内外，细胞内液包括身体的各组织细胞；细胞外液包括组织间液、血浆。患者因呕吐、腹泻、大面积烧伤、大量出汗等可导致机体水分丢失，当失水超过体重的 10% 时，就会危及生命。

表 2-23　各组织器官的含水量（以重量计）

组织、器官	水分/%	组织、器官	水分/%
血液	83.0	脑	74.8
肾脏	82.7	皮肤	72.0
心脏	79.2	肝脏	68.3
肺脏	79.0	骨骼	22.0
肌肉	75.6	脂肪组织	10.0
脾脏	75.8	肠	74.5

2. 促进营养素的消化、吸收与代谢

水是良好的溶剂，能使许多物质溶解，有助于体内的各种反应。水的流动性很大，在体内形成循环载体输送营养物质和排出代谢废物。没有水就无法维持血液循环、呼吸、消化、吸收、分泌、排泄等生理活动，体内的新陈代谢也无法正常进行。

3. 调节体温

水的比热比其他物质高，它能吸收体内不断分解代谢产生的大量能量而使体温保持恒定。当外界温度高或体内生热过多时，通过蒸发或出汗使体温保持恒定。

4. 润滑作用

水是机体的润滑剂。泪液、唾液、关节囊液、浆膜腔液等都有利于局部器官的润滑，减少摩擦，有助于保持其正常功能。

三、水平衡

水的需要量受年龄、膳食、身体活动情况、外界温度以及机体健康等因素影响。一般情况下，健康成人每日水需要量在 2500mL 左右，包括饮水（1200mL）、食物中的水（1000mL）以及代谢水（300mL）。水主要通过肾，以尿液的形式排出，其次是经肺呼出、经皮肤和随粪便排出。人体对水分的需要和代谢，有一整套复杂而完善的调节机制。正常人水的需要量与排出量保持动态平衡，增加或减少摄水量，机体会自动通过调节系统来维持水的平衡。在某些病理情况下，水的摄入或排出超出了机体的调节能力，就会出现水肿或脱水。正常人体每日水的出入量平衡见表 2-24。

表 2-24　正常人体每日水的出入量平衡

来源	摄入量/mL	排出途径	排出量/mL
饮水或饮料	1200	肾脏（尿）	1500
食物	1000	皮肤（蒸发）	500
内生水	300	肺	350
		大肠（粪便）	150
合计	2500	合计	2500

四、水缺乏或过多对人体的危害

水摄入不足或水丢失过多，可引起体内失水亦称脱水。根据水与电解质丧失比例不同，分为 3 种类型。

1. 高渗性缺水

高渗性缺水其特点是以水的丢失为主，电解质丢失相对较少。当失水量占体重的 2%～4% 时，为轻度脱水，表现为口渴、尿少、尿相对密度增高及工作效率降低等。失水量占体重的 4%～8% 时，为中度脱水，除上述症状外，可见皮肤干燥、口舌干裂、声音嘶哑及全身软弱等表现。如果失水量超过体重的 8%，为重度脱水，可见皮肤黏膜干燥、高热、烦躁、精神恍惚等。若达 10% 以上，可危及生命。

2. 低渗性脱水

低渗性脱水以电解质丢失为主，水的丢失较少。此种脱水特点是循环血量下降，血浆蛋白质浓度增高，细胞外液低渗，可引起脑细胞水肿，肌肉细胞内水过多并导致肌肉痉挛。早期多尿，晚期尿少甚至尿闭，尿比重低，尿中 Na^+、Cl^- 降低或缺乏。

3. 等渗性脱水

等渗性脱水是水和电解质按比例丢失，体液渗透压不变，临床上较为常见。其特点是细胞外液减少，细胞内液一般不减少，血浆 Na^+ 浓度正常，兼有上述两型脱水的特点，有口渴和尿少表现。

（董晓颖　毕智丽）

能力训练

活动　健康增重膳食指导

【案例导入】

某日上午一位男青年办公室文员小张到健康门诊进行咨询，经了解知道该男子最近体重下降，消瘦无力，于是每餐增加饭量，但症状并没有得到缓解，所以前来寻求膳食指导建议。经身体测量，小张的身高 174cm，体重 53kg。经膳食调查与食谱分析，小张每日糖类的摄入量是 450g，蛋白质 60g，脂肪 40g。请你给出正确的膳食建议。

【活动目的】

根据患者口述的情况确定患者的营养状况是否合理，如果不合理请给予改正。

【活动内容】

1. 确定能量的需求

小张是办公室文员，属于轻体力劳动者。小张一日能量的需要量为 2250kcal。

成人三大产能营养素供能比为：糖类 50%～65%，蛋白质 10%～15%，脂肪 20%～30%。

小张每日糖类提供的能量占总能量的百分比是：450×4÷2250＝80%

小张每日蛋白质提供的能量占总能量的百分比是：60×4÷2250＝11%

小张每日脂肪提供的能量占总能量的百分比是：40×9÷2250＝16%

2. 膳食分析

原先小张每日糖类的摄入量是 450g，蛋白质 60g，脂肪 40g，说明糖类摄入量过多，蛋白质摄入量适宜，但脂肪摄入量过少，不利于健康增重。

3. 膳食建议

① 采用高能量膳食：每日 4～5 餐，正餐中增加乳、蛋、肉、鱼、虾等高能量食品的摄入，选用乳类、水果、坚果、糕点类作为加餐的点心。

② 摄入优质的高蛋白饮食，补充肉、乳、蛋、大豆及其制品的摄入。

③ 适量补充脂肪，供给牛乳、蛋黄、植物油等容易消化的脂肪，适当补充鱼油等动物脂肪。

④ 糖类的合理摄入，应减少主食的摄入量，多采用容易消化吸收的面食，注意干稀搭配。

⑤ 适量的膳食纤维：每日补充 10g 左右的膳食纤维，保证新鲜蔬菜、水果的摄入。水果有促进食欲、帮助消化的作用。

目标检测

一、判断题

1. 膳食中 10％～20％的热能应由蛋白质供给。（　　　）

2. 能量摄入过多对人体有害。（　　　）

3. 优质蛋白质主要来源于肉、蛋、乳类。（　　　）

4. 一切生命的物质基础是蛋白质。（　　　）

5. EPA、DHA 的良好食物来源是豆油。（　　　）

6. 一般情况下 $n-6$ 与 $n-3$ 系列比例应为 3∶1。（　　　）

7. 牛乳中的糖类是乳糖。（　　　）

8. 人体每天正常所需要的水量是 2500mL。（　　　）

9. 脂肪是人们食物能量的主要来源。（　　　）

10. 蛋白质的能量系数为 4kcal。（　　　）

二、单项选择题

1. 每克蛋白质在体内氧化分解后，产生的能量是（　　　）。

A. 1kcal　　　　　B. 2kcal　　　　　C. 3kcal　　　　　D. 4kcal

2. 蛋白质的基本组成单位是（　　　）。

A. 脂肪酸　　　　　B. 氨基酸　　　　　C. 肽　　　　　D. 葡萄糖醛酸

3. 对婴幼儿来讲，属于必需氨基酸的是（　　　）。

A. 丙氨酸　　　　　B. 丝氨酸　　　　　C. 谷氨酸　　　　　D. 组氨酸

4. 脂肪不能作为哪种组织的能量来源（　　　）。

A. 肌肉　　　　　B. 脑　　　　　C. 肝　　　　　D. 肾

5. 有"可变脂"或"动脂"之称的是（　　　）。

A. 中性脂肪　　　　　B. 磷脂　　　　　C. 固醇类　　　　　D. 糖脂

6. 神经系统只能利用的能源物质是（　　　）。

A. 果糖　　　　　B. 蔗糖　　　　　C. 葡萄糖　　　　　D. 单糖

7. 除基础代谢外，人体能量消耗的主要途径是（　　）。

A. 生长发育　　　B. 食物热效应　　C. 体力活动　　　D. 静息代谢

8. 粮谷类和薯类中含量较多的营养素是（　　）。

A. 膳食纤维　　　B. 植物蛋白　　　C. 油脂　　　　　D. 糖类

9. 每日人体内代谢产生的内生水约为（　　）。

A. 1200mL　　　B. 1000mL　　　C. 300mL　　　　D. 100mL

10. 一日三餐能量比为多少适宜（　　）。

A. 30%、40%、30%　　　　　　B. 20%、40%、20%

C. 30%、30%、40%　　　　　　D. 40%、20%、40%

三、多项选择题

1. 能产生能量的营养素有（　　）。

A. 酒精　　　　　B. 糖类　　　　　C. 蛋白质　　　　D. 矿物质　　E. 脂肪

2. 影响基础代谢的因素（　　）。

A. 体形　　　　　B. 性别　　　　　C. 环境温度　　　D. 血型　　　E. 性格

3. 按机体能否合成氨基酸可分成（　　）。

A. 必需氨基酸　　B. 杂环氨基酸　　C. 条件必需氨基酸

D. 芳香族氨基酸　E. 非必需氨基酸

4. 属于完全蛋白质的有（　　）。

A. 酪蛋白　　　　B. 乳白蛋白　　　C. 肌蛋白

D. 麦谷蛋白　　　E. 麦胶蛋白

5. 以下为人体必需氨基酸的是（　　）。

A. 油酸　　　　　B. 亚油酸　　　　C. 花生四烯酸　　D. α-亚麻酸　E. DHA

6. 膳食脂肪的主要来源是（　　）。

A. 植物油　　　　B. 油料作物种子　C. 谷类

D. 动物性食物　　E. 豆制品

7. 下列人群中处于负氮平衡的有（　　）。

A. 健康成年人　　B. 孕妇　　　　　C. 老年人

D. 疾病恢复期患者　E. 长期饥饿患者

8. 以下选项中以蛋氨酸为第一限制氨基酸的食物蛋白质包括（　　）。

A. 大米　　　　　B. 小麦　　　　　C. 大麦　　　　　D. 大豆　　　E. 花生

9. 低能量食品包括（　　）。

A. 苹果　　　　　B. 白菜　　　　　C. 萝卜　　　　　D. 海带　　　E. 紫菜

10. 以下哪些工作属于重体力活动（　　）。

A. 运动员　　　　B. 舞蹈演员　　　C. 装卸工　　　　D. 售货员　　E. 老师

（董晓颖）

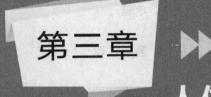
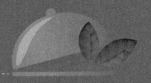

第三章

人体对微量营养素的需求

学习目标

知识目标

1. 了解磷、钾、氟、维生素 E、泛酸等微量营养素的生理功能、缺乏症和膳食来源。
2. 熟悉钙、铁、维生素 A、维生素 C 等微量营养素的吸收与代谢、参考摄入量。
3. 掌握钙、铁、锌、碘、维生素 A、维生素 C、维生素 B$_1$、维生素 B$_2$、叶酸、维生素 B$_{12}$ 的生理功能、缺乏或过量对人体的危害和食物来源。

能力目标

1. 能对钙、铁、锌等容易缺乏的矿物质的合理摄入进行膳食指导。
2. 能对维生素 A、维生素 C、叶酸等维生素的膳食来源提供营养咨询。

知识描述

矿物质和维生素因人体需要量较少，在膳食中所占比重也小，称之为微量营养素。微量营养素对维持生物体正常生命活动、维护人类健康有着至关重要的作用。微量营养素的缺乏会导致生长发育迟缓、免疫系统受损、代谢损伤等，继而促进某些慢性病的发生和发展。

第一节　人体对矿物质的需求

人体内除去碳、氢、氧、氮以外的其他元素统称为矿物质，占成年人体重的 5％～6％。按照它们在体内的含量或膳食需要量分为常量元素和微量元素。

一、常量元素

常量元素，又称宏量元素，指含量较多，占人体体重万分之一以上，每日膳食需要量都在 100mg 以上的元素，有钙、磷、钾、钠、镁、氯、硫 7 种。

1. 钙

钙是人体内含量最多的矿物质，成人体内含钙量 $1000\sim1200g$，占体重的 $1.5\%\sim2.1\%$，其中约 99% 集中在骨骼和牙齿中，其余部分常以离子状态存在于软组织、细胞外液和血液中，称为混溶钙池。这部分钙与骨钙保持着动态平衡，是维持体内细胞正常生理状态所必需。机体具有调控钙浓度恒定的机制，主要通过甲状腺素和降钙素及维生素 D 相互作用来维持。当膳食严重缺钙或机体发生异常钙丢失时，可通过调节机制使骨骼脱矿化以维持血钙浓度的稳定。

（1）生理功能

① 构成骨骼和牙齿　骨骼和牙齿是人体中含钙最多的组织。体内 99% 的钙沉积在这些钙化的硬组织中，使骨骼具有特定的硬度、强度及机械性能，对机体起着支持、运动和保护的作用。幼儿骨骼每 $1\sim2$ 年更新一次，至成年后每年更新 $2\%\sim4\%$，约每日 $700mg$，$40\sim50$ 岁后，骨钙溶出大于生成，骨组织中的钙含量每年减少约 0.7%。

② 维持神经与肌肉活动　神经、红细胞、心肌等的细胞膜上都有钙结合部位，Ca^{2+} 从这些部位释放时，膜的结构和功能发生改变，触发细胞内信号，改变细胞膜对钾、钠等阳离子的通透性。因此，钙和钾、钠、镁等离子共同维持着神经、肌肉兴奋性的传导、肌肉的收缩以及心脏的正常搏动。Ca^{2+} 能降低神经、肌肉的兴奋性，若血清钙下降，神经、肌肉的兴奋性增高，可出现手足搐搦症。

③ 参与多种酶活性的调节　Ca^{2+} 参与体内脂肪酶、ATP 酶、腺苷酸环化酶、鸟甘酸环化酶等物质的活性调节，影响细胞内一系列生命活动过程。

④ 其他　Ca^{2+} 调节细胞膜的通透性及其转化过程，维持毛细血管的正常通透性，防止炎症和水肿；Ca^{2+} 参与细胞的吞噬、分泌、分裂等活动；Ca^{2+} 参与血液凝固过程；钙结合蛋白能可逆地与钙相结合，参与各种催化、启动、运输、分泌等过程；钙还与激素分泌、体液酸碱平衡、细胞内稳定性有关。

（2）钙的吸收与代谢　钙在小肠上段以主动转运吸收为主。$1,25-(OH)_2-D_3$ 通过促进钙结合蛋白合成和激活钙的 ATP 酶调节钙的吸收。钙浓度高时也可通过被动扩散吸收。钙的吸收率取决于生理因素、体力活动情况和膳食成分等因素。人体钙吸收率一般为 $20\%\sim60\%$，随着年龄增加，机体对钙的吸收率逐渐降低，婴儿钙吸收率高达 60%，青少年 $30\%\sim40\%$，成年人 $15\%\sim20\%$，老年人更低。

① 促进钙吸收的因素　增加体内营养状况、从事户外运动和体育锻炼等，均能改善机体对钙的吸收。还有以下因素能促进机体对钙的吸收，见表 3-1。

表 3-1　促进钙吸收的因素

促进因素	说　明
维生素 D	维生素 D 有促进肠道对钙吸收的作用
乳糖和乳酸	乳糖和乳酸可与钙螯合，形成低分子可溶性络合物，当其分解发酵产酸，使肠内 pH 降低，均有利于钙的吸收
某些氨基酸	膳食蛋白质充足时，某些氨基酸如赖氨酸、色氨酸、精氨酸等可与钙结合形成可溶性络合物，有利于钙吸收
机体钙需要量	当机体钙需要量增加时吸收率也会增加，如孕妇、乳母对钙的吸收率可达 50%

② 抑制钙吸收的因素　同样，有些因素也会抑制钙的吸收，见表 3-2。

表 3-2 抑制钙吸收的因素

抑制因素	说　明
植酸、草酸	粮食中植酸较多,某些蔬菜如菠菜、大蓑菜、苋菜、竹笋等含草酸较多,它们可与钙结合形成不溶性的盐类,从而降低钙的吸收
膳食纤维	膳食纤维中的糖醛酸残基与钙结合可干扰钙的吸收,同时增加钙的排泄
脂肪酸	脂肪消化不良时,未被吸收的脂肪酸与钙结合成钙皂,影响钙的吸收
某些药物	长期服用制酸剂、糖皮质激素、肝素也可干扰钙的吸收

钙的排泄主要通过以下途径：大部分钙通过肠黏膜上皮细胞的脱落及消化液的分泌排入肠道，每日约 400mg，但有一部分被重吸收；一部分钙由尿排出，每日 100～350mg。高温环境工作的人每日从汗液排出的钙可达 100mg，哺乳期的女子每日从乳汁中排出钙的量 100～300mg。

（3）钙的膳食来源及参考摄入量

① 膳食来源　钙的膳食来源应考虑钙含量及吸收利用率。乳与乳制品、虾皮、豆类与豆制品、小鱼都是钙的良好来源。海带、芝麻酱、坚果类等含钙也较高，但因草酸含量较高对钙的吸收有所影响。

② 参考摄入量　我国各年龄段人群的膳食钙推荐摄入量（RNI）和可耐受最高摄入水平（UL）见表 3-3。

表 3-3 中国居民膳食钙参考摄入量（DRIs）　　　　单位：mg/d

人群	RNI	UL	人群	RNI	UL
0 岁～	200(AI)	1000	50 岁～	1000	2000
0.5 岁～	250(AI)	1500	65 岁～	1000	2000
1 岁～	600	2000	80 岁～	1000	2000
4 岁～	800	2000	孕早期	+0	2000
7 岁～	1000	2000	孕中期	+200	2000
11 岁～	1200	2000	孕晚期	+200	2000
14 岁～	1000	2000	乳母	+200	2000
18 岁～	800	2000			

注：摘自《中国居民膳食营养素参考摄入量》2013 修订版。

（4）钙缺乏与过量对人体的危害

① 骨骼、牙齿发育障碍　多见于儿童，长期摄入钙不足，并伴随维生素 D 缺乏，可引起儿童骨钙化不良，生长发育迟缓，软骨结构异常，牙齿不坚固，易患龋齿病，严重者出现佝偻病。

② 婴儿手足搐搦症　婴儿缺钙时血钙过低可致神经肌肉兴奋性增高，手足因屈肌群兴奋亢进而痉挛抽搐，严重者发生突发性喉痉挛，多见于喂养不当的婴儿。

③ 骨软化与骨质疏松　成人骨钙沉积减少，钙丢失量增加。膳食钙缺乏，可加重骨钙丢失程度，发生骨软化与骨质疏松。骨软化多见于生育次数多，哺乳时间长的妇女，骨质疏松多发生于老年人，有腰痛症状，易骨折。骨质疏松还与雌激素分泌减少、维生素 D 摄入量不足有关。

钙过量会增加肾结石的危险；奶碱综合征，典型症候群包括高钙血症、碱中毒和肾功能障碍；过量钙会干扰其他矿物质如铁、锌的吸收和利用。

2. 其他常量元素

人体对磷、镁、钾、钠等其他常量元素的需求见表 3-4。

表 3-4　人体对其他常量元素的需求

常量元素	生理功能	缺乏症	参考摄入量 RNI 或 AI /(mg/d)	膳食来源
磷	1. 构成骨骼和牙齿的成分 2. 是组织细胞中很多重要成分的原料,如核酸、磷脂以及某些酶等 3. 参与许多重要生理功能,如糖类和脂肪的吸收以及代谢 4. 维持能量的转移和酸碱平衡	磷的缺乏只有在一些特殊情况下才会出现。如早产儿仅喂以母乳,因人乳含磷量较低,不能满足早产儿骨骼沉积的需要,可发生磷缺乏,出现佝偻病样骨骼异常	成人 720	1. 动物性食物:瘦肉、蛋、鱼、干酪、蛤蜊、肝、肾、海带 2. 粮谷类:芝麻酱、花生、干豆类、坚果等含量很高。但粮谷中的磷多为植酸磷,吸收和利用率较低
镁	1. 作为多种酶的激活剂,激活酶的活性 2. 抑制钾、钙通道 3. 维护骨骼生长和神经肌肉的兴奋性 4. 维护胃肠道的功能	镁缺乏可致神经肌肉兴奋性亢进;低镁血症患者可有房室性早搏、心房颤动、心室颤动,半数有血压升高。镁缺乏也可导致胰岛素抵抗和骨质疏松	成人 330	1. 绿叶蔬菜 2. 粗粮、坚果 3. 肉类、淀粉类食物及牛乳等
钾	1. 维持糖类、蛋白质的正常代谢 2. 维持细胞内正常渗透压 3. 维持神经肌肉的应激性和正常功能 4. 维持心肌的正常功能 5. 维持细胞内外正常的酸碱平衡 6. 降低血压	钾缺乏表现为肌肉无力、瘫痪、心律失常、横纹肌肉裂解症及肾功能障碍等	成人 2000	蔬菜和水果是钾最好的来源
钠	1. 调节体内水分与渗透压 2. 维持酸碱平衡 3. 钠泵 4. 维持血压正常 5. 增强神经肌肉兴奋性	钠的缺乏在早期症状不明显,倦怠、淡漠、无神,甚至起立时昏倒;中重度失钠时,可出现恶心、呕吐、血压下降、视力模糊等,甚至昏迷、休克,可因急性肾功能衰竭而死亡	成人 1500	1. 食盐 2. 加工、制备食物过程中加入的钠或含钠的复合物(如谷氨酸钠、小苏打等) 3. 酱油、盐渍或腌制肉或烟熏食品、酱咸菜类、发酵豆制品、咸味休闲食品等

二、微量元素

微量元素指含量极少,占人体体重万分之一以下的元素。1995 年 FAO/WHO 将微量元素进一步分为三类。第一类是维持正常人体生命活动不可缺少的必需微量元素,有铁、碘、锌、铜、硒、铬、锰、钴、氟、钼 10 种;第二类是可能必需微量元素,在体内可能具有一定生物学作用,如硅、镍、硼、钒等;第三类是具有潜在毒性的微量元素,具有体内蓄积倾向和潜在毒性,但低剂量时可能表现有一定的生理功能,如铅、镉、汞、砷、铝、锡、锂等。

1. 铁

铁是人体含量最多也是相对容易缺乏的必需微量元素。人体内铁含量随年龄、性别、营养与健康状况等不同而存在较大差异。正常人体含铁量为 3~5g,其中 70% 左右存在于血红蛋白、肌红蛋白和各种酶类中,称为功能性铁;其余部分主要以铁蛋白和含铁血黄素的形式存在于肝、脾与骨髓中,称为储存铁。

（1）生理功能

① 参与氧的转运　铁为血红蛋白与肌红蛋白的主要成分，血红蛋白在血液中运送氧和二氧化碳，肌红蛋白在肌肉中转运和储存氧，这是铁在体内发挥的极重要生理功能。

② 参与组织呼吸、促进生物氧化　铁构成过氧化物酶、过氧化氢酶、细胞色素 C、细胞色素氧化酶等多种酶的辅基，参与细胞呼吸过程、电子传递、生物氧化反应等过程。

③ 参与红细胞的生成与成熟　铁在骨髓造血组织中，与卟啉结合生成高铁血红素，然后与珠蛋白结合生成血红蛋白。铁缺乏时，血红蛋白合成不足，红细胞寿命缩短，自身溶血增加。

④ 与免疫关系密切　铁可提高机体抵抗力，增加中性粒细胞和吞噬细胞的功能。

⑤ 其他　催化 β-胡萝卜素转化为维生素 A，促进嘌呤与胶原的合成、抗体的产生以及药物在肝脏的解毒等。

（2）铁的吸收与代谢　食物中的铁大部分是三价铁，在胃酸的作用下，其还原为二价铁后才能被肠黏膜吸收。铁吸收的主要部位是十二指肠和空肠。膳食铁有两种存在形式，它们的吸收机制不相同。

① 血红素铁　主要是以血红蛋白及肌红蛋白等形式存在于肉类食物中，可被肠黏膜上皮细胞直接吸收，且胃黏膜分泌的内因子有促进其吸收的作用，吸收率较高，一般在 20%～30%。

② 非血红素铁　又称离子铁，主要以 $Fe(OH)_3$ 络合物的形式存在于植物性食物中，此型铁必须在胃酸作用下与有机部分分开，还原为亚铁离子后被吸收，因此影响它被吸收的因素很多（表 3-5，表 3-6），它的吸收率很低，在 1%～5%。

表 3-5　促进非血红素铁吸收的因素

促进因素	举例说明
维生素 C	可将铁还原为亚铁离子，并与其形成小分子可溶性铁螯合物，有利于铁的吸收
肉类因子（肉、鱼、禽因子）	由肉、鱼或禽肉组成的膳食，其非血红素铁的吸收比含等量的牛乳、干酪或鸡蛋组成的膳食高出若干倍，但机制尚不清楚
维生素 B_2	有利于铁的吸收、转运与储存
某些单糖，有机酸	如葡萄糖、果糖、柠檬酸、琥珀酸可促进铁的吸收

表 3-6　抑制非血红素铁吸收的因素

抑制因素	举例说明
植酸、草酸	粮食中植酸较多，某些蔬菜含草酸较多，它们可与非血红素铁结合成不溶性的盐类，从而降低铁的吸收
茶叶、咖啡中的鞣酸、多酚类物质等	与非血红素铁形成不溶性的铁盐而抑制铁的吸收
膳食纤维	膳食纤维中的糖醛酸残基与铁结合可干扰铁的吸收，同时增加铁的排泄
胃酸减少	降低膳食中三价铁的溶解度和低分子量铁螯合物的生成，从而影响铁的吸收
碱或碱性药物	可使非血红素铁形成难溶性的氢氧化铁而影响铁的吸收

以上两种类型的铁都受机体铁储存量的影响，当储存量多时，吸收率降低；储存量减少时，需要量增加，吸收率亦增加。如成年男子平均膳食铁的吸收率为 6%，而育龄妇女可达 13%。

（3）铁的膳食来源及参考摄入量

① 膳食来源　膳食中铁的良好来源为动物肝脏、动物全血、畜禽肉类、鱼类等。植物

性食物中的铁属于非血红素铁，所以吸收率比动物性食物低。

② 参考摄入量　详见表 3-7。

表 3-7　中国居民膳食铁参考摄入量（DRIs）　　　　　　　　单位：mg/d

人群	RNI		UL	人群	RNI		UL
	男	女			男	女	
0 岁～		0.3（AI）	—	50 岁～	12	12	42
0.5 岁～		10	—	65 岁～	12	12	42
1 岁～		9	25	80 岁～	12	12	42
4 岁～		10	30	孕妇（早）		＋0	42
7 岁～		13	35	孕妇（中）		＋4	42
11 岁～	15	18	40	孕妇（晚）		＋9	42
14 岁～	16	18	40	乳母		＋4	42
18 岁～	12	20	42				

注：未制定参考值者用"—"表示。摘自《中国居民膳食营养素参考摄入量》2013 修订版。

（4）铁缺乏与过量对人体的危害

① 影响脑功能　儿童缺铁表现为易烦躁或冷漠呆板，影响智商；青少年表现为注意力不集中，学习记忆能力下降，耐力下降，认知能力下降。

② 缺铁性贫血　多体弱，容易疲劳，常伴心慌、气短、头晕、厌食、抗寒能力降低等症状，容易感染及反复感染。严重者出现面色苍白、指甲脆薄、反甲、肝脾轻度肿大，严重者甚至死亡。

③ 影响妊娠结局　早产、低出生体重以及胎儿死亡。

④ 铁缺乏可加重铅中毒症状　经研究发现，铁缺乏可增加铅的吸收，铁缺乏儿童铅中毒的发生率比无铁缺乏的儿童高 3～4 倍，可能与缺铁时可导致机体对二价金属离子吸收率增高有关。

通过膳食途径一般不会引起铁过量，过量服用铁剂或长期大量食用高铁特殊食品、慢性酒精中毒和门脉高压性肝硬化者会造成铁过量和中毒，此时铁在肝中大量沉积，并可引起皮肤色素沉着症及各种器官严重损害甚至死亡。

> **知识链接** ▶▶
>
> **铁缺乏**
>
> 世界卫生组织（WHO）报告全世界约 30% 的人口存在铁缺乏，是全球最为普遍的营养缺乏病，也是我国主要的公共营养问题之一。婴幼儿、青少年、育龄期妇女是受铁缺乏威胁最大的人群。尽管铁缺乏患病率高，但往往被认为是一种"潜在饥饿"，易被忽视。
>
> 当体内缺铁时，铁耗损可分三个阶段：第一阶段为储存铁减少期（IDS），此时储存铁减少，甚至耗竭，血清铁蛋白浓度下降；第二阶段为红细胞生成缺铁期（IDE），此时除血清铁蛋白下降外，血清铁也下降，同时铁结合力上升，运铁蛋白饱和度下降，游离原卟啉浓度上升；第三阶段为缺铁性贫血期（IDA），血红蛋白和红细胞比容均下降。

2. 锌

成人体内含锌为 2～2.5g，分布在人体所有组织器官，以肝、肾、肌肉、视网膜、前列腺内含量为高。血液中 75%～85% 的锌分布于红细胞中，主要与碳酸酐酶和碱性磷酸酶结合，3%～5% 存在于白细胞中，其余在血浆中与蛋白质结合。锌对生长发育、智力发育、免疫功能、物质代谢及生殖功能均有重要作用。

（1）生理功能

① 酶的组成成分或酶的激活剂　锌是人体许多重要酶的组成成分或激活剂，目前已知的含锌酶有 200 余种，主要有含锌超氧化物歧化酶、碱性磷酸酶、乳酸脱氢酶、DNA 聚合酶及 RNA 聚合酶等。在组织呼吸、能量代谢、抗氧化、生长发育等方面发挥重要作用。

② 促进生长发育与组织再生　锌参与和调节细胞内 DNA 及 RNA 复制、翻译和转录，以及蛋白质和核酸的合成过程。在促进胎儿的生长发育及性器官和性功能的正常发育中起着非常重要的作用。

③ 促进食欲　锌通过参加构成一种含锌蛋白，即味觉素而对味觉与食欲发生作用，对口腔黏膜上皮细胞的结构、功能、代谢也具有重要的作用。

④ 促进维生素 A 代谢及生理功能　锌促进视黄醛的合成和构型的转化，参与肝中维生素 A 的动员，维持血浆维生素 A 浓度的恒定，对于维持正常暗适应能力有重要作用。

⑤ 维持免疫功能　锌在维持免疫系统的正常发育和功能方面起重要作用。严重缺锌时，胸腺萎缩，T 细胞和自然杀伤细胞数量减少，功能降低，补充锌能使缺陷的免疫功能恢复。

⑥ 其他　维持生物膜结构和功能，影响胰岛素的释放，维护皮肤健康等也是必需的。

（2）锌的吸收与代谢　锌主要在十二指肠和小肠近端吸收，一部分通过肠黏膜后与血浆蛋白结合随血液循环分布于全身。膳食中抑制钙、铁吸收的植酸、膳食纤维等同样也不利于锌的吸收。动物性食物中的锌生物利用率较高，维生素 D 可促进锌的吸收。一般锌的生物利用率为 15%～20%。锌主要经肠道排出，部分由尿排出。

（3）锌的膳食来源及参考摄入量

① 膳食来源　锌的良好来源是贝壳类海产品如牡蛎，其次是红色肉类、动物内脏等。

② 参考摄入量　详见表 3-8。

表 3-8　中国居民膳食锌参考摄入量（DRIs）　　　　　　　　单位：mg/d

人群	RNI		UL	人群	RNI		UL
	男	女			男	女	
0 岁～	2.0(AI)		—	50 岁～	12.5	7.5	40
0.5 岁～	3.5		—	65 岁～	12.5	7.5	40
1 岁～	4.0		8	80 岁～	12.5	7.5	40
4 岁～	5.5		12	孕妇（早）		+2	40
7 岁～	7.0		19	孕妇（中）		+2	40
11 岁～	10.0	9.0	28	孕妇（晚）		+2	40
14 岁～	11.5	8.5	35	乳母		+4.5	40
18 岁～	12.5	7.5	40				

注：未制定参考值者用"—"表示。摘自《中国居民膳食营养素参考摄入量》2013 修订版。

（4）锌缺乏与过量对人体的危害

① 生长发育不良　包括骨骼和脑发育不良，小儿生长发育迟缓、矮小、瘦弱，严重者形成侏儒。胎儿先天严重缺锌可造成畸形。

② 食欲减退　味觉、嗅觉敏锐度下降，厌食，甚至出现异食癖。

③ 免疫功能障碍　伤口不易愈合，反复感染。

④ 性成熟延迟、性机能减退　男性有生殖幼稚症和不育症，女性分娩异常、易流产。

⑤ 影响皮肤、毛发的正常状态　皮肤毛囊过度角化，出现苔藓样变化，头发稀疏、枯黄、无光泽，皮肤干燥、粗糙、有色素沉着等。

⑥ 其他　暗适应能力低下，认知行为改变，贫血及肠病性肢端皮炎。

锌过量可引起铜的继发性缺乏，损害免疫器官和免疫功能，影响中性粒细胞和巨噬细胞活力，抑制趋化性和吞噬作用及细胞的杀伤能力。

3. 碘

人体含碘 20～50mg，甲状腺中含碘量最高，为 8～15mg。其余在肌肉、皮肤、骨骼等组织中，内分泌腺及中枢神经系统中也有一定量的碘。血液中碘主要为蛋白结合碘（PBI）为 30～60μg/L。

（1）生理功能　碘在体内主要参与甲状腺素的合成，故其生理作用也通过甲状腺素的作用表现出来。

① 促进代谢和身体的生长发育　促进生物氧化和调节能量转换，激活体内许多重要酶类，对维持和调节体温及保持正常的新陈代谢和生命活动至关重要。

② 参与能量代谢　促进蛋白质合成、调节糖类和脂肪代谢。

③ 垂体激素样作用　支持垂体的正常功能、促进维生素的吸收和利用以及组织中的水盐代谢。

④ 保证神经系统和脑的发育　甲状腺素对神经元增殖和分化、胶质细胞增殖和髓鞘的形成都有影响。

（2）碘的吸收与代谢　食物是人体摄入碘的主要来源，碘以消化道吸收为主，主要是在胃和小肠迅速被吸收。胃肠道内的钙、氟、镁等能阻碍碘的吸收，在机体缺碘时这种作用更明显。当蛋白质和热量摄入不足时，也会影响胃肠道对碘的吸收。血液中的碘被甲状腺摄取，甲状腺是富集碘能力最强的内分泌腺体，在甲状腺滤泡上皮细胞内经促甲状腺激素和过氧化物酶氧化形成活性碘，活化的碘再与甲状腺蛋白分子上的酪氨酸结合，形成一碘酪氨酸和二碘酪氨酸，偶合后生成甲状腺激素储存在甲状腺滤泡胶质中，在蛋白水解酶的作用下释放入血，分布于各个组织中。体内的碘主要经肾脏以碘化物的形式随尿排出，少量随汗液、乳汁和粪便排出。

（3）碘的膳食来源及参考摄入量

① 膳食来源　机体所需要的碘主要来自食物、饮水和食盐。海洋生物的碘含量远远高于陆生动植物，是碘的良好来源，如海带、紫菜、发菜、海鱼、蛤干、干贝、虾、海参、海蜇等。海带含碘量最高，干海带中达 36mg/kg。蛋、乳的碘含量为 40～90μg/kg，大于一般肉类，肉类大于淡水鱼，植物性食物含碘量最低，尤其是蔬菜和水果。碘缺乏造成的智力损伤是不可逆的，最经济最简单有效的预防方法就是采用碘化食盐。但应注意：碘盐应随吃随买，置于避光、避热、防潮的地方保存，菜炒熟时再放盐，以避免碘的丢失。

② 参考摄入量　详见表 3-9。

表3-9　中国居民膳食碘参考摄入量（DRIs）　　　　　单位：μg/d

人群	RNI	UL	人群	RNI	UL
0 岁～	85（AI）	—	11 岁～	110	400
0.5 岁～	115（AI）	—	14 岁～	120	500
1 岁～	90	—	18 岁～	120	600
4 岁～	90	200	50 岁～	120	600
7 岁～	90	300	65 岁～	120	600

人群	RNI	UL	人群	RNI	UL
80 岁~	120	600	孕晚期	+110	600
孕早期	+110	600	乳母	+120	600
孕中期	+110	600			

注：未制定参考值者用"—"表示。摘自《中国居民膳食营养素参考摄入量》2013修订版。

（4）碘缺乏与过量对人体的危害　机体因缺碘导致的疾患统称为碘缺乏病（IDD）。IDD是世界上分布最广、危害人数最多的一种地方病。不同人群缺碘引起不同的后果，具体如下。

① 孕妇、乳母缺碘　使胎儿、新生儿缺碘，易引起流产、死产、先天畸形儿的出生。严重者可引起新生儿呆小病（克汀病），患儿表现为发育不全、智力低下、聋哑、斜视、痉挛性瘫痪、水肿以及身材矮小等。

② 儿童、青少年缺碘　甲状腺素合成、分泌不足，可出现甲状腺肿、甲状腺功能低下、亚临床克汀病、单纯耳聋及体格和智力发育障碍等。

③ 成年人缺碘　可引起甲状腺肿、甲状腺功能低下。

长期摄入含碘量高的膳食，以及在治疗甲状腺肿等疾病中使用过量的碘剂，同样危害人体健康，而且可以致病，包括高碘甲状腺肿、碘性甲状腺功能亢进、碘性甲状腺功能低下、桥本甲状腺炎、甲状腺癌、碘过敏、碘中毒等。我国河北、山东部分县区居民，曾饮用深层碘水或高碘食物造成高碘甲状腺肿，应该引起重视。

4. 其他微量元素

人体对硒、铜、铬、氟微量元素的需求见表3-10。

表 3-10　人体对其他微量元素的需求

微量元素	生理功能	缺乏症	参考摄入量 RNI 或 AI	膳食来源
硒	1. 抗氧化功能 2. 维护心脏和血管健康 3. 对重金属的解毒作用 4. 其他：硒有促进生长发育，增强机体免疫力，保护视觉器官以及抗肿瘤的作用	1. 克山病 2. 大骨节病 3. 缺硒使机体清除氧自由基和抗脂质过氧化功能减弱	成人 60μg/d	一般动物性食品，如肝、肾、肉类以及海产品含硒较丰富，蔬菜、水果含量较低
铜	1. 催化作用 2. 对脂质、糖代谢有一定影响	1. 胆固醇水平升高 2. 葡萄糖耐量降低	成人 0.8mg/d	海产品：牡蛎、贝类；坚果类；动物内脏；谷类；豆类
铬	1. 加强胰岛素作用 2. 预防动脉粥样硬化 3. 促进蛋白质代谢和生长发育功能	1. 葡萄糖耐量损害 2. 高葡萄糖血症 3. 生长迟缓	成人 30μg/d	肉类；豆类
氟	1. 氟是骨骼的组成部分 2. 氟是牙齿的重要成分	1. 龋齿 2. 骨质疏松	成人 1.5mg/d	海洋动物如鱼、虾等；茶叶

（盛爱萍　季兰芳）

第二节　人体对维生素的需求

维生素是化学结构不同，生理功能各异，维持机体正常生命活动所必需的一类微量低分子有机化合物。维生素不是构成组织的原料，也不能提供热能，只需少量即可满足机体生理需要，大多数以辅酶或辅酶前体的形式参与代谢。一般在体内不能合成（维生素 D 例外）或合成量极少，当膳食中缺乏或机体吸收不良时可产生特异的营养缺乏病。近年来，新的发现认为维生素在预防慢性退化性疾病及先天性畸形等方面有重要作用。

根据维生素的溶解性可将其分为两大类，即脂溶性维生素与水溶性维生素。

（1）脂溶性维生素　脂溶性维生素包括维生素 A、维生素 D、维生素 E、维生素 K，溶于脂肪及脂溶剂而不溶于水，在食物中与脂类共同存在，摄入机体后，大部分储存于脂肪组织，少量通过胆汁排出，故长期大剂量摄入时，易引起中毒。

（2）水溶性维生素　水溶性维生素包括维生素 C 与 B 族维生素，后者有维生素 B_1、维生素 B_2、维生素 B_6、维生素 B_{12}、烟酸、叶酸、泛酸、生物素等。水溶性维生素溶于水，在体内仅有少量储存，组织内达到饱和后很容易从尿中排出体外，故必须每天从食物中摄取。

此外，天然食物中还存在一些化合物，其活性类似维生素，如生物类黄酮、肉碱、肌醇、对氨基苯甲酸、泛醌、硫辛酸和牛磺酸等，被称为"类维生素"。其中近年来对牛磺酸研究较多，认为它有促进大脑发育的作用。

维生素不足或缺乏可由许多原因造成，常见的如下。

（1）膳食供给不足　各种原因导致的食物供应不足以及食物收获、运输、储存、加工、烹调等过程处理不当，使维生素丢失和破坏都可能导致维生素摄入量减少。另外，也可因膳食搭配不合理或偏食而摄入量过少，使人体的维生素量不足。

（2）机体需要量相对增高　人体处在特殊生理状况，如幼儿、孕妇、乳母，特殊生活环境和劳动条件下的人群，某些疾病患者以及服用某些药物如异烟肼、避孕药等，均可使需要量相对增加，如摄入量未相应增加时，容易出现维生素缺乏。

（3）人体吸收利用率降低　消化系统功能障碍，如慢性腹泻、胃肠功能紊乱使胃酸分泌减少，消化道、胆道梗阻，胆汁分泌受限等，都可影响维生素的吸收；膳食中膳食纤维含量过高、脂肪含量过低，也影响脂溶性维生素的吸收。

维生素缺乏在体内是一个渐进过程，初始体内维生素储备量降低，继之有关生化代谢异常，影响正常生理功能，继续发展则引起组织病理改变，出现一系列相应维生素缺乏的独特症状和体征。轻度维生素缺乏，常呈亚临床状态，出现劳动能力下降，对疾病抵抗力降低等非特异性表现。目前我国维生素营养问题主要表现的是亚临床型维生素缺乏症，并且常是多种维生素混合缺乏的症状和体征，应特别注意。

一、脂溶性维生素

1. 维生素 A

维生素 A 也叫视黄醇或抗干眼病维生素，实际上包括所有具有视黄醇生物活性的物质，即动物性食物中的维生素 A 和植物性食物中的胡萝卜素。自然界 600 多种胡萝卜素中大约有 50 多种在体内能转化成视黄醇，称为维生素 A 原，其中最主要的是 β-胡萝卜素。

维生素 A 为淡黄色结晶，胡萝卜素为深红色，溶液呈黄色或橘黄色，二者溶于脂肪，不溶于水。天然食物中的维生素 A 多以酯的形式存在，耐热、耐碱，一般烹调、罐头加工不易破坏。但极易氧化和受紫外线破坏，同等条件下，胡萝卜素较维生素 A 易被氧化破坏。

（1）生理功能

① 维持正常视觉功能　维生素 A 是视色素的组成部分，视网膜中的杆状细胞和锥状细胞分别是感受有颜色的强光和暗光的感光细胞，其感光能力取决于视色素合成的数量及速率。当维生素 A 充足时，视色素尤其是感受暗光的视紫红质的再生快而且完全，暗适应时间短。

② 维持上皮组织健全　维生素 A 在维持上皮细胞的正常生长与分化中起着十分重要的作用。试验表明，细胞膜表面糖蛋白的合成需要维生素 A 作为运载和活化的中介体。当维生素 A 不足时，黏膜细胞中糖蛋白的生物合成可能受影响，从而使黏膜上皮细胞的正常结构改变，出现上皮组织萎缩及过度角化。

③ 促进生长发育、维持正常生殖功能　维生素 A 有助于细胞增殖与生长，是机体生长发育及维持正常性功能的要素。

④ 维持和增强免疫功能　维生素 A 对维持和增强人体细胞免疫功能具有一定的作用。维生素 A 缺乏可损伤机体免疫功能，提高对感染性疾病的易感性，并使疾病迁延不愈，病死率增高。补充维生素 A 可明显降低感染性疾病的发病率和病死率。

⑤ 其他　维生素 A 有延缓和阻止癌前病变，防止各种上皮肿瘤的发生和发展的作用。近年来有研究表明，β-胡萝卜素具有抗氧化作用，对防止脂质过氧化，预防心血管疾病、肿瘤，以及延缓衰老均有重要意义。

（2）参考摄入量　详表 3-11。

表 3-11　中国居民膳食维生素 A 参考摄入量（DRIs）　　　单位：μg RE/d

人群	RNI		UL	人群	RNI		UL
	男	女			男	女	
0 岁～	300（AI）		600	50 岁～	800	700	3000
0.5 岁～	350（AI）		600	65 岁～	800	700	3000
1 岁～	310		700	80 岁～	800	700	3000
4 岁～	360		900	孕妇（早）		+0	3000
7 岁～	500		1500	孕妇（中）		+70	3000
11 岁～	670	630	2100	孕妇（晚）		+70	3000
14 岁～	820	620	2700	乳母		+600	3000
18 岁～	800	700	3000				

注：未制定参考值者用"—"表示。摘自《中国居民膳食营养素参考摄入量》2013 修订版。

（3）膳食来源　维生素 A 在动物性食物中含量丰富，最好的来源是各种动物肝脏、鱼肝油、蛋黄、乳类及其制品等，如猪肝含维生素 A 为 4972μg RE/100g，鱼肝油中的维生素 A 含量很高，可作为婴幼儿的补充来源。植物性食物只含 β-胡萝卜素，最好来源为有色蔬菜和部分水果，如胡萝卜、西兰花、菠菜、韭菜、油菜、青辣椒、南瓜、芒果、杏、柿子、木瓜等。

（4）维生素 A 缺乏与过量对人体的危害

① 暗适应能力下降　当机体维生素 A 营养状况较差时，视紫红质单位时间内合成量少，视杆细胞功能下降，暗光下恢复视觉所需的时间较长，暗适应能力下降，黄昏后视物不清，尤其从强光处突然进入暗处，视觉不能适应，不能很快看清物体，严重时可致夜盲症。

② 干眼病　维生素 A 不足或缺乏时，可发生干眼病，表现为：结膜及角膜干燥、发炎、

软化、溃疡、角质化、毕脱氏斑等一系列变化。角膜损伤严重时可导致不可逆转的失明。

③ 上皮组织细胞分化不良　皮肤特别是上臂外侧、腿、肩、下腹部等部位皮肤粗糙、干燥、鳞状角化，出现棘状丘疹。头发干燥，无光泽，易脱落。口腔、消化道、呼吸道和泌尿生殖道的腺体分泌减少，黏膜失去滋润。

④ 生长发育迟缓、影响生殖功能　维生素 A 缺乏，蛋白质生物合成及骨细胞分化受阻，使儿童生长迟缓及骨骼异常。维生素 A 与生殖的关系表现在它对生殖系统上皮组织的作用，当维生素 A 缺乏时，雄性动物精子发育不良，雌性动物阴道上皮和卵巢功能异常，导致排卵减少，胚胎形成受阻。

过量摄入维生素 A 可蓄积体内引起中毒，常发生于长期大量服用维生素 A 制剂的儿童。急性中毒的主要症状为恶心呕吐、头晕头痛、视物模糊、肌肉不运动不协调，婴儿囟门凸起等。慢性中毒的常见症状为头疼、脱发、运动失调、长骨末端和肌肉疼痛、肝脾肿大、皮肤瘙痒等。孕妇大剂量摄入还可能导致胚胎吸收、流产或新生儿畸形。如及时停用维生素 A，症状可很快消失。除大量食用某些食肉野生动物与鱼类的肝外，由一般食物中摄入维生素 A 不会引起中毒。大量摄入胡萝卜素，可引起皮肤发黄，但未见有其他危害性的报道。

知识链接

视黄醇当量

由于膳食中维生素 A 的供给来自维生素 A 和植物性食物中的胡萝卜素，为了统一单位，计算方便，统一采用视黄醇当量（RE）的概念，换算关系如下。

$1\mu g$ β-胡萝卜素 $=0.167\mu g$ RE

$1\mu g$ 其他维生素 A 原 $=0.084\mu g$ RE

$1IU$ 维生素 A $=0.3\mu g$ RE

$1\mu g$ 维生素 A $=1.0$ RE

膳食中总视黄醇当量（μg RE）$=$ 维生素 A（μg）$+\beta$-胡萝卜素（μg）$\times 0.167+$其他维生素 A 原（μg）$\times 0.084$

2. 其他脂溶性维生素

人体对维生素 D、维生素 E、维生素 K 的需求见表 3-12。

表 3-12　人体对其他脂溶性维生素的需求

维生素	生理功能	缺乏症	参考摄入量 RNI 或 AI	膳食来源
维生素 D	通过其活性代谢产物 1,25-$(OH)_2$-D_3 与甲状旁腺素共同作用，调节体内钙、磷代谢，维持血钙水平的稳定，促进骨与软骨的骨化，维持骨骼和牙齿的正常生长与发育	1. 佝偻病：多见于早产儿及喂养不当的婴幼儿 2. 骨软化症：发生于成年人，尤其多次妊娠的妇女和体弱多病的老年人 3. 骨质疏松症：多见于老年人，女性高于男性	成人 10μg/d	1. 脂肪含量高的海鱼、动物肝脏、蛋黄、奶油和干酪等相对较多 2. 鱼肝油中含维生素 D 量极高 3. 经常从事户外运动或日光浴是机体获得维生素 D 的重要来源

续表

维生素	生理功能	缺乏症	参考摄入量 RNI 或 AI	膳食来源
维生素 E	1. 抗氧化作用 2. 能促进毛细血管增生,改善微循环,有利于防止动脉粥样硬化 3. 预防衰老 4. 与生育有关,临床上常用维生素 E 治疗先兆流产 5. 还有调节血液黏度,保护红细胞完整性以及抗癌作用	较少,新生儿或早产儿可发生溶血性贫血	成人 14mg a-TE/d	植物油、麦胚、硬果、种子类、豆类及谷类;肉、奶油、乳、蛋及鱼肝油中也有存在;绿叶菜中也含有一定数量
维生素 K	维持凝血酶原、凝血因子和骨钙素的功能	凝血功能异常和出血性疾患	成人 80μg/d	绿叶蔬菜,乳及乳制品,肉、蛋

二、水溶性维生素

1. 维生素 C

维生素 C 又称抗坏血酸,为白色结晶体,有明显的酸味,易溶于水,微溶于丙酮与低级醇类。维生素 C 在酸性溶液中较为稳定,遇热、碱、氧、光等极易氧化破坏,尤其有氧化酶与微量金属离子铜、铁等存在时,可加速其氧化破坏进程。维生素 C 易随水流失,在加工、烹调、储存过程中,也容易丢失,尤其烹调时间过长,采用煮、炸等方法将使维生素 C 大量损失。

(1) 生理功能

① 促进胶原蛋白的合成 胶原蛋白是细胞间连接的重要成分,其内含有较多的由脯氨酸和赖氨酸羟化而成的羟脯氨酸和羟赖氨酸,维生素 C 在羟化过程中的主要功能是激活它们的羟化酶。

② 清除自由基与活性氧 维生素 C 是体内一种强有力的水溶性抗氧化剂,与脂溶性抗氧化剂协同,可有效清除各种自由基与活性氧;同时,还可延缓或防止维生素 A、维生素 E、不饱和脂肪酸的氧化,以及阻止某些过氧化物的形成。

③ 促进铁、叶酸的吸收 维生素 C 作为还原剂,可将三价铁还原为二价铁,使小肠对膳食中非血红素铁的吸收增加 2～4 倍,并促使运铁蛋白的铁转移到器官铁蛋白中,以利于铁在机体的储存。维生素 C 也参与叶酸活化为四氢叶酸,因此对缺铁性贫血和巨幼红细胞性贫血都有一定的辅助治疗作用。

④ 降低血胆固醇作用 抗坏血酸硫酸盐,可在体内促进胆固醇转变成能溶于水的硫酸盐,以利于其排出;维生素 C 也参与肝中胆固醇的羟化,提高胆固醇转化胆酸的转化率,从而降低血液中胆固醇含量,对动脉粥样硬化性疾病起一定的预防作用。

⑤ 参与肾上腺皮质激素的合成 肾上腺富含维生素 C,但在应激情况下如缺氧、低温、创伤等,其含量会降低,推测维生素 C 与激素的合成有关。又有人认为肾上腺皮质激素的释放也需要维生素 C 的参与。

⑥ 解毒保肝及防癌作用 维生素 C 能减轻砷和重金属对肝及肝功能的损害,可用来缓解砷化物、铅、汞、一氧化碳等引起的慢性中毒。维生素 C 有阻断致癌物亚硝胺在体内形成的作用,并能合成透明质酸酶抑制剂以阻止癌细胞的扩散,对预防某些癌症具有良好的

效果。

⑦ 其他　参与酪氨酸的代谢；促进抗体的形成，提高白细胞的吞噬功能；促进肉碱的生物合成；促使脂肪酸提供能量等。

（2）参考摄入量　详见表3-13。

表 3-13　中国居民膳食维生素 C 参考摄入量（DRIs）　　单位：mg/d

人群	RNI	PI-NCD	UL	人群	RNI	PI-NCD	UL
0 岁～	40(AI)	—	—	50 岁～	100	200	2000
0.5 岁～	40(AI)	—	—	65 岁～	100	200	2000
1 岁～	40	—	400	80 岁～	100	200	2000
4 岁～	50	—	600	孕早期	+0	200	2000
7 岁～	65	—	1000	孕中期	+15	200	2000
11 岁～	90	—	1400	孕晚期	+15	200	2000
14 岁～	100	—	1800	乳母	+50	200	2000
18 岁～	100	200	2000				

注：未制定参考值者用"—"表示。摘自《中国居民膳食营养素参考摄入量》2013 修订版。

（3）膳食来源　维生素 C 的主要来源是新鲜蔬菜和水果，叶菜类比根茎类含量多，酸味水果比其他水果多。维生素 C 含量丰富的有油菜、小白菜、生菜、苜蓿、菠菜、柿椒、西红柿、菜花、雪里红、四季豆以及鲜枣、柠檬、草莓、橘子等。谷类、豆类不含维生素 C，但豆芽含维生素 C 较高，可作为蔬菜淡季维生素 C 的重要来源。动物性食物除肝、肾等内脏含少量维生素 C 外，其他含量很少。此外，一些野菜，野果如山楂、沙棘、刺梨等含维生素 C 也很丰富。

（4）维生素 C 缺乏与过量对人体的危害

① 坏血病　当膳食中维生素 C 长期供给不足，尤其处于应激状态下，可导致坏血病，其早期症状为倦怠、乏力、性情急躁，牙龈松肿，关节肌肉疼痛，皮肤黏膜出血，食欲下降，体重减轻等。小儿可有消化不良，生长迟缓等表现。典型症状：a. 牙龈肿胀、疼痛、出血，严重者牙齿松动甚至脱落。b. 皮肤毛囊过度角化带有出血性晕轮，继之，毛囊肿胀肥厚，使皮肤更加粗糙。毛囊周围出现的瘀斑，可发展成溃疡，严重时因腹腔、心包、颅内出血，有猝死的可能。小儿尤其 5～24 月龄的婴儿因骨膜下出血，导致下肢肿胀、疼痛，两大腿外展，小腿内弯，呈假性瘫痪状。c. 全身一般状况差，常有贫血、水肿，机体抵抗力下降，伤口愈合延缓而易继发感染等症状。

② 胶原蛋白合成障碍　维生素 C 缺乏时，胶原蛋白合成受到影响，成纤维细胞不能形成胶质，成骨细胞不能正常合成骨质。

一些文献报道，一次过量口服数克维生素 C 时出现渗透性腹泻、腹胀；长期过量服用维生素 C，有少数肾病患者形成结石。

2. 维生素 B$_1$

维生素 B$_1$ 又称硫胺素、抗神经炎因子或抗脚气病因子。维生素 B$_1$ 为白色结晶体，略带酵母气味，易溶于水，微溶于乙醇，耐酸不耐碱，在酸性环境中虽经加热高达 120℃亦不失去生理活性，而在中性、碱性环境中遇热则很容易破坏，对光和氧比较稳定。

（1）生理功能

① 参与物质和能量代谢　维生素 B$_1$ 主要以焦磷酸硫胺素（TPP）的形式参与机体的物质和能量代谢，TPP 是 α-酮酸脱氢酶系和转酮基酶的辅酶。

② 促进胃肠蠕动　维生素 B_1 可抑制胆碱酯酶的活性，减少神经介质乙酰胆碱的水解，乙酰胆碱有促进胃肠蠕动的作用。

③ 其他　维持心肌的正常功能和对神经组织的作用。

（2）参考摄入量　详见表 3-14。

表 3-14　中国居民膳食维生素 B_1 参考摄入量（DRIs）　　　　　单位：mg/d

人群	RNI		UL	人群	RNI		UL
	男	女			男	女	
0 岁～	0.1(AI)		—	50 岁～	1.4	1.2	—
0.5 岁～	0.3(AI)		—	65 岁～	1.4	1.2	—
1 岁～	0.6		—	80 岁～	1.4	1.2	—
4 岁～	0.8		—	孕妇(早)		+0.0	—
7 岁～	1.0		—	孕妇(中)		+0.2	—
11 岁～	1.3	1.1	—	孕妇(晚)		+0.3	—
14 岁～	1.6	1.3	—	乳母		+0.3	—
18 岁～	1.4	1.2	—				

注：未制定参考值者用"—"表示。摘自《中国居民膳食营养素参考摄入量》2013 修改版。

（3）膳食来源　维生素 B_1 广泛存在于各种天然食物中，主要膳食来源为未精制的谷类（0.3～0.4mg/100g），但随加工精度而逐渐减少。最为丰富的来源是葵花籽仁、花生、瘦猪肉、大豆。

（4）维生素 B_1 缺乏与过量对人体的危害

维生素 B_1 缺乏症多见于以精白米、面为主食的人群，其早期症状有食欲不振、恶心、便秘、肌肉酸痛、下肢软弱无力、烦躁不安、头疼失眠、工作能力下降等。典型缺乏症称脚气病，临床上根据年龄差异分为成人脚气病和婴儿脚气病。

① 成人脚气病

a. 干性脚气病：以神经症状为主，出现对称性周围神经炎，表现为指（趾）端麻木，腓肠肌压痛，腱反射异常，向上发展累及手臂肌群、腿伸屈肌，常出现垂足，垂腕共济失调等症。

b. 湿性脚气病：以水肿和心脏症状为主，出现上行性水肿、心悸、气促、心动过速，也有消化道的一些症状。若处理不及时，常可导致心力衰竭，但及时治疗较干性痊愈快。

c. 混合型脚气病：其特征是既有神经症状，又有水肿和心脏症状。

② 婴儿脚气病　多发于 2～5 个月的婴儿，尤其是缺乏维生素 B_1 的母乳喂养的婴儿。其症状往往比成人严重，常表现有食欲不振，腹泻或便秘，呼吸、心跳加快，烦躁不安，严重时全身浮肿，深反射消失，显著发绀，心动过速，心力衰竭甚至死亡。

过量摄入的维生素 B_1 会从尿中排出体外，一般来说，不会出现过量中毒。

3. 维生素 B_2

维生素 B_2 又称核黄素，是黄色针状结晶物，略带苦味，微溶于水，耐热、耐酸、不耐碱，在碱性溶液中极易破坏。游离型维生素 B_2 对光尤其紫外光敏感，可引起不可逆的分解，而结合型维生素 B_2 较稳定。食物中的维生素 B_2 大多为结合型，故一般加工烹调损失较少。

（1）生理功能

① 参与机体代谢、促进能量释放　维生素 B_2 进入体内后转变为黄素单核苷酸（FMN）

和黄素腺嘌呤二核苷酸（FAD），它们是各种黄素酶的辅基，起递氢体的作用，在细胞代谢呼吸链反应中作为吡啶核苷酸与细胞色素间的联系体；黄素酶在脂肪氧化、蛋白质与某些激素的合成、糖类和氨基酸的代谢中也发挥重要的作用。

② 参与细胞的正常生长 在皮肤黏膜，特别是经常处于活动的弯曲部，损伤后细胞的再生需要核黄素。

③ 激活维生素 B_6 的作用 维生素 B_2 可激活维生素 B_6，参与色氨酸转变为烟酸的过程。

④ 其他 维生素 B_2 还与肾上腺皮质激素的产生，骨髓中红细胞的形成及铁在体内的吸收、储存与动员等有关。近年来发现维生素 B_2 具有抗氧化活性，缺乏时常出现脂质过氧化作用增强，可能与黄素酶——谷胱甘肽还原酶的活性有关。

（2）参考摄入量 详见表 3-15。

表 3-15　中国居民膳食维生素 B_2 参考摄入量（DRIs）　　　　单位：mg/d

人群	RNI		UL	人群	RNI		UL
	男	女			男	女	
0 岁～	0.4(AI)		—	50 岁～	1.4	1.2	
0.5 岁～	0.5(AI)		—	65 岁～	1.4	1.2	
1 岁～	0.6			80 岁～	1.4	1.2	
4 岁～	0.7			孕妇(早)	+0.0		
7 岁～	1.0			孕妇(中)	+0.2		
11 岁～	1.3	1.1		孕妇(晚)	+0.3		
14 岁～	1.5	1.2		乳母	+0.3		
18 岁～	1.4	1.2					

注：未制定参考值者用"—"表示。摘自《中国居民膳食营养素参考摄入量》2013 修订版。

（3）膳食来源 维生素 B_2 广泛存在于动植物食物中，一般来说动物性食物含量较高，尤以动物内脏（心、肝、肾）为最多，其次为蛋类、乳类、肉类、豆类、绿叶蔬菜等。谷类及一般蔬菜含量较少。此外，一些野菜、菌藻类食物含维生素 B_2 也较为丰富。

（4）缺乏与过量对人体的危害 摄入不足、长期透析和酗酒是维生素 B_2 缺乏最常见的原因，在人体主要表现为眼、口腔、皮肤等处的炎性反应及贫血等。因此，维生素 B_2 不足，影响体内生物氧化，导致物质代谢障碍。

① 口腔炎 早期表现为嘴唇、口腔、舌的疼痛和烧灼感，随着病情的发展可出现明显的唇炎、舌炎、口角炎。a. 唇炎：早期有红肿、纵裂纹加深，继而出现干裂、溃疡及色素沉着。b. 舌炎：舌色紫红或品红色、蕈状乳头肥大、舌肿胀、出现卵石状花纹，称"地图状舌"，严重者出现裂隙、剧痛，对热、酸、辛辣食物敏感。c. 口角炎：口角湿白、裂隙、疼痛、溃疡。

② 脂溢性皮炎 常见于皮肤较为细嫩的部位，如鼻、唇的皱襞，眼周及耳后，患处皮肤有黄色油性鳞屑，表现在男性的阴囊则为阴囊炎，初发阶段阴囊皮肤瘙痒，以后出现发亮的红斑，覆盖灰色或褐色鳞屑或薄痂，也有的形成黄豆大小、扁平的圆形丘疹。

③ 贫血 维生素 B_2 缺乏常影响铁在体内的吸收利用，致血中铁水平降低，严重者可出现缺铁性贫血。

④ 其他 维生素 B_2 缺乏还可能影响生长发育，妊娠期可致胎儿骨骼畸形，还可能出现

敏等周围神经症状。有人认为维生素 B_2 与再生障碍性贫血的发展及某些肿瘤也
的关系。

由于维生素 B_2 溶解度低，在肠道吸收有限，所以一般不会出现过量中毒。

4. 叶酸

叶酸又称叶精、蝶酰谷氨酸、抗贫血因子、维生素 M、维生素 U 等，是一组与蝶酰谷
氨酸功能和化学结构相似的一类化合物的统称。叶酸微溶于水，对热、光、酸性溶液均不稳
定，在中性及碱性溶液中对热稳定。食物中的叶酸烹调加工后损失率可达 50%～90%。

（1）生理功能 叶酸在肠壁、肝脏及骨髓等组织中，经叶酸还原酶作用，还原成具有生
理活性的四氢叶酸。四氢叶酸是体内生化反应中一碳单位转移酶系的辅酶，起着一碳单位传
递体的作用，参与嘌呤和嘧啶的合成，对核酸的合成和蛋白质的生物合成有重要影响；叶酸
在脂代谢过程中亦有一定作用。

（2）参考摄入量 详见表 3-16。

表 3-16 中国居民膳食叶酸参考摄入量（DRIs） 单位：μg DFE/d

人群	RNI	UL	人群	RNI	UL
0 岁～	65（AI）	—	50 岁～	400	1000
0.5 岁～	100（AI）	—	65 岁～	400	1000
1 岁～	160	300	80 岁～	400	1000
4 岁～	190	400	孕早期	＋200	1000
7 岁～	250	600	孕中期	＋200	1000
11 岁～	350	800	孕晚期	＋200	1000
14 岁～	400	900	乳母	＋150	1000
18 岁～	400	1000			

注：未制定参考值者用"—"表示。摘自《中国居民膳食营养素参考摄入量》2013 修订版。

（3）膳食来源 叶酸广泛存在于各种动植物食品中，富含叶酸的食物是动物肝脏、肾
脏、绿叶蔬菜、水果及坚果类等。由于神经管畸形在我国的发生率较高，在人群中开展的大
规模干预评价研究证实，小剂量的口服叶酸制剂是预防神经管畸形最安全有效的途径。

（4）叶酸缺乏与过量对人体的危害

缺乏叶酸时，红细胞的发育和成熟受到影响，引起巨幼红细胞性贫血；叶酸缺乏患者血
浆同型半胱氨酸升高（高同型半胱氨酸血症），同时也是动脉粥样硬化和胎儿神经管畸形的
重要致病因素之一。食物叶酸摄入一般不会引起中毒，超出的可从尿中排出。

5. 维生素 B_{12}

维生素 B_{12} 又称钴胺素，是一组含钴的类咕啉化合物，可溶于水，在 pH4.5～5.0 的弱
酸条件下最稳定，在强酸（pH＜2）或碱性溶液中则分解；遇热可有一定程度的破坏，不过
快速高温消毒损失较小，遇强光或紫外线易被破坏。

（1）生理功能

① 参与同型半胱氨酸甲基化转变为蛋氨酸 维生素 B_{12} 在体内以甲基 B_{12} 作为蛋氨酸合
成酶的辅酶，从 5-甲基四氢叶酸获得甲基后转而供给同型半胱氨酸，并在蛋氨酸合成酶的
作用下合成蛋氨酸。

② 参与甲基丙二酸-琥珀酸的异构化反应 维生素 B_{12} 作为甲基丙二酰辅酶 A 异构酶的
辅酶参与甲基丙二酸-琥珀酸的异构化反应。

（2）参考摄入量 详见表 3-17。

表 3-17　中国居民膳食维生素 B$_{12}$ 参考摄入量（DRIs）　　　单位：mg/d

人群	RNI	UL	人群	RNI	UL
0 岁～	0.3（AI）	—	50 岁～	2.4	—
0.5 岁～	0.6（AI）	—	65 岁～	2.4	—
1 岁～	1.0	—	80 岁～	2.4	—
4 岁～	1.2	—	孕早期	+0.5	—
7 岁～	1.6	—	孕中期	+0.5	—
11 岁～	2.1	—	孕晚期	+0.5	—
14 岁～	2.4	—	乳母	+0.8	—
18 岁～	2.4	—			

注：未制定参考值者用"—"表示。摘自《中国居民膳食营养素参考摄入量》2013 修订版。

（3）膳食来源　维生素 B$_{12}$ 主要食物来源为肉类、动物内脏及蛋类，乳类及乳制品含量较少，植物性食物基本不含维生素 B$_{12}$。

（4）维生素 B$_{12}$ 缺乏与过量对人体的危害　维生素 B$_{12}$ 缺乏会导致巨幼红细胞贫血、高同型半胱氨酸血症。维生素 B$_{12}$ 缺乏多见于素食者，由于不吃肉食而可发生缺乏；多因吸收不良引起，老年人和胃切除患者胃酸过少可引起维生素 B$_{12}$ 的吸收不良。食物维生素 B$_{12}$ 摄入一般不会过量。

6. 其他水溶性维生素

人体对其他水溶性维生素如烟酸、泛酸、维生素 B$_6$、生物素等的需求见表 3-18。

表 3-18　人体对其他水溶性维生素的需求

维生素	生理功能	缺乏症	参考摄入量 RNI 或 AI	膳食来源
烟酸（尼克酸、维生素 PP、抗癞皮病因子）	1. 参与细胞内生物氧化过程　2. 作为葡萄糖耐量因子的组成成分，促进胰岛素的功能　3. 参与氨基酸 DNA 的代谢，对维持皮肤、消化及神经系统正常功能起重要作用　4. 大剂量有降低血清胆固醇、三酰甘油浓度及扩血管作用	癞皮病，发病初期可伴有疲劳、精神不振、工作效率降低、记忆力差及失眠等，其典型症状为皮炎、腹泻和痴呆，主要影响皮肤、消化及神经系统功能	成人男 15mg NE/d女 12mg NE/d	动物内脏、瘦肉、花生、谷类、粗粮及酵母　注：玉米中的烟酸含量较高，但以结合型为主，不能被人体吸收利用，故以玉米为主食的人群易发生癞皮病
泛酸	辅酶 A 的功能，作为脂酰基载体蛋白，参与机体代谢和能量转化，促进肾上腺功能	脂肪合成减少，能量产生不足	成人5mg/d	动物内脏、蛋、薯类、坚果
维生素 B$_6$	构成辅酶，参与氨基酸、糖原、脂肪酸代谢及烟酸合成	脂溢性皮炎、贫血、神经精神症状	成人1.4mg/d	畜禽肉类、鱼类、豆类
生物素	参与羧化酶的辅酶，参与氨基酸、脂类、糖类和能量代谢	皮疹、皮炎、肌肉痛、头发稀少、贫血	成人40mg/d	蛋黄、动物内脏、乳类

（盛爱萍　季兰芳）

能力训练

活动　微量营养素缺乏的指导

【案例导入】

科研人员在一次调查中发现：我国东北某村地方性甲状腺肿患病率为 35.2%，小学生…45.3%，被调查的学生中轻度智力发育低下者占 50%。请分析这些患者，此营养素有什么功能及如何膳食补充。

…主要矿物质的生理功能和缺乏症状，能指导如何膳食补充。

【…内容】

1. 数据和症状分析

确定这些患者缺乏碘。

2. 查找、检验碘的生理功能

碘在体内主要参与甲状腺素的合成，故其生理作用也通过甲状腺素的作用表现出来：①促进代谢和身体的生长发育；②参与能量代谢；③垂体激素样作用；④保证神经系统和脑的发育。

3. 膳食指导

机体所需要的碘主要来自食物、饮水和食盐。海洋生物的碘含量远远高于陆生动植物，是碘的良好来源，如海带、紫菜、发菜、海鱼、蛤干、干贝、虾、海参、海蜇等。碘缺乏造成的智力损伤是不可逆的，最经济最简单有效的预防方法就是采用碘化食盐，但应注意：碘盐应随吃随买，置于避光、避热、防潮的地方保存，菜炒熟时再放盐，以避免碘的丢失。

目标检测

一、判断题

1. 钙是人体内含量最多的矿物质，其中99%集中在骨骼和牙齿中。（   ）
2. 功能性铁以铁蛋白和含铁血黄素的形式存在于肝、脾与骨髓中。（   ）
3. 锌的良好来源是贝壳类海产品。（   ）
4. 碘在体内主要参与甲状腺素的合成，故其生理作用也通过甲状腺素的作用表现出来。（   ）
5. 天然食物中的维生素 A 多以酯的形式存在，不耐热，一般烹调、罐头加工过程中易破坏。（   ）
6. 以玉米为主食的人群易发生脚气病。（   ）
7. 维生素 C 的主要来源是新鲜蔬菜和水果。（   ）
8. 维生素 B_1 又称核黄素。（   ）
9. 泛酸起着一碳单位传递体的作用。（   ）
10. 不吃肉食可发生维生素 B_{12} 缺乏。（   ）

二、单项选择题

1. 与儿童佝偻病关系密切的矿物质是（   ）。
A. 铁　　　　B. 碘　　　　C. 钙　　　　D. 铜
2. 膳食中铁的良好来源是（   ）。
A. 乳类　　　B. 海带　　　C. 蛋类　　　D. 动物肝脏
3. 成年男性锌的推荐摄入量是（   ）。
A. 7.5mg/d　　B. 10mg/d　　C. 12.5mg/d　　D. 14.5mg/d

4. 预防 IDD 的最简单有效的方法是（　　　）。

A. 注射碘油　　　　B. 吃海带　　　　　C. 吃碘盐　　　　　D. 吃海鱼

5. 维生素 A 缺乏会导致（　　　）。

A. 脚气病　　　　　B. 佝偻病　　　　　C. 癞皮病　　　　　D. 夜盲症

6. 食物中长期缺乏维生素 B_1 易引起（　　　）。

A. 脂溢性皮炎　　　B. 癞皮病　　　　　C. 脚气病　　　　　D. 败血症

7. 核黄素缺乏所致疾病是（　　　）。

A. 光过敏性皮炎　　B. 癞皮病　　　　　C. 脂溢性皮炎　　　D. 脚气病

8. 通过日光照射人体可以形成的维生素是（　　　）。

A. 维生素 A　　　　B. 维生素 D　　　　C. 维生素 E　　　　D. 维生素 C

9. 缺乏维生素 C 会导致（　　　）。

A. 脂溢性皮炎　　　B. 癞皮病　　　　　C. 脚气病　　　　　D. 败血症

10. 维生素 B_{12} 缺乏会导致（　　　）。

A. 脚气病　　　　　B. 巨幼红细胞贫血　C. 脂溢性皮炎　　　D. 癞皮病

三、多项选择题

1. 以下能促进钙吸收的营养素有（　　　）。

A. 维生素 D　　　　B. 乳糖　　　　　　C. 脂肪酸

D. 乳酸　　　　　　E. 膳食纤维

2. 以下抑制铁吸收的因素有（　　　）。

A. 多酚类物质　　　B. 肉类因子　　　　C. 植酸

D. 维生素 C　　　　E. 膳食纤维

3. 维生素 C 的生理功能有（　　　）。

A. 清除自由基与活性氧　　　　　　　　B. 促进胶原蛋白的合成

C. 促进生长发育　　　　　　　　　　　D. 降低血胆固醇作用

E. 参与红细胞的生成与成熟

4. 以下属于水溶性维生素的是（　　　）。

A. 烟酸　　　　　　B. 维生素 B_6　　　C. 维生素 C

D. 维生素 A　　　　E. 叶酸

5. 以下具有抗氧化功能的营养素有（　　　）。

A. 维生素 A　　　　B. 铁　　　　　　　C. 维生素 C

D. 硒　　　　　　　E. 维生素 E

6. 碘缺乏会导致（　　　）。

A. 克汀病　　　　　B. 甲状腺肿　　　　C. 流产

D. 智力发育障碍　　E. 甲状腺功能低下

7. 锌的良好食物来源是（　　　）。

A. 牡蛎　　　　　　B. 蔬菜　　　　　　C. 水果

D. 动物内脏　　　　E. 红肉

8. 叶酸缺乏会导致（　　　）。

A. 坏血病　　　　　　　　　　　　　　B. 巨幼红细胞性贫血

C. 胎儿神经管畸形　　　　　　　　　　D. 皮炎

氨酸血症

的生理功能有（   ）。
肠蠕动   B. 参与细胞的正常生长
与物质和能量代谢   D. 激活维生素 B_6 的作用

E. 起着一碳单位传递体的作用

10. 以下哪些维生素摄入过多会中毒（   ）。

A. 烟酸   B. 维生素 D   C. 维生素 C

D. 维生素 A   E. 叶酸

（盛爱萍）

第四章
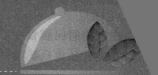

食品营养价值分析与安全食用

学习目标 ▶▶

知识目标

1. 了解食品分类、食品卫生和安全食用。

2. 熟悉储藏、加工、烹调对食品营养价值的影响。

3. 掌握谷类食品、豆类食品、蔬菜与水果、畜禽肉类、水产品、乳和乳制品、蛋和蛋制品的营养价值特点。

能力目标

1. 能识别常用食品的营养特性与食疗功效。

2. 能制定食品储藏、加工过程中营养素保护方案。

知识描述 ▶▶

食品的营养价值是指某种食品中所含的热能和营养素能满足人体需要的程度。理想的高营养价值的食品要求各种营养素成分齐全、数量充足，其组成比例与人体的需要相近，且易被消化吸收和利用。食品种类很多，营养素组成千差万别，其营养价值也不同。同时，即使是同一种食品由于其不同的品种、产地、种植条件、成熟度和不同的加工储存方式等都会影响其中的营养价值。

第一节　谷类食品的营养价值分析与安全食用

一、谷类的分类

谷类主要包括小麦、大米、玉米、高粱、荞麦、小米、燕麦等。在不同国家和地区居民膳食中，谷类的摄入种类及数量有所不同，我国居民膳食以大米和小麦为主，称之为主食，其他的称为杂粮。

中，50％～60％的能量和 50％～55％的蛋白质是由谷类食品提供的，……矿物质和 B 族维生素的主要来源。

……谷粒的结构和营养素分布

……谷粒的最外层是谷皮；谷皮内是糊粉层，再往内为占谷粒绝大部分的胚乳和一端的胚……谷粒的结构见图 4-1。

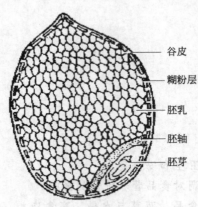

图 4-1　谷粒的结构

谷粒各层所占的比例及其营养素分布情况见表 4-1。

表 4-1　谷粒各层的质量比例及其营养素分布情况

谷粒结构	质量比例/％	营养素分布
谷皮	13～15	主要含纤维素、半纤维素，另含较高的灰分和脂肪
糊粉层	6～7	含较多的磷、丰富的 B 族维生素及矿物质
胚乳	83	含大量淀粉和一定量蛋白质
胚芽	2～3	富含脂肪、蛋白质、矿物质、B 族维生素和维生素 E

胚芽和谷皮中还含有各种酶，如 α-淀粉酶、β-淀粉酶、蛋白酶、脂肪酶和植酸酶等，在粮谷储存中，当条件适合酶的活动时，易发生变质。日常消费的精白米和富强粉中以胚乳为主要成分。

三、谷类的营养价值

1. 糖类

糖类占谷物总量的 70％～80％，谷物中的糖类 90％为淀粉。淀粉分为直链淀粉和支链淀粉，一般直链淀粉为 20％～25％，支链淀粉 75％～80％。糯米几乎全为支链淀粉，另外的 10％为糊精、戊聚糖、果糖、葡萄糖、膳食纤维。研究认为，直链淀粉使血糖升高的幅度小，因此目前高科技农业已培育出直链淀粉达 70％的玉米品种。

2. 蛋白质

一般谷类蛋白质含量在 7％～15％，如大米的蛋白质含量在 7％～9％，小麦 9％～12％，燕麦和莜麦可高达 15％～17％。其中以大米蛋白的质量较好，其生物价是谷类中最高的。几种谷类蛋白质的生物价和功效比值与参考蛋白质的比较见表 4-2。

表 4-2　几种谷类蛋白质的生物价和功效比值与参考蛋白质的比较

蛋白质	生物价	功效比值	蛋白质	生物价	功效比值
大米	77	1.36～2.56	玉米	60	1.2
小麦	67	1.0	鸡蛋	94	3.92

　　一般来说，谷类蛋白的生理价值不高，谷类蛋白质以醇溶蛋白和谷蛋白为主，含大量谷氨酸、脯氨酸、亮氨酸，缺乏赖氨酸、色氨酸和蛋氨酸等必需氨基酸。如玉米醇溶蛋白中，缺乏赖氨酸、色氨酸；麦芽和米胚中，主要是球蛋白，并含丰富的赖氨酸，但成品粮食中的赖氨酸少；燕麦面、荞麦面、莜麦面蛋白质中的赖氨酸相对较丰富。作为人们每日的主食，从谷物中获得的蛋白质约占每日蛋白质摄入量的一半或以上。因此，提高谷类蛋白质的营养价值具有重大的意义，可采用赖氨酸强化和食物蛋白质互补的方法来达此目的。此外，种植高赖氨酸玉米等高科技品种也是一种好方法。

　　3. 脂肪

　　谷类的脂肪含量低，为 1%～4%，主要含于胚芽及糊粉层，除甘油二酯、甘油三酯外，还含少量植物固醇和卵磷脂。

　　从米糠中可提取米糠油、谷维素和谷固醇。米糠油含植物固醇，有防止动脉粥样硬化的作用。从玉米和小麦胚芽中提取的玉米胚芽油和小麦胚芽油约 80% 为不饱和脂肪酸，其中亚油酸占 60%。谷类及其组分的脂肪和脂肪酸构成如表 4-3。

表 4-3　谷类及其组分的脂肪和脂肪酸构成

谷类来源	脂肪含量/%	占总脂肪的比例/%		
		饱和脂肪酸	单不饱和脂肪酸	多不饱和脂肪酸
小麦富强粉	1.1	30.3	24.1	44.8
黑米	2.5	35.1	48.0	16.3
玉米面	4.5	15.3	28.4	56.3
小米面	2.1	35.6	14.6	49.8
荞麦	2.3	33.2	51.6	14.6

　　4. 维生素

　　谷类是 B 族维生素的重要来源，如维生素 B_1、维生素 B_2、烟酸（维生素 PP）、维生素 B_3 和维生素 B_6 等。B 族维生素大部分存在于胚芽和糊粉层中，其中以维生素 B_1、烟酸较多，小麦胚芽中含有较多的维生素 E。

　　5. 矿物质

　　谷类中的矿物质含量为 1.5%～3%，主要集中在谷皮、糊粉层和胚芽里，在加工时易损失。含量较高的有磷、钙，分别为 290～470mg/100g、40～80mg/100g；此外还有铁、铜、钴、锌、硒、锰、钼、镍、铬等。但磷、钙大多以植酸盐的形式存在，几乎不能被身体吸收利用。

　　6. 水分

　　自然风干谷物所含水分 11%～14%，水分含量对酶的活性、微生物和仓库害虫有一定的影响。

四、常用谷类的营养特性与食疗功效

　　常用谷类的营养特性与食疗功效，见表 4-4。

表 4-4　常用谷类的营养特性与食疗功效

谷类	营养特性	食疗功效与用途	食疗药膳制作指导
大米	大米的蛋白质含量为 8%左右,较其他谷物质量更优。主要表现在下列 3 个方面:①第一限制氨基酸——赖氨酸含量比其他谷物高;②稻米蛋白的氨基酸配比较其他谷物合理;③蛋白质利用率高,其生物价和蛋白质功效比值都比其他谷物蛋白高。可以说,米是谷类食物中最好的蛋白质来源	1. 大米是提供 B 族维生素的主要来源,是预防脚气病、消除口腔炎症的重要食疗资源 2. 米粥具有补脾、和胃、清肺功效 3. 米汤有益气、养阴、润燥的功能,能刺激胃液的分泌,有助于消化,并对脂肪的吸收有促进作用	1. 枸杞粥:粳米 100g,枸杞 30g,同煮粥,用适量油盐调味食用。有补肾养阴,益血明目作用 2. 川贝母粥:粳米 100g 煮粥,将熟时加入川贝母粉末 5～10g 和适量冰糖(或白糖),煮沸即可食用。有润肺定喘,止咳化痰作用
小麦	富含蛋白质和糖类,蛋白质的氨基酸组成不平衡,它所含的钾、钙、铁、锰等均比大米高,硒的含量比大米高 15 倍,还含有维生素 B$_1$、维生素 B$_2$ 等	1. 小麦具有除烦、止血、利小便、润肺作用。对于更年期妇女,食用未精制的小麦还能缓解更年期综合征 2. 小麦粉(面粉)还有很好的嫩肤、除皱、祛斑的功效	1. 海鲜面:麦面粉 100g,干贝 20g,海带(鲜)20g,海藻 20g,适量油盐,先将面粉做成面条,后将海藻、干贝、海带加油炒匀盖在面上即成。有预防高血压、甲状腺功效 2. 山药面:面粉 3000g,山药粉 1500g,鸡蛋 1 个,生姜 5g,黄豆粉 200g,食盐、猪油、胡椒粉、葱、味精各适量。将面粉、山药粉、黄豆粉放入盆中,加鸡蛋、水、食盐适量,揉成面团,压成薄面片,切成面条。铝锅内加水适量,放入猪油、葱、生姜,烧开,再将面条下人,煮熟,放入味精、食盐即成。有健脾固肾之效
小米	小米蛋白质含量约 10%,色氨酸含量较一般谷物多,小米中其他必需氨基酸评分均大于 100,所缺乏的只是赖氨酸,蛋白质质量优于小麦和大米。如果进行赖氨酸强化,或与高赖氨酸食品如豆类、蛋黄等搭配使用,小米则是一种优良的婴幼儿食品原料。小米维生素 B$_1$、维生素 B$_2$ 含量也略高于大米,还含有少量胡萝卜素,是人们喜食的营养价值较高的谷物食品	1. 小米因富含维生素 B$_1$、维生素 B$_2$ 等,具有防止消化不良及口角生疮的功能 2. 小米具有防止反胃、呕吐的功效 3. 它还具有滋阴养血的功能,可以使产妇虚寒的体质得到缓解,有助于她们恢复体力 4. 中医认为小米味甘咸,有清热解渴、健胃除湿、和胃安眠等功效	1. 小米粥:小米 15g,大米 50～100g,同煮粥,空腹食用,用以预防脾胃虚弱、身体消瘦 2. 小米发糕:小米粉、玉米粉、白面各占 1/3 的比例和面、发酵,放入蒸笼蒸熟或烤箱烤 30min
玉米	含蛋白质 8.5%左右,普通玉米中赖氨酸和色氨酸含量较低。玉米中含有硒、镁、谷胱甘肽、胡萝卜素和纤维素等营养物质	1. 玉米中的维生素 B$_6$、烟酸等成分,具有刺激胃肠蠕动、加速粪便排泄的特性,可预防便秘、肠炎、肠癌等 2. 玉米富含维生素 C 等,有美容作用;玉米胚芽所含的营养物质可以增强人体新陈代谢、调整神经系统功能,能起到使皮肤细嫩光滑,抑制、延缓皱纹产生作用	1. 玉米 30g,刺梨 15g,加水煎汤服或代茶饮。用于脾胃不健,消化不良,饮食减少或腹泻,兼有暑热者 2. 玉米 30g,玉米须 15g,加水适量,煎汤代茶饮服。用于慢性肾炎水肿、小便不利

续表

谷类	营养特性	食疗功效与用途	食疗药膳制作指导
燕麦	高能量食物,其蛋白质和脂肪的含量高。燕麦脂肪含量为小麦的4倍,脂肪酸中亚油酸占38%~46%,油酸也比大多数谷物多。燕麦的蛋白质含量比小麦高。其氨基酸非常平衡。含有维生素 B_1、维生素 B_2 及较多的维生素E,此外还含有其他禾谷类作物中缺乏的皂苷,对降低胆固醇、甘油三酯、β-脂蛋白有一定的功效	1. 燕麦含有丰富的 B 族维生素和锌,它们对糖类和脂肪类的代谢具有调节作用;经常食用,可对中老年人的心脑血管病起到一定的预防作用 　　2. 经常食用燕麦对糖尿病也有非常好的降糖、减肥的功效 　　3. 燕麦粥有通大便的作用,这不仅是因为它含有植物纤维,而且在调理消化道功能方面,维生素 B_1、维生素 B_{12} 更是功效卓著。很多老年人大便干,容易导致脑血管意外,燕麦能解便秘之忧	1. 牛乳燕麦片:鲜乳 500g,燕麦100g,砂糖 50g。将鲜乳倒入锅内,加麦片用小火煮。边煮边搅拌,煮至麦片熟软,加砂糖调味即可 　　2. 紫苏燕麦粥:紫苏 20g,燕麦100g,冰糖 15g。将紫苏捣烂,加适量清水煮出汁液,滤掉碎渣,和燕麦一同放入锅中,再加清水煮成粥,放入冰糖,糖化即可
荞麦	荞麦面的蛋白质含量高于大米、小麦粉和玉米面,脂肪含量低于玉米面而高于大米和小麦粉,荞麦含有70%的淀粉和 7%~13%的蛋白质,荞麦中还含有丰富的维生素 B_1、维生素 B_2、烟酸和各种矿物质	荞麦中的芦丁具有降低血脂和血清胆固醇的效果,对高血压和心脏病有预防作用	1. 荞麦白菜粥:荞麦面 100g,白菜50g,水发香菇 20g,食盐、味精各 1g,胡麻油 3mL。将白菜、香菇择洗干净,切成丝;荞麦面用水调成糊;油热放入白菜、香菇煸炒片刻,加入适量清水和调料烧开,倒入荞麦糊,熬熟即可。对食欲不振、消化不良、牙龈出血、肺虚咳嗽等有预防作用 　　2. 毛豆荞麦粥:糙米 100g,荞麦50g,毛豆30g,盐1g。将糙米、荞麦淘洗干净,分别用冷水浸泡 2~3h;捞出沥干后下入锅内,加入高汤和适量冷水,先用旺火烧沸,然后转小火煮至烂熟;煮粥的同时将毛豆仁取出洗净,放入另一锅内,加入适量冷水,煮熟备用;粥熬好时放入熟毛豆仁,加盐调好味,即可盛起食用

五、加工烹饪储藏过程中营养素的保护

1. 谷类加工过程中营养素的保护

　　谷类加工的目的是因为糙米或全麦中含食物纤维、植酸较多,若加工过于粗糙,不但影响消化,口感也差,为提高其消化率,改善感官性质,糙米或全麦要经过加工。谷类加工既要保持较高的消化率和较好的感官性状,又要最大限度地保留所含营养成分。谷类营养素的保留程度与加工方法和加工精度有密切关系。

　　小麦在碾磨加工过程中,随着出粉率的降低,糊粉层和胚芽损失越多,营养素损失越大,赖氨酸、B 族维生素和无机盐受到严重损失。同样大米的碾磨程度越高,粗纤维的含量越低,口感越好,但粗蛋白、粗脂肪、无机盐等损失也越多。近年来,随着社会经济的快速发展,对精米、精面的需求不断增加,可通过采取在米面中强化氨基酸、维生素 B_1、维生素 B_2、烟酸、钙、铁等措施,改良谷类加工工艺、提倡粗粮混食等方法提高精米、精面的营养价值。

👆 知识链接 ▶▶

大米、面粉越白越好吗？

当前粮食供应充足，加工精度高的大米、面粉更受人青睐。但从营养学角度看，谷皮由纤维素和半纤维素、矿物质组成；糊粉层紧靠谷皮，含有蛋白质和 B 族维生素。因此加工过细，谷皮和糊粉层去掉太多，损失了大量营养。

2. 谷类烹调过程中营养素的保护

淘米时由于 B 族维生素及无机盐类易溶于水，可发生营养素的损失。有资料报道，淘米时维生素 B_1 会损失 30%～60%、维生素 B_2 和烟酸损失 20%～25%，无机盐损失 70%。营养素损失的程度与淘洗的次数、用水量、浸泡时间和水温有关，所以在米的淘洗过程中应避免过分搓揉。

谷类的烹调方法有煮、焖、蒸、烙、烤、炸、炒等，不同的烹调方法引起的营养素损失程度不一样。米、面在蒸煮过程中营养素会因受热损失，主要是对水溶性 B 族维生素的影响。蒸饭比去掉米汤的捞饭损失的营养素少。制作油条时，因为加碱和高温，会使维生素 B_1 全部损失，维生素 B_2 和烟酸破坏高达 50% 左右。面食在焙烤时，氨基酸（尤其是赖氨酸）和还原糖发生美拉德反应，使赖氨酸的含量下降，降低蛋白质的营养价值。因此稻米以少搓、少洗为好，面粉蒸煮时加碱要适量，且要少炸、少烤。

3. 谷类储藏过程中营养素的保护

谷类在潮湿、温热的环境中，不仅能吸收潮气，还很容易招来各种蛀虫侵害，导致营养成分的下降。这里介绍两种适合家庭使用的防虫方法。

（1）花椒防虫法　将 25～50g 的花椒分成 3～5 份分别装入纱布袋或扎有小孔的保鲜袋中，放入装有粮食的容器四周，并密盖之。

（2）白酒防虫法　将装有白酒的瓶子（密盖）放入装有粮食的有盖容器，可达到防虫的效果。

六、谷类的卫生问题及其安全食用

粮谷的主要卫生问题及其安全食用，见表 4-5。

表 4-5　粮谷的主要卫生问题及其安全食用

卫生问题	污染源	污染途径	对人体的危害	食用安全防范措施
霉菌与霉菌毒素的污染	霉菌与霉菌毒素	粮谷在农田生长、收获及储存过程中的各个环节	1. 食物中毒：黄曲霉毒素引起肝脏中毒、赤霉病变毒素引起肠中毒、串珠镰刀菌素引起心肌中毒 2. 致癌性：黄曲霉毒素、杂色曲霉毒素、镰刀菌毒素是强烈的致癌物质 3. 致畸性：黄曲霉毒素、棕曲霉毒素、镰刀菌毒素等具有致畸作用 4. 致突变性：赭曲霉毒素具有致突变性	1. 防霉：主要控制食品中的水分含量，谷类食品应充分晒干后储存在避光、通风、阴凉和干燥的容器中 2. 去毒：①挑选霉粒；②碾轧加工；③生物解毒法，研究发现霉菌、霉菌孢子、橙色黄杆菌能破坏黄曲霉毒素 B_1，可使花生、玉米等食品中的黄曲霉毒素被破坏

续表

卫生问题	污染源	污染途径	对人体的危害	食用安全防范措施
农药残留	农药	1. 防治害虫和除草直接施用农药 2. 通过水、空气、土壤等途径从污染的环境中吸附 3. 在储存、运输及销售中由于防护不当受到污染等	1. 有机磷农药属于神经毒，主要抑制生物体内胆碱酯酶活性，部分品种有迟发性神经毒作用。慢性中毒主要使神经系统、血液系统和视觉受到损伤 2. 有机氯农药急性中毒主要有神经毒作用，如震颤、抽搐和瘫痪等。慢性中毒主要表现为肝脏病变、血液和神经系统损坏	1. 加强对农药生产和经营的管理 2. 安全合理使用农药，不超标 3. 制定和严格执行食品中农药限量标准 4. 发展高效、低毒、低残留的农药 5. 推广化学防治、生物防治、物理防治等综合防治技术
有毒有害物质的污染	粮谷豆中的汞、锡、砷、铅、铬、酚和氰化物等	未处理或处理不彻底的工业废水和生活污水对农田、菜地的灌溉	日本曾发生"水俣病""骨痛病"，都是由于含汞、镉污水灌溉所造成的	1. 积极治理工业废气、废水、废渣，减少环境污染 2. 加强农药、化肥的管理 3. 限制使用含砷、铅等金属的食品加工用具、管道、容器和包装材料 4. 加强食品卫生监督管理
仓储害虫	甲虫（大谷盗、谷蠹、黑粉虫等）、螨虫（粉螨）及蛾类（螟蛾）等	当仓库温度为18～21℃、相对湿度为65%以上时，易在原粮、半成品粮谷豆中生长	使谷类失去或降低食用价值	使仓库温度在10℃以下并且通风良好
其他污染	泥土、砂石和金属	来自田园晒场、农具及加工机械	影响粮谷豆的感官性状，而且可能损伤牙齿和胃肠道组织	及时用筛子筛出

（王劲松）

第二节　薯类营养价值分析与安全食用

一、薯类的分类

薯类包括各种含淀粉的根茎类食品，如马铃薯、甘薯、芋头、山药、木薯等，常见薯类分类图见图4-2。其中最为广泛食用的是马铃薯和甘薯。薯类水分在60%～90%，在营养上介于谷类和蔬菜之间，既可以充当主食，又可部分替代粮食类食品，也可以部分替代蔬菜。薯类营养成分与大米、面粉的比较见表4-6。

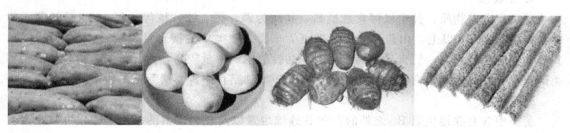

图4-2　常见薯类分类图
从左至右分别为红薯、马铃薯、芋头、山药

表 4-6　薯类营养成分与大米、面粉的比较（每 100g 可食部）

食物	能量 /kcal	蛋白质 /g	糖类 /g	膳食纤维 /g	维生素 B_1 /mg	维生素 B_2 /mg	维生素 C /mg	钠 /mg	钙 /mg	铁 /mg
红心甘薯	99	1.1	23.1	1.6	0.04	0.04	26	28.5	23	0.5
马铃薯	76	2	16.5	0.7	0.08	0.04	27	2.7	8	0.8
山药	56	1.9	11.6	0.8	0.05	0.02	5	18.6	16	0.3
芋头	79	2.2	17.1	1	0.06	0.05	6	33.1	36	1
炸薯片	612	4	40	1.9	0.09	0.05	—	60.9	11	1.2
特级粳米	334	7.3	75.3	0.4	0.08	0.04	—	6.2	24	0.9
馒头（蒸,富强粉）	208	6.2	43.2	1	0.02	0.02		165	58	1.7

注：此表数据引自杨月欣《中国食物成分表 2009》，北京大学医学出版社。

二、薯类的营养价值

1. 蛋白质

薯类的蛋白质含量通常在 1%～2%。以鲜重进行比较时，薯类食品的蛋白质含量较谷类低，但按干重计算时，薯类食品的蛋白质含量可与粮食相媲美。例如，鲜马铃薯的粗蛋白质含量平均约为 2%，相当于干重的 10%，略高于大米；鲜甘薯蛋白质含量为 1.4% 左右，按 73% 的水分计算，相当于干重的 5.2%，略低于大米。

从氨基酸组成来看，薯类蛋白质的质量相当于或优于粮食蛋白质。马铃薯蛋白质的氨基酸平衡良好，其中富含赖氨酸和色氨酸，可以与粮食蛋白质进行营养互补。甘薯的蛋白质质量与大米相近，而赖氨酸含量高于大米。此外，甘薯、山药和芋头中均含有黏蛋白，对提高免疫力和预防慢性疾病有一定作用。

2. 脂类

薯类脂肪主要由不饱和脂肪酸组成，脂肪含量通常低于 0.2%，按干重计算亦低于糙米和全麦。但经油炸的薯类加工品往往含有较高的脂肪，如炸薯条、炸薯片等。

3. 糖类

薯类的淀粉含量达鲜重的 5%～30%，达干重的 85% 以上。超过粮食中的糖类含量，可用作主食。薯类淀粉容易被人体消化吸收，且血糖反应较低。薯类中的膳食纤维质地细腻，对肠胃刺激小，可有效预防便秘。

薯类淀粉粒颗粒大，容易分离，常用来提取淀粉或者制作各种淀粉制品。马铃薯和甘薯均为我国重要的淀粉原料。其中马铃薯淀粉中富含磷酸基团，具有良好的持水性和柔软的口感；马铃薯粉可添加于糕点、面包、肉制品等食品中，用来改善其口感。甘薯中含有较多可溶性糖，使其具有甜味。

4. 矿物质

薯类富含矿物质，其中以钾含量最高，其次为磷、钙、镁、硫等。每 100g 马铃薯干粉中含钾可达 14mg 以上，山药和芋头含钾更为丰富。薯类中的镁含量也较高。按干重计算，其铁含量与谷类相当，钙含量则高于谷类。马铃薯中磷含量较高，而甘薯中含量较低。用薯类部分代替精白米和精白面粉作为主食，有利于增加膳食中钾、镁元素的供应。

5. 维生素

薯类中含有除维生素 B_{12} 之外的各种 B 族维生素以及较为丰富的维生素 C，可以在膳食中部分替代蔬菜。例如，马铃薯和甘薯中的维生素 C 含量均在 25mg/100g 左右，与小白菜和白萝卜等蔬菜相当。由于其中所含淀粉对维生素 C 具有一定保护作用，薯类食品烹调后，维生素 C 的损失率较低。在蔬菜不足的冬季，薯类可以成为膳食中维生素 C 的重要来源。

薯类食物中含有一定量的 B 族维生素。其中维生素 B_1 含量较高，按干重计算，可达大米的 $2\sim3$ 倍。红心甘薯中含有较丰富的胡萝卜素，是膳食中维生素 A 的补充来源之一。

👆 **知识链接** ▶▶

薯类制作食用小技巧及注意事项

1. 巧去芋头皮：将带皮的芋头装进小口袋里（只装半袋）用手抓住袋口，将袋子在水泥地上摔几下，再把芋头倒出，便可以发现芋头皮均脱去了；芋头的黏液对皮肤黏膜有较强的刺激，因此在剥洗芋头时，手部皮肤会发痒，在火上烤一烤就可缓解，所以剥洗芋头时最好戴上手套。

2. 山药切片后需立即浸泡在盐水中，以防止氧化发黑；新鲜山药切开时黏液中的植物碱成分易伤手，如不慎粘到手上，可以先用清水加少许醋洗；山药皮容易导致皮肤过敏，食用油涂于手上可有效缓解，去皮食用，以免产生麻、刺等异常口感。

3. 土豆宜去皮吃，腐烂、生芽的土豆，因含过量龙葵素，极易引起中毒，一律不能食用；土豆一旦去皮，要存放在冷水中，再在水中滴几滴醋，可使土豆洁白，不变黑。新土豆去皮法：把新土豆放入热水中浸泡一下，再倒入冷水中，这样就很容易去皮。炒土豆时放点醋，肉质颜色不变黑而且脆香可口。

4. 红薯最好在午餐这个黄金时段吃，和柿子不宜在短时间内同时食用，至少相隔 5h 以上。

三、常用薯类的营养特性与食疗功效

常用薯类的营养特性与食疗功效，见表 4-7。

表 4-7　常用薯类的营养特性与食疗功效

薯类	营养特性	食疗功效与用途	食疗药膳制作及注意事项
红薯	甘薯含有丰富的淀粉、膳食纤维、胡萝卜素、维生素 A、维生素 B、维生素 C、维生素 E 以及钾、铁、铜、硒、钙等 10 余种微量元素和亚油酸等，被营养学家称为营养最均衡的保健食品。红薯所含的纤维素虽不如菜叶多，但以水溶性纤维为主，总纤维含量也不少，比谷类食物高。故是预防便秘，尤其是老年性便秘较好的食物	1. 对人体的器官黏膜有特殊的保护作用 2. 可抑制胆固醇的沉积，保持血管弹性 3. 防止肝肾中结缔组织萎缩，预防胶原病的发生 4. 理想的减肥食品，能量只有大米的 1/3，其富含纤维素和果胶具有阻止糖分转化为脂肪的特殊功能 5. 对预防中老年习惯性便秘十分有效，能够减肥、健美、防止亚健康、通便排毒	1. 脾胃虚弱，气阴不足，大便无力或秘结，口干欲饮、视物昏花、夜盲等症　甘薯粥：甘薯 150g，粟米 100g。将甘薯清洗干净，上笼蒸熟，去皮，用刀切成 1cm 见方的丁块。把米淘洗干净，放入锅内加清水适量，以武火煮沸，再以文火继续煮。待米快要熟烂时，加入甘薯丁块一同煮烂成粥，供早晚餐食用 2. 便秘　红薯叶 250g，加油盐炒熟，1 日 2 次

薯类	营养特性	食疗功效与用途	食疗药膳制作及注意事项
马铃薯	马铃薯有地下苹果之称,富含糖类,含有较多的蛋白质和少量脂肪。热量比一般谷物高1倍多,同等质量的马铃薯其营养价值是苹果的3.5倍。马铃薯营养成分与其他薯类不同之处是所含赖氨酸含量比谷类高,与谷类混食是提高谷类蛋白质营养价值的好办法。马铃薯所含抗坏血酸变化很大,收获之后每100g为30～40mg,随着保存时间的延长,抗坏血酸大部分被氧化,到春季每100g只剩10mg左右	对调解消化不良有特效,是胃病患者的良药及优质保健品。马铃薯淀粉在人体内吸收速度慢,是糖尿病患者的理想食疗蔬菜;含有大量的优质纤维素,促进肠道蠕动,保持肠道水分,可以预防便秘和癌症等;钾的含量极高,每周吃五六个马铃薯,患中风、心脏病的几率下降40%;预防神经性脱发的作用,用新鲜马铃薯片反复涂擦脱发的部位,对促进头发再生有显著的效果	1. 牛腹筋150g,马铃薯100g,酱油15g,糖5g,葱、姜各2.5g,用文火炖煮,至肉、马铃薯均酥而入味。作菜食之。用于病后脾胃虚弱,气短乏力 2. 马铃薯适量,切碎捣烂,绞取汁液。每次1～2汤匙,酌加蜂蜜调匀,冲入适量开水,空腹服用。用于脾胃虚弱,胃气不和引起的腹痛、大便秘结。现代用于胃及十二指肠溃疡所致的腹痛及习惯性便秘 3. 马铃薯150g,番茄80g,榨菜30g,分别切片后烧汤服。用于脾胃虚弱,饮食减少 4. 马铃薯150g,蘑菇50g,鸡肉200g,用文火炖,并调以佐料服食。用于少气乏力,烦渴食少,脚气浮肿等症 注意:脾胃虚寒易腹泻者应少食。食用发芽的含龙葵碱较多的马铃薯,可因吸收过量的龙葵碱而引起中毒,出现头痛、腹痛、呕吐、腹泻、瞳孔散大、心跳减慢、精神错乱甚至昏迷等症状。有报道儿童因食用发芽的马铃薯而中毒死亡,故应注意预防
芋头	芋头中富含蛋白质、钙、磷、铁、钾、镁、钠、胡萝卜素、烟酸、维生素C、B族维生素、皂苷等多种成分,氟的含量较高,具有洁齿防龋、保护牙齿的作用 芋头含有一种黏液蛋白,被人体吸收后能产生免疫球蛋白,或称抗体球蛋白,可提高机体的抵抗力	1. 芋头性甘辛、性平、有小毒,归肠、胃经 2. 具有益胃、宽肠、通便、解毒、补中益肝肾、消肿止痛、益胃健脾、散结、调节中气、化痰、添精、益髓等功效 3. 能增强人体的免疫功能,可作为防治肿瘤的常用药膳主食。在癌症手术或术后放疗、化疗及其康复过程中,有辅助治疗的作用 4. 芋头能增进食欲,帮助消化,防治胃酸过多症,故中医认为芋头可补中益气	1. 鲜芋头200g,同适量粳米煮粥食。用于防治淋巴结核和慢性淋巴结炎 2. 鲜芋头250g,鲫鱼或鳢鱼500g,加水同煮至烂熟,放胡椒、猪脂、食盐调味服食。用于脾胃虚弱,虚劳乏力 注意:多食滞气困脾;生品有毒,味辛麻口,不可服食,只可作药,入丸、散
山药	山药含有淀粉酶、多酚氧化酶等物质;含有皂苷、黏液质,有润滑,滋润的作用;含有黏液蛋白,有降低血糖的作用;含有维生素及微量元素,能有效阻止血脂在血管壁的沉淀,预防心血管疾病,有益志安神、延年益寿的功效	1. 山药是一味平补脾胃的药食两用之品,有利于脾胃消化吸收,不论脾阳亏或胃阴虚,皆可食用 2. 临床上常用来防治脾胃虚弱、食少体倦、泄泻等病症;山药含有多种营养素,有强健机体,滋肾益精的作用。大凡肾亏遗精,妇女白带多、小便频数等症,皆可服之 3. 可益肺气,养肺阴,防治肺虚痰嗽久咳之症;山药可用于防治糖尿病,是糖尿病患者的食疗佳品	1. 山药60g,切丁,大枣30g,粳米适量,加水煮粥,以糖调味服食。用于脾胃虚弱,饮食减少,消化不良 2. 鲜山药60g,捣烂,加甘蔗汁半碗和匀,置火上炖熟服用。用于久病咳喘,痰少或无痰,咽干口燥等 3. 干山药、茯苓两味各等份,研为细末,用稀米汤调服。用于脾肾两虚,小便频数或失禁 4. 鲜山药蒸熟,每次饭前食90～120g。用于消渴引饮

四、加工烹饪过程中营养素的保护

薯类蛋白质大多是完全蛋白,营养价值高于谷物。如将薯类与其他谷物混合食用,可使营养互补，提高蛋白质的营养价值。

在加工鲜薯原料需求方面，由于甘薯粗淀粉加工需要的量大以及淀粉容易转化等原因，目前淀粉加工通常都在采收后立即进行，在采收后的 1～1.5 个月内完成。

（1）淀粉加工　改进和应用了生物发酵"酸浆法"有效地分离、提纯淀粉并采用湿淀粉保鲜和全旋流精炼等技术，保证了淀粉质量，延长了淀粉加工周期。目前，甘薯淀粉加工的主要产品包括精制淀粉，特色耐煮粉丝（主要用于酸辣粉、火锅、炒菜、汤菜、炖菜等），快餐粉丝，全薯粉丝等产品，形成了系列产品和配套加工设备。

（2）粉条加工　在传统手工粉条原理的基础上发展了机械捶打成型法、机械挤压成型法和外加温挤压成型法成套设备与技术，替代了手工操作，工业化生产出高质量的耐煮粉条、快餐粉丝和全薯营养粉丝，新研发了涂布成型法粉丝加工新技术与大型成套生产线。四大类粉条加工技术集成了生物发酵、连续老化与冷冻和节能干燥等技术，完善了粉条加工技术体系。

五、薯类的卫生问题及其安全食用

在薯类储藏方面，红薯主要以农户简易储藏为主，采用井窖、岩窖、地沟储藏等方式，马铃薯放在通风遮阳处储藏。

红薯作为一种长寿食品风靡全球，但是红薯不宜一次大量食用，尤其不宜大量生吃。因为红薯含有较多的糖，会刺激胃酸的分泌，胃收缩后胃液反流至食管有烧心感。吃烤红薯可减轻这种症状。还可将红薯洗净切成小块，与粳米同煮红薯粥，对老年人更为适宜。

马铃薯中含有少量有毒成分茄碱（又称为龙葵素）。一般情况下，每 100g 鲜马铃薯中的茄碱含量为 0.5～0.7mg。当马铃薯发芽经光照后，茄碱含量可达 10～20mg，高茄碱含量会引起人畜中毒。食用轻度发芽的马铃薯时，应挖去发芽部分，做菜时先切成丝、片放入水中浸泡 30min 左右，使茄碱溶于水中。发芽严重的马铃薯，茄碱含量高，不宜食用。

木薯中含有有毒成分主要为木薯苷，木薯苷在木薯苷酶作用下，水解成有剧毒的氢氰酸，会出现头晕目眩、呼吸困难等中毒症状，甚至死亡。因此木薯不能生吃，木薯毒素大部分集中在薯皮中。食用前应剥去薯皮，并将去皮薯肉用水浸泡 2～3h，换水洗净，使有毒成分含量降至卫生标准以下。

（季兰芳　王劲松）

第三节　豆类营养价值分析与安全食用

一、豆类及其豆制品的分类

豆类包括各种豆科栽培植物的可食种子，包括各种颜色的大豆，也包括红豆、绿豆、豌豆、蚕豆等各种富含淀粉的杂豆，常见豆类见图 4-3。豆类与谷类结构不同，其营养成分主要在籽粒内部的子叶中，因此在加工中除去种皮不影响营养价值。

二、大豆的营养价值

大豆包括黄、青、黑等不同皮色的品种，以黄大豆最为常见。其蛋白质含量达 35%～45%，是植物中蛋白质质量和数量最佳的作物之一。大豆蛋白质的赖氨酸含量较高，但蛋氨

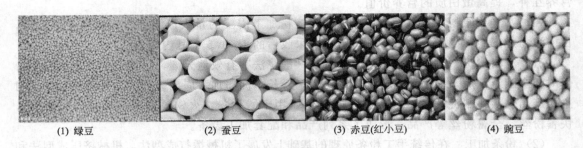

| (1) 绿豆 | (2) 蚕豆 | (3) 赤豆(红小豆) | (4) 豌豆 |

图 4-3　常见豆类

酸为其限制性氨基酸。如与缺乏赖氨酸的谷类配合食用，能够实现蛋白质的互补作用。使混合后的蛋白质生物价达到 70 以上。这一特点，对于因各种原因不能摄入足够动物性食品的人群特别具有重要意义。因此，在以谷类为主食的我国应大力提倡食用大豆及其制品。大豆蛋白质、绿豆蛋白质的氨基酸组成见表 4-8。

表 4-8　大豆蛋白质、绿豆蛋白质的氨基酸组成　　　　　　单位：g/100g

项目	异亮氨酸	亮氨酸	赖氨酸	蛋氨酸＋胱氨酸	苯丙氨酸＋酪氨酸	苏氨酸	色氨酸	缬氨酸
WHO 建议氨基酸构成比	4.0	7.0	5.5	3.5	6.0	4.0	1.0	5.0
大豆蛋白质	5.3	8.1	6.4	5.3	8.6	4.1	1.4	4.9
绿豆蛋白质	4.5	8.1	7.5	2.3	9.7	3.6	1.1	5.5

大豆的脂肪含量为 15%～30%，传统用来生产豆油。大豆油中的不饱和脂肪酸含量高达 85%，亚油酸含量达 50% 以上。大豆油中的亚麻酸含量因品种不同而有所差异，多在2%～15%。大豆含有较多磷脂，占脂肪含量的 2%～3%。豆油精制过程中分离的磷脂可用来制作食品乳化剂。大豆油脂中的主要脂肪酸的构成见表 4-9。

表 4-9　大豆油脂中的主要脂肪酸的构成　　　　　　单位：%

脂肪酸种类	含量		平均值
饱和脂肪酸	棕榈酸	7～12	10.7
	硬脂酸	2～5.5	3.9
不饱和脂肪酸	油酸	20～50	22.8
	亚油酸	35～60	58.8
	亚麻酸	2～13	6.8

大豆含糖类 25%～30%。其中含少量蔗糖，大部分是人体所不能消化的棉籽糖和水苏糖以及由阿拉伯糖和半乳糖所构成的多糖。它们在大肠中能被微生物发酵产生气体，引起腹胀，但同时也是肠内双歧杆菌的生长促进因子。大豆制品加工过程中，这些糖类溶于水而基本上被除去，因此使用豆制品不会引起严重的腹胀。

大豆中各种 B 族维生素含量较高，如维生素 B_1、维生素 B_2 的含量是面粉的 2 倍以上。黄大豆含有少量胡萝卜素，是豆油呈黄色的原因。大豆及大豆油中维生素 E 含量很高。干大豆中不含维生素 C 和维生素 D。

三、大豆制品的营养价值比较

豆制品所包括的范围，不仅是以大豆为原料的豆制品，还包括其他豆类原料生产的豆制品。我国居民传统的豆制品是以大豆为原料制作而成，有非发酵性豆制品，如豆浆、豆芽、豆腐、豆腐干、干燥豆制品（如腐竹等）；发酵豆制品如腐乳、豆豉、臭豆腐等。

👆 **知识链接** ▶▶▶

豆腐的最佳搭配

豆腐＋鱼：取长补短。豆腐所含蛋白质缺乏蛋氨酸和赖氨酸，鱼类缺乏苯丙氨酸，豆腐和鱼一起食用，蛋白质的组成更合理，营养价值更高。

豆腐＋海带：避免碘缺乏。豆腐里的皂苷成分可促进脂肪代谢，阻止动脉粥样硬化发生，但易造成机体碘缺乏，与海带同食可避免这个问题。

豆腐＋萝卜：豆腐植物蛋白丰富，但多吃可引起消化不良，萝卜有助消化之功，与萝卜同食，避免消化不良。

豆制品在加工过程中一般要经过浸泡、细磨、加热等一系列处理，去除了大豆所含的抗营养因素和大部分纤维素，因此使其消化吸收率明显提高。豆制品的营养素种类在加工前后变化不大，但因水分增多，营养素含量相对减少。豆腐的蛋白质含量约为 8%。但由其制成的豆腐干或其他制品的蛋白质含量可达 17%～45%，且是生物价值较高的优质蛋白质。将大豆制成豆腐后蛋白质消化率由 65% 提高到 92%～96%，从而提高了大豆的营养价值。豆腐也是钙和维生素 B_1 的良好来源。

豆浆蛋白质含量近似牛乳，其中必需氨基酸种类齐全，铁的含量是牛乳的 4 倍，也是多种营养素含量丰富的传统食品。

豆芽一般是以大豆和绿豆发芽制成，除含原有营养成分外，还可产生抗坏血酸，是抗坏血酸的良好来源。

此外，在食品加工业中，以大豆及其他油料（如花生、葵花籽）作物为原料制成的蛋白质制品主要有 4 种：①分离蛋白质，蛋白质含量约为 90%，可用以强化和制成各种食品；②浓缩蛋白质，蛋白质含量约 70%，其余为纤维素等不溶成分；③组织化蛋白质，将油粕、分离蛋白质和浓缩蛋白质除去纤维，加入各种调料或添加剂，高温高压膨化而成；④油料粕粉，用大豆或脱脂豆粕碾碎而成，有粒度大小不一、脂肪含量不同的各种产品。大豆及其他油料的蛋白质制品，其氨基酸组成和蛋白质功效比值较好，目前广泛应用于食品加工业。

👆 **知识链接** ▶▶▶

豆浆的食用及注意事项

● 在家中自制豆浆，还可以将绿豆、红豆、黑豆、花生等其他种类的食物与黄豆一起混合起来制成豆浆，各种食物的营养成分相互补充，使豆浆的营养素更为均衡。

● 喝豆浆的时候要注意干稀搭配，让豆浆中的蛋白质在淀粉类食品的作用下，更充分地被人体所吸收。如果同时再吃点蔬菜和水果，营养就更平衡了。

● 豆浆属凉性的，所以脾胃虚寒、腹泻、腹胀的人要少喝或不喝。

● 还应注意的是，自制的鲜豆浆要在 24h 内喝完。

四、其他豆类、油料作物、坚果类营养特性与食疗功效

常用豆类、坚果类的营养特性与食疗功效，见表 4-10。

表 4-10　常用豆类、坚果类的营养特性与食疗功效

豆类	营养特性	食疗功效与用途	食疗药膳制作及注意事项
赤小豆	赤小豆营养丰富，每100g 赤小豆含蛋白质20.2g、脂肪 0.6g、糖类63.4g、钙 74mg、磷 305mg、铁 7.4mg 及胡萝卜素、维生素 B_1、维生素 B_2、维生素 E 等多种维生素	赤小豆含有皂苷物质成分，具有通便、利尿和消肿作用，能解酒、解毒，对肾脏病和心脏病具有一定的食疗作用。中医认为，赤豆性味甘、酸、平，归心、脾、小肠经，有健脾益气、利水除湿、解毒排脓之功。本品能补脾，性善下行而利水，为滋养性食疗佳品	1. 赤小豆 60g，桑白皮 15g，加水煎煮，去桑白皮，饮汤食豆。用于脾虚水肿或脚气，小便不利 2. 白茅根 60g，赤小豆 1000g，加水煮至干，除去白茅根，将赤小豆分数次食下。用于水肿、小便不利。现用于肾炎或营养不良性水肿 3. 赤小豆 120g，粳米 30g，加水适量，煮稀粥，每日 2 次服用。用于产妇气血不足，乳汁不下
蚕豆	蚕豆种子含有大量蛋白质，平均含量为 30% 左右，蛋白质中氨基酸种类齐全，赖氨酸含量丰富，但色氨酸和蛋氨酸含量稍低。维生素含量均超过小麦和大米	1. 蚕豆性平味甘，具有益胃、利湿消肿、止血解毒的功效。可以作为蔬菜、药材、饲料、绿肥使用，干燥后的蚕豆可以作为粮食食用 2. 蚕豆健脑，蚕豆皮中的粗纤维有降低胆固醇、促进肠蠕动的作用；蚕豆中的蛋白质含量丰富，且不含胆固醇，可以提高食品营养价值，预防心血管疾病	1. 生蚕豆 250g，黄牛肉 500g，用文火炖熟，加适量调味品，作菜食用。用于脾虚水停，腹部作胀，水肿 2. 陈蚕豆 120g，红糖适量，加水用小火煮至蚕豆烂熟。或用陈蚕豆 60g，冬瓜皮 15g，水煎服，每日 1 剂，连饮 1 周。用于脾虚水肿，亦可用于慢性肾炎水肿 注意：蚕豆不宜多吃，多吃易腹胀；对蚕豆过敏者慎用，否则可能发生急性溶血性贫血（蚕豆黄病）
豌豆	豌豆的蛋白质含量较高，富含人体必需的 8 种氨基酸，还含有脂肪、糖类、胡萝卜素及多种维生素	1. 豌豆荚和豆苗的嫩叶中富含维生素 C 和能分解体内亚硝胺的酶，可以分解亚硝胺，具有抗癌防癌的作用 2. 在荷兰豆和豆苗中含有较为丰富的膳食纤维，可以防止便秘，有清肠作用	1. 嫩豌豆 250g，加水适量，煮熟淡食并饮汤。用于烦热口渴，或消渴口干，以及产后乳汁不下，乳房作胀 2. 豌豆 50g，同适量羊肉煮食。用于脾虚气弱 注意：不易多食，过食可引起消化不良、腹胀。用豌豆等豆类淀粉制成的豆制品，在加工时往往会加入明矾，经常大量食用会使体内的铝增加，影响健康
绿豆	绿豆营养价值较高，含有丰富的蛋白质、淀粉、各种矿物质及多种 B 族维生素。绿豆中蛋白质的含量为 21%～28%，其蛋白质含有较多的赖氨酸。绿豆芽含有丰富的维生素 C，还含有纤维素，是便秘患者的健康蔬菜，有预防肿瘤、降低血胆固醇等作用	1. 绿豆性味甘凉，有清热解毒之功效，对有机农药中毒、铅中毒、酒精中毒都有一定的解毒作用 2. 绿豆汤能消暑益气，止渴利尿，不仅能补充水分，而且能补充无机盐，对维持水和电解质平衡有着重要意义	1. 绿豆 60g，加水煮至豆熟后，放入金银花 15g（纱布包）一同煮沸，以汤色碧绿而不浑浊为佳。去金银花，连豆饮服。用于暑热烦渴，小便短赤，或热病发热心烦等，亦可用于热痱、疮疹等 2. 绿豆 60g，车前子 30g（纱布包），加水煎汤服。用于热淋小便不利，赤涩疼痛；湿热腹泻 注意：脾胃虚寒、滑泄者忌食

续表

豆类	营养特性	食疗功效与用途	食疗药膳制作及注意事项
花生	花生也称落花生、地豆等，为重要的油料作物，也是植物蛋白质的重要来源，富含磷脂及多种维生素和矿物质。所以，花生具有较高的营养价值	花生味甘、性平，可润肺、补脾、和胃、补中益气，是我国传统滋补食品	1. 花生15g，甜杏仁15g，黄豆15g，加水共研磨成浆，滤取浆液，早、晚煮熟饮用。用于肺痨或久咳肺燥，脾胃虚弱，消化不良，消瘦乏力等 2. 花生米30g，糯米60g，红枣30g，加冰糖少许，煮粥食用。用于脾胃失调，营养不良 3. 花生60g，赤小豆60g，大枣60g，加水煮汤。一日内分数次服食。用于脾虚浮肿，食少乏力，便溏腹泻，精神倦怠等 4. 花生120g，大枣30g，加水煎服。亦可嚼食生花生（连衣）50～100g，用大枣煎汤送服。用于脾虚血少，贫血，血小板减少性紫癜等 5. 花生90g，猪脚1只，加水适量，小火炖至烂熟。用于产后乳汁缺乏 注意：寒湿阻滞及肠滑、便泄者不宜服食；霉变花生有致癌作用，禁止食用
核桃	核桃也称为胡桃。核桃含脂肪60%以上，为坚果最高者，主要是多不饱和脂肪酸，其中含亚油酸47%～73%，且富含亚麻酸和磷脂。同时，核桃含有大量的维生素E、B族维生素和丰富的钙、锌等矿物质，是一种重要的保健食品	具有降低血胆固醇的作用及对脑神经细胞有良好的滋补作用，是一种重要的保健食品	1. 肾虚，腰膝酸软，形寒畏冷，手足不温；肺虚久咳，气短喘促。动则加重，自汗怕风；老年或病后体虚、习惯性便秘、泌尿系统结石。核桃仁粥：核桃仁15g，粳米100g。将粳米淘洗干净，核桃仁捣碎，一同放入锅内，加水适量。先用武火煮沸，再用文火煎熬20～30min，以米熟烂为度。可供早晚餐食用，长期食用使人面色红润，延缓衰老 2. 咳嗽气喘，咳声低弱，言语无力，腰膝酸软，常易感冒。水晶核桃：核桃仁500g，柿霜饼500g。将核桃仁放在碗内，置于饭锅中蒸熟，冷却后与柿饼一同盛入瓷器罐内再蒸，直至柿霜融化。待凉后装入盒内，可作糕点食用 注意：核桃仁性温，含多量油脂，不宜多食，否则易生热聚痰。凡痰内盛引起的痰黄、发热气喘、烦躁呕恶和阴虚火旺的吐血、鼻出血等均忌用。大便稀薄者也不宜用

五、加工烹饪过程中营养素的保护

豆类通过不同的加工方法可制成各种豆制品。经过加工的豆类蛋白质的消化率和利用率都有所提高。大豆经浸泡、磨浆、加热、凝固等多道工序后，不仅除去了大豆中的纤维素、抗营养因素，而且还使大豆蛋白质的结构从密集变成疏松状态，蛋白质分解酶容易进入分子内部，从而提高了蛋白质的消化率。如干炒大豆蛋白质消化率只有50%左右，整粒煮熟大豆的蛋白质消化率为65%，加工成豆浆后为85%，制成豆腐后可提高到92%～96%。

大豆经发酵工艺可制成豆腐乳、豆瓣酱、豆豉等，此时蛋白质因部分分解而容易消化吸收，并且某些营养素含量也会增加，如豆豉在发酵过程中，由于微生物的作用可合成核黄素，每100g豆豉中核黄素含量为0.61mg。

大豆经浸泡和保温发芽后制成豆芽，在发芽的过程中经各种水解酶类的作用使大分子营养物质或以复合形式存在的各种营养素分解成可溶性小分子有机物，有利于人体吸收。特别是维生素C从0增至5～10mg/100g。研究发现每100g黄豆芽中维生素B_{12}的含量达到20mg左右。在发芽的过程中由于酶的作用还促使大豆中的植酸降解，更多的钙、磷、铁等矿物质被释放出来，增加了大豆中矿物质的消化利用率。

六、豆类的卫生问题及其安全食用

豆类的主要卫生问题及其安全食用，见表 4-11。

表 4-11　豆类的主要卫生问题及其安全食用

卫生问题	污染源	污染途径	对人体的危害	食用安全防范措施
霉菌与霉菌毒素的污染	霉菌与霉菌毒素	豆类在农田生长期、收获及储存过程中的各个环节，当环境温度过高、湿度增大时，霉菌易生长繁殖，分解其营养成分	1. 黄曲霉毒素主要是黄曲霉的代谢产物，它能引起急性中毒，并有致癌作用 2. 致癌性：黄曲霉毒素、杂色曲霉毒素、镰刀菌毒素是强烈的致癌物质 3. 致畸性：黄曲霉毒素、棕曲霉毒素、镰刀菌毒素等具有致畸作用 4. 致突变性：赭曲霉毒素具有致突变性 5. 感染霉菌后临床表现以黄疸为主，并有呕吐、厌食和发烧等症状。轻者可以康复，重者在2～3周后将出现腹水、下肢水肿，甚至死亡，死亡前出现胃肠道出血	1. 防霉：主要控制食品中的水分含量，谷类食品应充分晒干后储存在避光、通风、阴凉和干燥的容器中 2. 去毒：①挑选霉粒；②碾轧加工；③生物解毒法，研究发现霉菌、霉菌孢子、橙色黄杆菌能破坏黄曲霉毒素 B_1，可使花生、玉米等食品中的黄曲霉毒素迅速地被破坏
农药残留	农药	1. 防治害虫和除草直接施用农药 2. 通过水、空气、土壤等途径从污染的环境中吸附 3. 在储存、运输及销售中由于防护不当受到污染等	1. 有机磷农药属于神经毒，主要抑制生物体内胆碱酯酶活性，部分品种有迟发性神经毒作用。慢性中毒主要使神经系统、血液系统和视觉受到损伤 2. 有机氯农药急性中毒主要有神经毒作用，如震颤、抽搐和瘫痪等。慢性中毒主要表现为肝脏病变、血液和神经系统损坏	1. 加强对农药生产和经营的管理 2. 安全合理使用农药，不超标 3. 制定和严格执行食品中农药限量标准 4. 发展高效、低毒、低残留的农药 5. 推广化学防治、生物防治、物理防治等综合防治技术
有毒有害物质的污染	豆类中的汞、锡、砷、铅、铬、酚和氰化物等	未处理或处理不彻底的工业废水和生活污水对农田、菜地的灌溉	日本曾发生"水俣病"、"骨痛病"是由于含汞、镉污水灌溉所造成的	1. 积极治理工业废气、废水、废渣，减少环境污染 2. 加强农药、化肥的管理 3. 限制使用含砷、铅等金属的食品加工用具、管道、容器和包装材料 4. 加强食品卫生监督管理
仓储害虫	甲虫(大谷盗、谷蠹、黑粉虫等)、螨虫及蛾类(螟蛾)等	当仓库温度为18～21℃，相对湿度为65%以上时，害虫易在原粮、半成品豆类上生长	使豆类失去或降低食用价值	使仓库温度在10℃以下并且通风良好
其他污染	泥土、砂石和金属	来自田园晒场、农具及加工机械	影响豆类的感官性状，而且可能损伤牙齿和胃肠道组织	及时用筛子筛出

（王劲松）

第四节　蔬菜、水果营养价值分析与安全食用

一、蔬菜、水果的分类

蔬菜和水果的共同特点是含水量高而蛋白质和脂肪含量低，含维生素 C 和胡萝卜素，含有各种有机酸、芳香物、色素和膳食纤维等。它们不仅为人体提供了重要的营养物质，也可以增进食欲，帮助消化。

按照不同的来源和植物学部位，通常将蔬菜分为叶菜类、根茎类、瓜茄类、鲜豆类和菌藻类。所含营养素因其种类不同差异较大。水果种类很多，根据果实的形态和生理特征可分为果仁类、核果类、浆果类、柑橘类和瓜果类等。新鲜水果的营养价值与新鲜蔬菜相似，是人体矿物质、膳食纤维和维生素的重要来源之一。

二、蔬菜、水果的营养价值

蔬菜、水果在中国居民膳食结果中分别占 33.7% 和 8.4%，摄入量占每日进食量的一半左右，所以在膳食中具有重要位置。新鲜蔬菜、水果含水分多在 90% 以上，糖类含量不高，蛋白质和脂肪含量很少，所以不能作为热能和蛋白质的来源。但他们富含人体所需的多种维生素、无机盐及膳食纤维，还含有各种有机酸、芳香物质和色素等成分，能刺激胃肠蠕动和消化液的分泌，对增进食欲、促进消化有很好的帮助作用。

1. 糖类

蔬菜、水果所含的糖类包括可溶性糖、淀粉及膳食纤维。大多数叶菜、嫩茎、瓜类、茄果类等蔬菜，其糖类的含量为 3%～5%。根茎类蔬菜含糖类略高，如白萝卜、大头菜、胡萝卜等含 7%～8%，而芋头、马铃薯、山药等含 14%～16%。大多数鲜果的糖类含量为 8%～12%。成熟水果可溶性糖升高，甜味增加。苹果、梨中主要含果糖；葡萄、草莓中主要为葡萄糖、果糖。

2. 维生素

新鲜蔬菜、水果含丰富的维生素 C、维生素 B_2、维生素 B_{11} 和胡萝卜素等（表 4-12）。胡萝卜素含量与蔬菜颜色有关，凡绿叶菜、黄色或红色菜都有较多的胡萝卜素。各种新鲜蔬菜均含维生素 C，一般深绿色蔬菜含量比浅绿色蔬菜高。蔬菜中的辣椒含丰富的维生素 C、烟酸及大量的胡萝卜素。一般瓜茄类维生素 C 含量低，但苦瓜中维生素 C 含量高。含维生素 C 丰富的水果有鲜枣、草莓、猕猴桃、山楂、柑橘等；含胡萝卜素丰富的水果有芒果、柑橘和杏等。蔬菜中维生素 B_2 含量不算丰富，但却是中国居民维生素 B_2 的重要来源。

表 4-12　每 100g 常见果蔬（可食部分）中 4 种维生素含量

果蔬名称	胡萝卜素含量/μg	硫胺素含量/mg	核黄素含量/mg	维生素 C 含量/mg
橙	160	0.05	0.04	33
柑橘	890	0.08	0.04	28
苹果	20	0.06	0.02	4
梨	33	0.03	0.06	6

续表

果蔬名称	胡萝卜素含量/μg	硫胺素含量/mg	核黄素含量/mg	维生素C含量/mg
桃	20	0.01	0.03	7
鲜枣	240	0.06	0.09	243
葡萄	50	0.04	0.02	25
姜（黄姜）	170	0.02	0.03	4
大葱	60	0.03	0.03	8
大白菜	80	0.03	0.04	47
芹菜（白茎）	60	0.01	0.08	12
冬瓜	80	0.01	0.01	18
韭菜	1410	0.02	0.09	24
苋菜（紫）	1490	0.03	0.1	30
菠菜	2920	0.04	0.11	32

3. 无机盐

蔬菜、水果是膳食中无机盐的主要来源，含丰富的钙、磷、钾、铁、钠、镁、铜等（表4-13）。各种蔬菜中，绿叶菜中含无机盐较多。这些无机盐大部分与酸结合成盐类（如硫酸盐、磷酸盐、有机酸盐），小部分与大分子物质结合参与有机体的构成（如蛋白质中的硫和磷，叶绿素中的镁等）。由于蔬菜中含有草酸，不仅降低蔬菜本身所含的钙、铁等无机盐的吸收率，而且还影响其他食物中钙和铁的吸收。草酸溶于水，所以食用含草酸多的蔬菜时，可以先在开水中焯一下，去除部分草酸，以利于钙、铁的吸收。

表4-13 常见果蔬（可食部分）中钙、磷、铁的含量　　　单位：mg/100g

果蔬名称	钙	磷	铁
橙	20	22	0.4
柑橘	35	18	0.2
苹果	4	12	0.6
梨	9	14	0.5
桃	6	20	0.8
鲜枣	22	23	1.2
葡萄	5	13	0.4
姜（黄姜）	27	25	1.4
大葱	24	24	0.6
大白菜	69	69	0.5
芹菜（白茎）	48	48	0.8
冬瓜	19	19	0.2
韭菜	42	42	1.6
苋菜（紫）	178	178	2.9
菠菜	66	66	2.9

4. 蛋白质

果实中除坚果外蛋白质含量极低。蔬菜中蛋白质的含量相对于水果较多，含氮物质一般在 0.6%～9%。果蔬蛋白质的质量不如动物蛋白好，主要是其中赖氨酸、蛋氨酸含量不足。果蔬蛋白质能提高谷物蛋白质在人体中的吸收利用率。

5. 膳食纤维

蔬菜、水果含丰富的膳食纤维，可促进肠道蠕动，加快粪便的形成和排泄，减少有害物质与肠黏膜接触的时间，有预防便秘、痔疮、阑尾炎、结肠息肉、结肠癌的作用。

6. 芳香物质、有机酸和色素

① 蔬菜、水果中常含有各种芳香物质和色素，使食品具有特殊的香味和颜色，可赋予蔬菜、水果良好的感官性状。如叶绿素、类胡萝卜素、花青素等有鲜艳的色泽，可增进食欲。

② 水果中有机酸以苹果酸、柠檬酸和酒石酸为主。有机酸因水果种类、品种和成熟度不同而异，可增强消化液的分泌，促进食欲，有利于食物的消化。同时有机酸可使食物保持一定酸度，对维生素 C 的稳定性具有保护作用。

7. 酶类、杀菌物质和具有特殊功能的生理活性成分

① 某些蔬菜、水果中含有促进消化的酶：如萝卜中的淀粉酶、菠萝和无花果中的蛋白酶，生食助消化。

② 特殊保健作用：如大蒜含植物杀菌素、含硫化合物，有消炎、降胆固醇的作用；黄瓜含丙醇二酸，有抑制糖类转化为脂肪的作用；南瓜能促进胰岛素分泌；番茄红素可降低患前列腺癌的危险；萝卜所含的酶和芥子油有促进胃肠蠕动、增进食欲、帮助消化的功效；菠菜中含大量抗氧化剂，具有抗衰老、减少老年人记忆力减退的作用；花茎甘蓝含大量萝卜子素，可杀死幽门螺旋杆菌，对预防各种胃病有好处。

三、常用蔬菜营养特性与食疗功效

常用蔬菜的营养特性与食疗功效，见表 4-14。

表 4-14　常用蔬菜的营养特性与食疗功效

蔬菜种类	营养特性	食疗功效与用途	食疗药膳制作及注意事项
叶菜类	叶菜类食物包括白菜、菠菜、油菜、韭菜、苋菜等，蛋白质含量较低，一般为 1%～2%，脂肪含量不足 1%，糖类含量为 2%～4%，膳食纤维含量约为 1.5%。叶菜类是胡萝卜素、维生素 B_2、维生素 C、矿物质及膳食纤维的良好来源。绿叶蔬菜及橙色蔬菜维生素含量较为丰富，特别是胡萝卜素的含量较高，维生素 B_2 含量虽不是很丰富，但在我国居民膳食中仍是维生素 B_2 的主要来源。维生素 C 在菜花、西兰花、芥蓝等含量较高；维生素 B_1、烟酸和维生素 E 的含量普遍较谷类和豆类低，与其水分含量高有关。矿物质含量在 1% 左右，种类较多，包括钾、钠、钙、镁、铁、锌、铜、锰等，是膳食矿物质的主要来源	蔬菜中含有一些酶类、杀菌物质和具有特殊功能的生理活性成分。如萝卜中含有淀粉酶，生食时有助于消化；大蒜中含有植物杀菌素和含硫化合物，具有抗菌消炎、降低胆固醇作用；洋葱、甘蓝、番茄等含有的类黄酮物质为天然抗氧化剂，除具有清除自由基、抗衰老、抗肿瘤、保护心脑血管等作用外，还可保护维生素 C、维生素 A、维生素 E 等不被氧化破坏	叶菜类例如芥菜含有丰富的胡萝卜素，因胡萝卜素为维生素 A 原，所以是辅助治疗干眼病、夜盲症的良好食物。芥菜含有大量的粗纤维；芥菜所含的芥菜酸，是有效的止血成分，芥菜可炒食、凉拌、做菜馅、菜羹，也可拌、炝、做汤等 小白菜是蔬菜中含矿物质和维生素最丰富的菜。小白菜含钙量高，是防治维生素 D 缺乏（佝偻病）的理想蔬菜，含维生素 B_1、维生素 B_6、泛酸等，具有缓解精神紧张的功能。清炒或是与香菇、蘑菇、笋一起炒，还可煮食；可做成菜汤或者凉拌食用；也可围边点缀、加工腌菜等

蔬菜种类	营养特性	食疗功效与用途	食疗药膳制作及注意事项
根茎类	根茎类食物主要包括萝卜、藕、山药、芋头、葱、蒜、竹笋等。根茎类蛋白质含量为1%～2%,脂肪含量不足0.5%,糖类含量相对较高,低者为3%左右,高者可达20%以上。膳食纤维的含量比叶类低,约为1%。胡萝卜中含胡萝卜素最高,每100g中可达4130μg。硒的含量以大蒜、芋头、洋葱、马铃薯等为高	根茎类食物清热润肺,凉血行瘀;熟用,健脾开胃,止泻固精。生用防治热病心烦,口渴喜饮;胃热津伤,噫嗝反胃、衄血、吐血、便血。熟用防治脾胃虚弱,消化不良,少食腹泻,痢疾便血,欲食差,出血等	根茎类食物如藕: 1. 鲜藕120g,捣烂绞汁,加生蜜60g,搅匀不拘时饮。用于暑热或热病伤津,烦渴喜饮 2. 生藕90g,生姜10g,捣烂绞汁,每日分3次服用。用于胃热而胃气不和,恶心呕吐,口渴口干 3. 藕粉12g,加白糖适量,用冷开水少许,调稀,再以沸水冲调成糊状。防治脾胃虚弱消化不良,或痢疾便血 4. 藕适量,切块,加水适量,小火煨炖至烂熟,饮汤食藕。用于脾胃虚弱,或阴虚血少及诸失血证
瓜茄类	瓜茄类食物包括冬瓜、南瓜、丝瓜、黄瓜、茄子、番茄、辣椒等。瓜茄类因水分含量高,所以营养素含量相对较低。蛋白质含量为0.4%～1.3%,脂肪微量,糖类含量为0.5%～0.9%,膳食纤维含量在1%左右,胡萝卜素含量以南瓜、番茄和辣椒为高,维生素C含量以辣椒、苦瓜较高。番茄中的维生素C但受有机酸保护,损失很少,且食入量较多,是人体维生素C的良好来源。辣椒中还含有丰富的硒、铁和锌,是一种营养价值较高的食物	瓜茄类具有预防清热化痰,除烦止渴,利尿消肿,化瘀散血,痰热咳嗽,血热便血,痔疮出血或大便不利,热病烦渴或消渴;水肿,小便不利等功效	瓜茄类如冬瓜: 1. 嫩冬瓜1个,于一头切一盖子,填入冰糖60g,再以盖子封固,放蒸笼上蒸取汁液,每日适量,分2次饮服。用于痰热喘咳或哮喘 2. 冬瓜1个,切块,捣汁,每次服200～300mL,每日2～3次。亦可煨熟取汁饮之。用于热病口渴,消渴 3. 冬瓜500g,切厚片,煮汤食,可略加香油、食盐调味。用于水肿,小便不利。多食能使体瘦轻健,有减肥之功效,或用于肥胖病的防治 注意:脾胃虚寒,久病滑泄者忌食
鲜豆类	鲜豆类食物包括毛豆、豇豆、四季豆、扁豆、豌豆等,与其他蔬菜相比,营养素含量相对较高。蛋白质含量为2%～14%,平均4%左右;脂肪含量不高,除毛豆外,均在0.5%以下;糖类的含量在4%左右;膳食纤维的含量为1%～3%;胡萝卜素含量普遍较高,每100g中鲜豆类胡萝卜素的含量大多在200μg以上。除此,还含有丰富的钾、钙、铁、锌、硒等。鲜豆类食物中核黄素含量与绿叶蔬菜相似	鲜豆类含蛋白质、脂肪、淀粉、磷、钙、铁、维生素B₁、维生素B₂、烟酸等成分,具有健脾和胃,补肾止带等功效	鲜豆类例如豇豆健脾和胃,补肾止带。嫩豇豆荚果150g,蕹菜150g,加水煎汤服,或调以食油、盐、醋等。用于脾虚湿盛,带下量多色白 注意:气滞便结者忌用
菌藻类	菌藻类食物包括食用菌和藻类食物。食用菌是指供人类食用的真菌,有500多个品种,常见的有蘑菇、香菇、银耳、木耳等品种。藻类是无胚、自养、以孢子进行繁殖的低等植物,供人类食用的有海带、紫菜、发菜等。菌藻类植物富含蛋白质、膳食纤维、糖类、维生素和微量元素	1. 菌藻类食物除了提供丰富的营养素外,还具有保健作用。研究发现,蘑菇、香菇和银耳中含有多糖物质,具有提高人体免疫功能和抗肿瘤的作用 　　2. 香菇中所含的嘌呤,可抑制体内胆固醇的形成和吸收,促进胆固醇分解和排泄,有降血脂作用。黑木耳能抗血小板聚集和降低血液凝固,减少血液凝块,防止血栓形成,有助于防治动脉粥样硬化。海带因含有大量的碘,临床上常用来治疗缺碘性甲状腺肿	菌藻类例如蘑菇补益肠胃,润燥化痰 　　1. 鲜蘑菇100g,猪瘦肉100g,均切片,用食油炒制,加水适量煮熟,用盐调味食用。适用于脾虚气弱,食欲不振,身体倦怠,或妇女哺乳期间乳汁分泌不足。对于白细胞减少症、慢性肝炎有良好的辅助治疗作用 　　2. 鲜蘑菇250g,鸡半只。先把鸡肉加水煮开,烹入黄酒,再煮几沸,加入蘑菇和调料,继续用文火炖熟。可防治脾虚纳差、神疲乏力 　　3. 老鸭半只,鲜蘑菇120g,加适量水用文火炖,待鸭酥后,再放入调味食,早晚饮食。用于脾虚食少,气虚乏力 注意:动气发病,不宜多食。不吃野菌藻类蔬菜,防止中毒

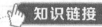 **知识链接** ▶▶▶

怎样辨别催熟的番茄呢？

（1）催熟番茄多为反季节上市；

（2）都为红色，自然成熟番茄柿蒂周围有些绿色；

（3）催熟的番茄较硬，自然成熟的较软；

（4）催熟番茄为多面体，自然成熟者为圆滑；

（5）催熟番茄多为绿籽，瓤不沙，自然成熟籽为土黄色，沙瓤。

四、常用水果营养特性与食疗功效

常用水果的营养特性与食疗功效，见表 4-15。

表 4-15　常用水果的营养特性与食疗功效

水果种类	营养特性	食疗功效与用途	食疗药膳制作及注意事项
鲜果	鲜果种类很多，主要有苹果、橘子、桃、梨、杏、葡萄、香蕉和菠萝等。新鲜水果的水分含量较高，营养素含量相对比较低。蛋白质、脂肪含量一般均不超过 1%，糖类含量差异较大，低者为 5%，高者可达 30%。硫胺素和核黄素含量不高，胡萝卜素和抗坏血酸含量因品种不同而异，其中含胡萝卜素最高的水果为柑橘、杏和鲜枣；含维生素 C 丰富的水果为鲜枣、草莓、橙、柑橘、柿子等。矿物质含量除个别水果外，相差不大，其中枣中铁的含量丰富，白果中硒的含量较高	水果中不仅含有丰富的维生素和矿物质，还含有大量的非营养物质，可以防病治病。如梨有清热降火、润肺去燥等功能，对于肺结核，急性或慢性气管炎和上呼吸道感染患者出现的咽干喉痛、痰多而稠等有辅助疗效；但产妇、胃寒及腹泻者不宜食用	鲜果类如苹果能清热除烦，生津止渴，益脾止泻，助消化 　1. 鲜苹果 1000g，切碎捣烂，绞汁，熬成稠膏，加蜂蜜适量和匀，每次 1 汤匙，用温开水送服。用于胃阴不足，咽干口渴 　2. 苹果 30g，山药 30g，共研细末，每次 15g，加白糖适量，用温开水送服。用于脾胃失和，消化不良，少食腹泻，或久泻而脾阴不足者 　3. 苹果干粉 15g，每日 2～3 次，空腹时服。用于慢性结肠炎腹泻 注意：适合病后或饮酒过度引起的烦热口渴；消化不良或脾胃失和，少食腹泻
坚果	坚果是以种仁为食用部分，因外覆木质或革质硬壳，故称坚果。坚果中蛋白质含量多在 12%～22%，其中有些蛋白质含量更高，如西瓜子和南瓜子中蛋白质含量达 30% 以上；脂肪含量较高，多在 40% 左右，其中松子、杏仁、榛子、葵花子等达 50% 以上。坚果类含必需脂肪酸，是优质的植物性脂肪，糖类的含量较少，多在 15% 以下，但栗子和莲子中含量较高，在 40% 以上。坚果类是维生素 E 和 B 族维生素的良好来源，包括维生素 B_1、烟酸和叶酸。坚果富含钾、镁、磷、钙、铁、锌、硒、铜等矿物质，铁的含量以黑芝麻为最高。坚果中锌的含量普遍较高	许多水果常含各种芳香类物质、有机酸和色素，使其具有特殊的香味和颜色。此外，水果中还含有一些生物活性物质，使其具有抗氧化、抗炎、抗衰老、抗肿瘤、免疫调节、降低血脂、保护心脑血管等作用	坚果类如杏仁润肺平喘，润肠通便 　1. 甜杏仁 12g，胡桃仁 12g，加水煎服。或二者研烂，加蜂蜜，以沸水冲服。用于防治肺燥或虚劳咳嗽 　2. 甜杏仁 12g，胡桃仁 12g，松子仁 12g，生食，或煎汤服食。用于肠燥便秘。现代研究：药理实验证实杏仁有止咳平喘作用 注意：大便溏泄者忌服

续表

水果种类	营养特性	食疗功效与用途	食疗药膳制作及注意事项
干果	干果是新鲜水果经过加工晒干制成,如葡萄干、杏干、柿饼等。由于加工的影响,维生素损失较多,尤其是维生素 C。除个别水果外,大部分矿物质含量相差不大	干果便于运输,别具风味,有一定的食用价值。水果中的糖类主要以双糖或单糖形式存在,所以食之甘甜	干果类可直接食用,营养价值较鲜果略差

五、加工烹饪过程中营养素的保护

蔬菜、水果在加工烹饪过程中营养素会有所损失。热焯可导致维生素 C、维生素 B_1、叶酸等维生素的分解损失和溶水损失,同时造成钾元素的溶水流失,应严格控制时间并提高冷却效率。然而,热焯也有较明显的健康益处,可除去 2/3 以上的草酸、硝酸盐、亚硝酸盐和有机磷农药,因而对于提高营养素的利用率、提高食品安全性均有帮助。同时,热焯可钝化氧化酶和水解酶类,有助于在以后的加工和储藏过程中减少营养素的损失,并帮助保存多酚类等有益健康的成分。蔬菜热焯后的维生素平均损失率见表 4-16。

表 4-16　蔬菜热焯后的维生素平均损失率　　　　　　单位:%

食物名称	维生素 C	维生素 B_1	维生素 B_2	烟酸
青豆	26	9	5	7
豌豆	24	12	25	27
菠菜	39	23	19	11
芦笋	5	8	10	6

蔬菜加工过程虽然往往造成维生素的损失,但也可能带来矿物质含量的增加。例如,为了保持蔬菜的脆度,腌制和罐藏工艺中往往采用氯化钙溶液浸泡方法。又如,为保持蔬菜的绿色,往往采用硫酸锌真空渗透的方法,可使锌含量显著提高。护色时采用热处理方法可能会增加钠的含量,却会带来维生素 C 的损失。

蔬菜的烹调主要造成维生素 C 和叶酸的损失。在快炒或一般炖煮情况下,其损失率通常在 20%～50%。在同样加热时间下,微波烹调的维生素 C 损失高于普通烹调方法,但由于微波加热所需时间较短,总体的营养素损失率与普通烹调方法基本相当。烹调可促进胡萝卜素、番茄红素、维生素 K 等有益成分的吸收,并减少蔬菜的体积,增加蔬菜的摄食量,在一定程度上对膳食营养平衡有利。

除柑橘类和山楂等酸味水果外,富含维生素 C 的水果以生食为佳。但是水果加工品保存了水果的特有风味,其中损失最大的营养素是维生素 C 和叶酸,胡萝卜素损失不大。

果酱和果脯加工中需要加大量蔗糖长时间熬煮或浸渍,一般含糖量可达 50%～70%。因此,大量消费这类产品可能带来精制糖摄入过量的问题。部分果酱加工中添加果胶,带来可溶性膳食纤维的增加。

水果干制可导致 10%～50% 的维生素 C 损失,在酸性条件下损失少。其中的矿物质得到浓缩。例如,杏干、葡萄干、干枣等均为多种矿物质的良好来源。

水果在制作果脯、果干过程中往往用盐类进行处理,带来某些矿物元素含量的上升。例如,用 100mg/kg 的氯化钙溶液进行真空渗透处理,可使桃果块的钙含量上升。为预防褐变,用二氧化硫熏蒸可带来硫含量的大幅度上升。

水果可以加工成多种果酒。与蒸馏酒相比,果酒中酒精度低,并含有较丰富的糖类、氨基酸、矿物质和维生素，并含有水果中有益健康的一些有机酸类、多酚类物质和风味物质等。有研究认为，少量饮用果酒具有降低心脏病发病率的作用。近来发现葡萄酒中有微量白藜芦醇。由于果酒的生产可以有效利用水果加工中的皮、渣、核等副产品，因而对农产品综合利用具有重要意义。

六、蔬菜、水果的卫生问题及其安全食用

蔬菜、水果的主要卫生问题及其安全食用见表 4-17。

表 4-17　蔬菜、水果的主要卫生问题及其安全食用

卫生问题	污染源	污染途径	对人体的危害	食用安全防范措施
细菌及寄生虫污染	人畜粪便和生活污水以及在运输、储藏或销售过程中卫生管理不当	1. 蔬菜、水果在栽培过程中施肥 2. 运输、储藏、销售过程中由于表皮受损等原因受到污染	食用被细菌或寄生虫感染的蔬菜、水果会导致腹泻、呕吐等食物中毒现象，严重可致休克	1. 减少有毒物质的排放，使用天然无毒无害化肥 2. 运输、储藏、销售过程中合理保藏蔬菜和水果，减少损害，防止污染
农药污染	农药	1. 防治害虫和除草直接施用农药 2. 通过水、空气、土壤等途径从污染的环境中吸附 3. 在储存、运输及销售中由于防护不当受到污染等 4. 农药残留	1. 甲胺磷为高毒杀虫剂，禁止在蔬菜、水果上使用 2. 有机磷农药属于神经毒，主要抑制生物体内胆碱酯酶活性，部分品种有迟发性神经毒作用。慢性中毒主要使神经系统、血液系统和视觉受到损伤	1. 加强对农药生产和经营的管理 2. 安全合理使用农药，不超标 3. 制定和严格执行食品中农药限量标准 4. 发展高效、低毒、低残留的农药 5. 推广化学防治、生物防治、物理防治等综合防治技术
工业废水污染	工业废水中的有害物质，如镉、铅、汞、酚等	未处理或处理不彻底的工业废水对农田、菜地、果园的灌溉	日本曾发生"水俣病"、"骨痛病"是由于含汞、镉污水灌溉所造成的	1. 积极治理工业废气、废水、废渣，减少环境污染 2. 加强农药、化肥的管理 3. 加强食品卫生监督管理
其他污染	自然灾害如干旱等，化肥过量	植物生长遭遇自然灾害或收获后不恰当存放、储藏和腌制，以及土壤长期过量施用氮肥	长期食用被激素污染的蔬菜和水果会造成机体内分泌功能失调，影响正常发育	1. 保护环境，多植树，防止水土流失以及干旱 2. 收获后正确储藏或加工 3. 发展高效、低毒、低残留的农药

（王劲松　周　标）

第五节　畜禽肉类营养价值分析与安全食用

一、畜禽肉类的分类

膳食中常用的肉类包括畜肉、禽类及其脏器，鱼、虾和蟹等水产品及其制品。肉类食品主要提供优质的蛋白质、脂肪、无机盐、维生素及浸出物等营养成分，不但营养价值极高，消化吸收率高，而且可以烹饪成各种美味佳肴，因此，动物性食品是人体优质蛋白、脂类、脂溶性维生素、B族维生素和矿物质的主要来源。

畜禽肉类包括畜肉和禽肉，前者指猪、牛、羊等的肌肉、内脏及其制品，后者包括鸡、鸭、鹅等的肌肉及其制品。畜禽肉的营养价值较高，可加工烹饪成各种美味佳肴，是一种食用价值很高的食物。

二、畜禽肉类的营养价值

1. 畜肉的营养价值

畜肉包括牛、羊、猪等大牲畜肉及其内脏，其中的蛋白质、维生素和矿物质的含量随动物的种类、年龄、肥育度和部位的不同而有很大的差异。畜肉是膳食中蛋白质、脂肪和 B 族维生素的重要来源。部分畜肉的营养素含量见表 4-18。

表 4-18　几种畜肉的某些营养素含量

食物名称	蛋白质 /(g/100g)	脂肪 /(g/100g)	硫胺素 /(mg/100g)	核黄素 /(mg/100g)	烟酸 /(mg/100g)	视黄醇 /(μg/100g)	铁 /(mg/100g)
猪里脊	20.2	7.9	0.47	0.12	5.1	5	1.5
猪排骨肉	13.6	30.6	0.36	0.15	3.1	10	1.3
猪肝	19.3	3.5	0.21	2.08	15.0	4972	22.6
牛后腿	19.8	2.0	0.02	0.18	5.7	2	2.1
羊后腿	15.5	4.0	0.06	0.22	4.8	8	1.7
兔肉	19.7	2.2	0.11	0.10	5.8	212	2.0

（1）蛋白质　畜肉类蛋白质含量一般为 10%～20%，其蛋白质含量多少与动物种类、年龄及脂肪和瘦肉的相对数量有关。肥度高，蛋白质的含量就少。畜肉属于动物的肌肉组织。在肌肉中，蛋白质占总固形物的 80% 左右。

在各种畜肉中，猪肉的蛋白质含量较低，平均仅在 15% 左右；牛肉较高，达 20% 左右；羊肉的蛋白质含量介于猪肉和牛肉之间；兔肉蛋白质含量也达 20% 左右。肥肉中蛋白质含量仅为 2%～3%。动物不同部位的肉，因肥瘦程度不同，其蛋白质含量差异较大。例如：猪里脊肉蛋白质含量约为 21%，后臀尖约为 15%，肋条肉约为 10%，奶脯仅为 8%。

（2）脂肪　畜肉中脂肪含量为 10%～36%，肥肉中高达 90%。其在动物体内的分布，随肥瘦程度、部位有很大的差异。猪肉的脂肪含量高于牛肉、羊肉，平均来说，猪肉约 59%，羊肉约为 28%，牛肉约为 10%。

从脂肪酸组成来看，畜肉类以饱和脂肪酸为主，主要成分是甘油三酯，还有少量卵磷脂、胆固醇和游离脂肪酸。胆固醇在肥肉中为 109mg/100g，在瘦肉中为 81mg/100g，内脏含胆固醇也较高（内脏为 200～400mg/100g），猪脑中最高，约为 2571mg/100g。动物脂肪熔点接近人的体温，易消化。

（3）维生素　瘦肉是 B 族维生素良好来源，如维生素 B_1、维生素 B_2、烟酸，尤以维生素 B_1 含量高。瘦肉中基本不含维生素 A 和维生素 C。动物内脏和瘦肉相比，含有丰富的维生素 A 和核黄素，各种脏器都富含 B 族维生素，肝脏是各种维生素最丰富的器官，猪肉、牛肉、羊肉三者比较，猪肉的维生素 B_1 含量最高，牛肉中叶酸含量最高。猪肉中维生素 B_1 含量受饲料影响，牛肉、羊肉的维生素含量不受饲料的影响。

家畜内脏富含多种维生素。其中肝脏是各种维生素在动物体内的储藏场所，是维生素 A、维生素 D、维生素 B_2 的极好来源；生物素、叶酸、维生素 B_{12} 等维生素的含量也都不同程度地高于畜肉。羊肝中的维生素 A 含量高于猪肝。除此之外，肝脏中还含有少量维生素 C 和维生素 E。心、肾等内脏的维生素含量均较瘦肉高。

（4）矿物质　畜肉中矿物质含量为 0.8%～1.2%，含量与肥瘦有关。瘦肉含无机盐较多，有铁、磷、钾、钠、镁等，其他微量元素有铜、钴、锌等。其中钾含量最高，其次是磷和钠，钙含量较低。铁以血红素形式存在，不受其他因素影响，生物利用率高，是膳食铁的良好来源。

知识链接 ▶▶

冷却排酸肉

1. 冷却排酸肉是指在牲畜宰杀后，肉品在 0～4℃放置 24h。

2. 冷却环境下，酶的活性和大多数微生物的生长繁殖受到抑制。

3. 冷却肉表面形成一层干油膜，能够减少水分蒸发，阻止微生物的侵入和在肉的表面繁殖。

4. 时间上的延迟使肌肉组织的纤维结构发生变化，容易咀嚼和消化，吸收利用率也高，口感更好。

（5）含氮浸出物　煮肉食溶出的成分即为浸出物，以含氮化合物最多。肉的浸出物成分中含有的主要有机物为：核苷酸、胍类化合物（肌酸等）、嘌呤碱、氨基酸、肽和有机酸等。肉中含浸出物成分与肉的风味、滋味和气味有密切关系，浸出物越多，肉味越鲜美。浸出物含量虽然不多，但能促进胃液分泌，对蛋白质和脂肪的消化起到很好的作用。

2. 禽肉的营养价值

禽肉营养价值与畜肉相似，禽肉的脂肪含量很少，熔点低（20～40℃），含有 20%的亚油酸，易于消化吸收。禽肉蛋白质含量约为 20%，其氨基酸组成接近人体需要。此外，禽肉含氮浸出物较多，并且含有较多的柔软结缔组织，均匀分布于肌肉组织内，因此质地较畜肉细嫩，炖汤味道较畜肉更为鲜美，更易于消化。

（1）蛋白质　禽肉含蛋白质一般约为 20%。常见禽肉的蛋白质含量每 100g 可食部分鸡肉为 19.3g，鹅肉为 17.9g，鸭肉为 15.5g（表 4-19）。禽肉蛋白质能提供各种必需氨基酸。去皮鸡肉和鹌鹑肉的蛋白质含量就比畜肉稍高，为 20%左右。鸭肉、鹅肉的蛋白质含量分别为 16%和 18%。禽肉的蛋白质也是优质蛋白质，生物价与猪肉和牛肉相当。各部位的蛋白质含量略有差异，如鸡胸脯的蛋白质含量约为 20%，鸡翅约为 17%。在禽类内脏中，胗的蛋白质含量较高，为 18%～20%，肝脏和心脏含蛋白质 13%～17%。

表 4-19　每 100g 鸡、鸭、鹅及其内脏中的主要营养素含量

食物名称	蛋白质/g	脂肪/g	视黄醇/μg	硫胺素/mg	核黄素/mg	钙/mg	铁/mg	胆固醇/mg
鸡	19.3	9.4	48	0.05	0.09	9	1.4	106
鸡肝	16.6	4.8	10410	0.33	1.10	7	12.0	356
鸡胗	19.2	2.8	36	0.04	0.09	7	4.4	174
鸭	15.5	19.7	52	0.08	0.22	6	2.2	94
鸭肝	14.5	7.5	1040	0.26	1.05	18	23.1	341
鸭胗	17.9	1.3	6	0.04	0.15	12	4.3	135
鹅	17.9	19.9	42	0.07	0.23	4	3.8	74
炸鸡（肯德基）	20.3	17.3	23	0.03	0.17	109	2.2	198
北京烤鸭	16.6	38.4	36	0.04	0.32	35	2.4	—
盐水鸭（熟）	16.6	26.1	35	0.07	0.21	10	0.7	81

（2）脂肪　禽肉的营养价值与畜肉相似，不同在于脂肪含量少，而且熔点低，含 20%左右的亚油酸，易于消化吸收，营养价值高于畜肉脂肪。禽肉中脂肪含量很不一致，每 100g 可食部分为鸡肉约 9.4g，而肥鸭、肥鹅可达 19.7%甚至更高。禽类脂肪和畜类脂肪的主要脂肪酸含量比较见表 4-20。

表 4-20   禽类脂肪和畜类脂肪的主要脂肪酸含量比较

油脂名称	脂肪酸含量/%					
	饱和脂肪酸		不饱和脂肪酸			
	棕榈酸	硬脂酸	棕榈烯酸	油酸	亚油酸	亚麻酸
猪油	26.0	15.7	2.3	44.2	8.9	—
牛油	25.3	28.6	3.4	28.8	1.9	1.0
羊油	18.2	35.9	3.1	33.0	2.9	2.4
鸡油	20.0	5.3	6.2	39.6	24.7	1.3
鸭油	21.6	7.3	3.6	51.6	14.2	0.8

（3）维生素　禽肉中维生素丰富，B族维生素含量与畜肉接近，此外肌酸含量也较高，并含有丰富的维生素 E。禽肉的内脏中富含维生素 A 和维生素 B_2。

（4）矿物质　与畜肉相同，禽肉中铁、锌、硒等矿物质含量很高，但钙的含量不高。禽类肝脏和血中的铁含量可达 10～30mg/100g，可称铁的最佳膳食来源。

禽类的肝脏中富含多种矿物质，且平均水平高于禽肉。禽类的心脏和胗也是含矿物质非常丰富的食物。

（5）含氮浸出物　含氮浸出物与年龄有关，同一品种幼禽肉汤中含氮浸出物低于老禽，所以人们习惯用老母鸡煨汤，而以仔鸡炒食，但是禽肉经煮沸后蛋白质遇热凝固，仅有很小一部分水解为氨基酸而溶于汤中，大部分蛋白质仍在肉中。禽肉除一般烹调外，还加工成酱鸭、风鸡、板鸭等制品。

👆 知识链接 ▶▶▶

是禽肉更有营养还是猪肉更有营养呢？

1. 禽肉中的蛋白质含量高于猪肉，其中鸡肉的蛋白质含量约为 20%，鹅肉约为 18%，鸭肉约为 16%。

2. 禽肉是老年人、心血管疾病者较好的蛋白质食品来源，对体质虚弱、病后或产后的人群也非常适宜。

3. 禽肉的铁含量不及猪肉，但禽类的肝脏富含多种矿物质，其平均水平高于猪肉。

三、常用畜禽肉类营养特性与食疗功效

常用畜禽肉类营养特性与食疗功效见表 4-21。

表 4-21   常用畜禽肉类的营养特性与食疗功效

畜禽种类	营养特性	食疗功效与用途	食疗药膳制作及注意事项
猪肉	猪肉的蛋白质含量较低，平均仅在 15% 左右，含蛋白质、脂肪、B族维生素、磷、钙、铁等	滋阴润燥，益气补血。防治：温热病后，热退津伤，口渴喜饮；肺燥咳嗽，干咳少痰，咽喉干痛，肠道枯燥，大便秘结；气血虚亏，羸瘦体弱	1. 猪瘦肉 500g，切块，当归 30g，加水适量，以小火煎煮。可稍加食盐调味，除去药渣，饮汤吃肉。分2～3 次服食。用于血虚所致的头昏眼花，疲倦乏力 2. 黄花菜 80g，用水泡后洗净切碎，与猪肉末 400g 合并，加入少量葱末、食盐、酱油、姜末、味精，调成肉馅，做成肉饼，油煎或烙熟，分顿食用。适用于妇女产后气血不足所致的乳汁缺乏或无乳 注意：湿热痰滞内蕴者慎用

续表

畜禽种类	营养特性	食疗功效与用途	食疗药膳制作及注意事项
牛肉	牛肉含蛋白质、脂肪、钙、磷、铁、维生素 B_1、维生素 B_2 和胆甾醇等。性味归经：味甘、性平；入脾、胃经 现代研究：牛肉所含的必需氨基酸较多，如色氨酸、赖氨酸、苏氨酸、亮氨酸、缬氨酸等，故其营养价值很高	补脾胃，益气血，强筋骨。防治：脾虚少食，水肿，虚损羸瘦；筋骨不健，腰膝酸软等	1. 牛肉250g，山药30g，莲子30g，茯苓30g，小茴香30g(布包)，大枣30g，加水适量，小火煮至烂熟，酌加食盐调味，饮汤吃肉。药物除去小茴香外，均可食用 2. 牛肉500～1000g，切成小块，加水适量，用小火煮成浓汁，少加食盐调味。时时饮用。用于脾胃虚弱，营养不良，面浮足肿，小便短少，或脾胃阴虚，消渴多饮 3. 牛肉胶冻500g，茯苓120g，炖溶，空腹用酒服用，每次9～12g，用于大病极度羸瘦 注意：火热证者忌食
羊肉	羊肉含丰富的蛋白质、脂肪、磷、铁、钙、维生素 B_1、维生素 B_2 和烟酸、胆甾醇等。性味归经：味甘、性温；入脾、肾经	益气补虚，温中暖下。防治：脾胃虚寒，腹痛，少食，或时欲呕吐；肾阳虚衰，腰膝酸软，四肢不温，尿频，阳痿等	1. 羊肉250g，当归30g，生姜15g，加水煎至羊肉烂熟，去渣取汁服。用于脾胃虚寒，腹中隐隐作痛，或气血不足，中阳不振，畏寒怕冷，疲倦羸瘦等 2. 羊肉250g，切成小粒，粳米80g，加水煮成粥，酌加食盐、生姜、花椒调味。可分作2～3次服用。适用于脾胃虚弱，食欲不振，或虚寒呕逆 3. 羊肉250g，煮熟切片，用大蒜15g，捣烂，以适量煎熟的食油(或辣椒油)、盐等拌匀食用。用于肾虚阳痿，腰膝酸软，遗尿或尿频 注意：凡外感时邪或内有宿热者忌用
鸡肉	鸡肉含蛋白质、脂肪、钙、磷、铁、镁、钾、钠、维生素 A、维生素 B_1、维生素 B_2、维生素 C、维生素 E 和烟酸等。性味归经：味甘、性温；入脾、胃经	温中补脾，益气养血，补肾填精。防治：脾胃虚弱，食少反胃，腹泻，水肿；病后气血不足，体弱乏力，头晕心悸，或产后缺乳；肾虚所致的小便频繁，遗精，耳鸣耳聋，月经不调；疮疡久不愈合等	1. 母鸡1只，人参、当归各15g，一同煮烂，加食盐调味，分次食用。辅助治疗病后脾胃虚弱，气血不足引起的倦怠乏力，反胃呕吐 2. 鸡肉适量，剁烂做馅，包馄饨煮食。用于脾胃虚弱，营养不良，面色萎黄，身体瘦弱，或老人泻痢饮食不进等 3. 公鸡1只，用米酒和水各半煮熟，趁热食用。亦可加姜、椒、食盐少许调味。用于肾虚精亏，耳鸣耳聋、阳痿、遗尿等 4. 鸡肉500～1000g，赤小豆250g，加水煮熟，饮汤食肉。用于脾虚或营养不良所引起的水肿 注意：凡实证、热证或邪毒未清者不宜
鸭肉	鸭肉含蛋白质、脂肪、钙、磷、铁、烟酸和维生素 B_1、维生素 B_2。性味归经：味甘、咸，性微凉；入脾、胃、肺、肾经	滋阴清热，健脾益胃，利水消肿。防治：虚劳骨蒸发热，咳嗽痰少，咽喉干燥，头晕头痛；脾阴不足，饮食减少或挟有水湿，水肿，小便不利	1. 老鸭1只，母鸡1只，取肉切块，加水适量，以小火炖至烂熟，加盐少许调味服食。用于产后失血，眩晕心悸或血虚所致的头昏头痛 2. 青头公鸭1只，切块，加水5000mL煮至1000mL左右，一顿饮完浓汁，并盖上厚被，以汗出为佳。辅助治疗水湿停聚，腹部胀大 3. 鸭1只，取肉切块；海带60g，泡软洗净，加水一同炖熟，略加食盐调味服食。用于防治高血压、血管硬化 注意：脾虚便溏或外感未清者不宜用

四、加工烹饪过程中营养素的保护

　　动物屠宰后发生一系列生物化学变化和物理变化，肉经历了僵直、解僵、自溶三阶段，僵直状态的肉持水性低，风味低劣，肉质较差。成熟后肉的香味增加，肉持水性回升，营养价值得到提高，但如果继续暴露在常温下，则肉发生腐败，蛋白质、氨基酸分解，如组氨酸、酪氨酸和色氨酸分别形成组胺、酪胺和色胺等有毒物质，脂肪发生酸败，糖发酵造成有机酸积累，产生酸败气味和腐败臭味，营养价值降低。

动物性食品加工的第一步往往是整形和腌制。腌制中的亚硝酸盐具有氧化性，可以使维生素 C 和维生素 E 损失，然而这两种营养素并非肉类的重要营养素。腌制使肌肉中的蛋白质溶出，改善了产品的持水能力，对蛋白质的生物价没有影响。但腌制和调味可大大提高产品的钠含量。添加肥肉、肥肉糜可使产品的脂肪含量上升。

烹饪动物性食品时，常用炒、焖、煮、炖等方式，一般烹饪温度对蛋白质的影响不大，但温度过高时蛋白质会发生交联、脱硫、脱氨基等变化，使生物价降低。温度过高时蛋白质会焦糊，产生有毒物质，并失去营养价值。经过烹调后，蛋白质变性，更有利于人体消化吸收。无机盐在水煮加热过程中损失较多，如猪肉中无机盐损失达 34.2%。受高温处理时，B 族维生素损失较大。如猪肉切丝用炒的方法，维生素 B_1 可保存 87%，用蒸肉丸方式保存率为 53%。

五、畜禽肉类的卫生问题及其安全食用

畜禽肉类的主要卫生问题及其安全食用见表 4-22。

表 4-22　畜禽肉类的主要卫生问题及其安全食用

卫生问题	污染源	污染途径	对人体的危害	食用安全防范措施
肉类的腐败变质	肉中所含的各种酶类以及细菌如各种需氧球菌、大肠埃希菌、普通变形杆菌、化脓性球菌、兼性厌氧菌、厌氧菌等	1. 刚宰杀后的肉在组织酶作用下分解为乳酸和游离磷酸，增加肉的酸度，使肌凝蛋白凝固，导致肌纤维硬化僵直，产生异味 2. 常温下存放的肉会在自身组织酶的分解下发生自溶，影响肉的质量 3. 肉的自溶为细菌侵入、繁殖创造了条件，细菌的酶分解使肉变质 4. 不适当的生产加工和保藏条件促进肉类的腐败变质	肉品受细菌等微生物的污染易于腐败变质，导致人体发生食物中毒等现象	1. 健康畜禽屠宰、加工、运输、销售等环节均处于无污染环境中 2. 畜禽屠宰后尽快合理储藏 3. 畜禽因疲劳过度，宰杀后肉的后熟力不强，产酸少，难以抑制细菌的生长繁殖，因此屠宰前，要使畜禽保持健康状态
易受人畜共患传染病污染	炭疽杆菌、鼻疽杆菌、口蹄疫病毒、滤过型病毒、猪瘟病毒、丹毒杆菌、猪出血性败血症杆菌、结核杆菌、布氏杆菌等	1. 细菌经皮肤接触或由空气吸入 2. 通过消化道、呼吸道和损伤的皮肤和黏膜感染 3. 布氏杆菌主要经皮肤、黏膜接触感染 畜禽感染细菌后，人接触或食用病畜禽，易受感染	畜禽传染病易传染给人体，主要通过接触、食用病体畜禽肉感染	1. 发现炭疽或鼻疽病畜禽需在 6h 内隔离消毒，病畜禽一律不准屠宰和解体，应整体高温化制或深坑加生石灰掩埋，所有病畜禽接触过的物品需消毒 2. 发现患口蹄疫的畜禽要立即宰杀，杜绝疫源传播，同群畜禽全部屠宰，高温处理。凡接触过病畜禽的一切事物均应进行严格消毒 3. 感染猪瘟、猪丹毒等发生病变的畜禽做工业用或销毁 4. 全身结核且消瘦病畜禽全部销毁，未消瘦者切除病灶部位销毁，其余部分高温处理后可食用 5. 感染布氏杆菌的畜禽废弃生殖器和乳房，其余不受限制食用

续表

卫生问题	污染源	污染途径	对人体的危害	食用安全防范措施
人畜共患寄生虫病	囊虫病病原体、旋毛虫、蛔虫、姜片虫、猪弓形虫病等寄生虫	囊虫的幼虫、旋毛虫、蛔虫、姜片虫等寄生虫寄生在畜禽肌肉组织内,人食用有寄生虫的肉后患寄生虫病	1. 人食用有囊尾蚴的肉后,囊尾蚴在人的肠道内发育成成虫并长期寄生在肠道内,引起人的寄生虫病,虫卵经消化孵出幼虫,幼虫进入肠壁并通过血液达到全身,使人患囊尾蚴病,严重损害人体健康 2. 人食用含旋毛虫包囊的肉后,幼虫发育成成虫,并产生大量新幼虫进入人体肠壁,随血液移动到身体各部位,引起恶心、呕吐、腹泻、高烧、肌肉酸痛、运动受限等症状,损害人体健康,当幼虫进入脑脊髓可引起脑膜炎症状	1. 加强肉品的卫生管理,畜禽肉须加盖兽医卫生检验合格印戳才允许销售 2. 加强市场管理,防止贩卖病畜禽肉 3. 对消费者开展宣传教育 4. 肉类食用前需充分加热,烹调时防止交叉污染 5. 对患者应及时驱虫,加强粪便管理
药物残留	防止畜禽疫病及提高畜产品的生产效率使用的各种药物,如抗生素、抗寄生虫药、生长促进剂、雌激素等	在畜禽生长过程中使用的各种药物,在畜禽肉及内脏中有残留,残留过量时会危害食用者的健康	1. 经常食用含药物残留的肉可使人产生耐药性,影响药物的治疗效果 2. 对其中某些药物过敏的人群具有潜在的危险性 3. 改变人肠道菌群的微生态环境,造成菌群失调,可能造成人体发生条件致病菌感染 4. 长期食用含β受体激动剂的肉类食品,可使人体失去对肾上腺素的敏感性;激素药物在肝脏内残留存在致癌性 5. 食用具有药物残留的畜禽肉会引起食用者中毒	严格按照我国《动物性食品中兽药最高残留限量》、《食用动物禁用的兽药及其他化合物清单》、《药品管理法》等规定使用药物
禽畜肉制品加工卫生管理	屠宰、加工环境污染,保藏不当等	屠宰过程中受到污染使原料肉的卫生质量不合格,加工过程中环境污染以及食品添加剂的使用	损害食用者健康	1. 合理宰杀,宰后合理保存 2. 加工时加强卫生检验 3. 严格按照国家相关规定使用食品添加剂,防止滥用添加剂

（王劲松 季兰芳）

第六节 水产类营养价值分析与安全食用

一、水产类的分类

水产动物种类繁多,全世界仅鱼类就有2.5万～3.0万种,更有软体类、甲壳类、海兽类和藻类等众多海洋生物。这些丰富的海洋动物资源作为高生物价的蛋白质、脂肪和脂溶性维生素来源,在人类的营养领域具有重要作用。水产品中还含有氨基乙磺酸,即牛磺酸,能促进胎儿和婴儿大脑发育、防止动脉粥样硬化,是维持血压、保护视力的有益物质。

水域中蕴藏的经济动物、植物（鱼类、软体类、甲壳类、海兽类和藻类）的群体数量，统称为水产资源。水域中人工捕捞、获取的水产资源叫水产品。由可供人类食用的水产资源加工而成的食品，称为水产食品。作为膳食的水产品种类主要有鱼、虾、蟹、贝类、藻类等，可提供丰富的优质蛋白质、脂肪和脂溶性维生素。

按照获取的水域不同，水产食品资源可以分为淡水水产资源和海水水产资源两种；按照生物学分类，可以分为水产动物和藻类。

二、水产类的营养价值

1. 鱼类

（1）蛋白质　鱼类含蛋白质15％～25％，氨基酸组成与肉类相似，其营养价值堪比畜肉、禽肉，是膳食蛋白质的良好来源。鱼类的肌肉组织含量比较高，肌肉纤维细短，间质蛋白含量少，水分含量高，组织柔软细嫩，比畜禽类肌肉更易消化吸收，且水产动物的必需氨基酸含量与组成都略优于禽畜产品。鱼肉蛋白质氨基酸组成中，甘氨酸偏低。

（2）脂肪　鱼类脂肪含量一般为1％～3％，主要分布在皮下和内脏周围。脂肪酸组成中不饱和脂肪酸高（富含花生四烯酸），占80％，熔点低，消化吸收率达95％。

鱼类，尤其是海鱼的脂肪中，含二十二碳六烯酸（DHA），是大脑营养必不可缺的多不饱和脂肪酸；还含二十碳五烯酸（EPA），有降低血中胆固醇、防止血栓形成及降低动脉粥样硬化等心脑血管疾病、抗癌防癌的功效。鱼类的胆固醇含量一般为100mg/100g，但鱼子中含量高，如鲻鱼子的胆固醇含量为1070mg/100g。每100g白肉海鱼（鲜重）中的蛋白质和脂类成分含量见表4-23。

表 4-23　每100g白肉海鱼（鲜重）中的蛋白质和脂类成分含量

鱼　种	能量/kcal	蛋白质/g	脂肪/g	饱和脂肪酸/g	$\omega-3$脂肪酸/g	胆固醇/g
阿拉斯加狭鳕	81	17	1	0.2	0.2	99
太平洋真鳕	82	18	1	0.2	0.2	71
黑鳕	195	14	15	3.2	1.4	56
太平洋大比目鱼	110	21	2.5	0.3	0.4	54
鲽鱼	91	15	1.2	0.2	0.4	48

此外，鱼类中的脂肪含量和脂肪酸分布还受到鱼龄、季节、栖息环境、摄食状态等因素的影响。鱼油中的$\omega-3$脂肪酸含量见表4-24。

表 4-24　鱼油中的$\omega-3$脂肪酸含量

鱼　　种	二十碳五烯酸 （20：5）	二十二碳六烯酸 （22：6）	鱼　　种	二十碳五烯酸 （20：5）	二十二碳六烯酸 （22：6）
鲐鱼	0.65	1.10	鳕鱼	0.08	0.15
鲑鱼（大西洋）	0.18	0.61	鲽鱼	0.11	0.11
鲑鱼（红）	1.30	1.70	鲈鱼	0.17	0.47
鳟鱼	0.22	0.62	黑线鳕	0.05	0.10
金枪鱼	0.63	1.70	舌鳎	0.09	0.09

（3）维生素　鱼类是维生素的良好来源，维生素A、B族维生素、维生素D、维生素E高于禽畜类。鳕鱼中的维生素B_2含量高，如黄鳝丝含2.08mg/100g。海鱼的肝脏是维生素

A、维生素 D 和维生素 E 富集的食物。某些生鱼中含有硫胺素酶，可破坏维生素 B_1。所以鲜鱼应尽快加工冷藏，以减少维生素 B_1 的损失。

（4）矿物质　鱼类矿物质含量为 $1\%\sim2\%$，磷的含量占总灰分的 40%，钙、钠、氯、钾、镁含量丰富。钙的含量较畜禽肉高，为钙的良好来源。海水鱼类含碘丰富，有的海水鱼含碘 $0.05\sim0.1\mathrm{mg}/100\mathrm{g}$。此外，鱼类含锌、铁、硒也比较丰富。

（5）含氮浸出物　含氮浸出物中的胶原蛋白和黏蛋白，存在于鱼类的结缔组织和软骨中，是鱼汤冷却后形成凝胶的主要物质，鱼类的非蛋白氮占总氮的 $9\%\sim38\%$，主要由游离氨基酸、氧化胺类、胍类、嘌呤类等组成，故呈现鲜味。

2. 甲壳类和软体动物类

甲壳类和软体动物类主要包括虾、蟹、贻贝、扇贝、章鱼、乌贼、牡蛎等。

甲壳类和软体动物类蛋白质含量多数在 15% 左右，其中蟹肉、虾肉中含蛋白质 $15\%\sim20\%$，必需氨基酸的种类、含量较高，属优质蛋白质。其中，蟹黄蛋白质含量高于蟹肉。河蚬、田螺等蛋白质含量较低，为 7% 左右。在贝类肉质中含有丰富的牛磺酸，其含量普遍高于鱼类，尤以海螺、杂色蛤最高，每百克新鲜可食部分中含有牛磺酸 $500\sim900\mathrm{mg}$。

甲壳类和软体动物的脂肪和碳水化合物含量较低。脂肪含量平均在 1% 左右，其中虾蟹等含量较高，且含较多不饱和脂肪酸，EPA、DHA 丰富。糖类平均为 3.5% 左右，其中海蜇、鲍鱼、牡蛎等较高，在 $6\%\sim7\%$。

甲壳类和软体动物的维生素含量与鱼类相似。虾蟹类富含维生素 A、维生素 B_1、维生素 B_2 及烟酸等维生素。在扇贝、贻贝中含有较多的维生素 E。

甲壳类和软体动物的矿物质含量多在 $1.0\%\sim1.5\%$，其中钙、钾、磷、铁、锌等含量丰富。在虾皮中含钙量较高，为 $991\mathrm{mg}/100\mathrm{g}$。

3. 藻类

我国藻类资源有上千种，其中有经济价值的有 100 多种，如海带、紫菜、海白菜、裙带菜等。它们含有丰富的蛋白质、糖类，脂肪很少，还有多种维生素，无机盐中钾、钙、氯、钠、硫、铁、碘、锌含量都很高，特别是铁、钙、碘等相当高；含纤维素 $3\%\sim9\%$，有防止便秘的作用。

4. 珍贵水产品

有些珍贵水产品，只因稀少而名贵。如鱼翅、海参等，干海参的蛋白质含量高达$75\%\sim80\%$，但氨基酸组成不平衡，缺乏色氨酸，营养价值不及一般鱼肉。

三、常用水产类营养特性与食疗功效

常用水产品营养特性与食疗功效见表 4-25。

四、加工烹饪过程中营养素的保护

水产品原料在烹饪加工过程中，由于受温度、渗透压、酸碱度、空气中的氧以及酶活力改变等因素的影响，可使原料发生一系列的物理变化或化学变化。通过这些变化，即可改善食品的色香味、形态和质地等感官质量，也可以提高某些成分的营养价值及消化吸收率，破坏或杀灭生鲜原料中的有毒成分及微生物和寄生虫卵等，有利于人体需要。但是，在烹饪过程会使一些营养素受到损失破坏，从而降低营养价值，甚至某些原料在特殊的烹调加工方法作用下，会产生损害人体健康的有毒有害物质。

表 4-25　常用水产品的营养特性与食疗功效

水产品种类	营养特性	食疗功效与用途	食疗药膳制作及注意事项
鱼	鱼类含蛋白质 15%～25%，氨基酸组成与肉类相似，其营养价值堪比畜肉、禽肉，是膳食蛋白质的良好来源；脂肪含量一般为 1%～3%，主要分布在皮下和内脏周围，鱼类的胆固醇含量一般为 100mg/100g，但鱼子中含量高，可提供丰富的优质蛋白质、脂肪和脂溶性维生素	1. 鱼类富含二十二碳六烯酸(DHA)，是大脑营养必不可缺的多不饱和脂肪酸 2. 鱼类还含二十碳五烯酸(EPA)，有降低血中胆固醇、防止血栓形成及降低动脉粥样硬化等心脑血管疾病、抗癌防癌的功效 3. 矿物质含量丰富，其中钙的含量较畜肉、禽肉高，为钙的良好来源	鱼类例如鲫鱼具有健脾开胃，利水消肿的作用。可以预防脾胃虚弱，少食乏力，呕吐或腹泻，脾虚水肿，小便不利，气血虚弱，产后乳汁不足等 1. 鲫鱼 1 尾(约 250g)，蒸熟去骨，加适量水做羹，煮沸时入豆豉汁、胡椒、干姜、莳萝、橘皮等，空腹食。适用于脾胃气冷，饮食不下，虚弱无力 2. 鲫鱼 3 尾，商陆、赤小豆各 10g，填入鱼腹，扎定，用水煮至烂熟，去渣，食豆饮汤。用于脾虚水肿 3. 鲫鱼 250g，猪脂 100g，漏芦 60g，钟乳石 60g，加水和米酒各半，共煮至烂熟，去渣取汁，时时饮服。用于产后气血不足，乳汁减少 4. 鲫鱼 1 尾，去除内脏，保留鱼鳞，绿茶 20g。将茶叶装入鱼腹内，用纸包裹鱼，放入盘中，上笼蒸至熟透。用于消渴多饮以及糖尿病的辅助治疗
虾、蟹	蟹肉、虾肉中含蛋白质 15%～20%，必需氨基酸的种类、含量较高，属优质蛋白质；脂肪含量低，且含有较多不饱和脂肪酸，EPA、DHA 丰富，胆固醇含量较高，矿物质含量丰富	虾含蛋白质、脂肪、维生素 A、维生素 B₁、维生素 B₂、烟酸、钙、磷、铁等；性味归经：味甘，性温；入肝、肾经 蟹含蛋白质、脂肪、维生素 A、维生素 B₁、维生素 B₂、烟酸、钙、磷、铁、谷氨酸、脯氨酸、组氨酸、精氨酸、微量的胆甾醇等 性味归经：味咸，性寒。入肝、胃经	虾补肾壮阳，下乳汁，托毒。可以预防肾虚阳痿，气血虚弱，乳汁不下或乳汁减少；体虚麻疹、水痘出而不畅等 1. 韭菜 15g，鲜河虾 240g，用食油、食盐适量，共炒熟食用。适用于肾阳不足，阳痿、遗精、遗尿、腰腿无力等 2. 鲜河虾 180g，微炒，1 日分 3～5 次嚼食，以黄酒煨热送下。可同时食猪蹄汤。用于产后乳汁分泌不足或无乳者 注：阴虚火旺者忌食 蟹具有续筋接骨，活血行瘀，利湿退黄等功效。可以预防妇人产后血瘀腹痛，难产，胞衣不下；湿热黄疸 1. 鲜河蟹 250g，捣烂，以黄酒煨热，温浸 20min 左右，取汁多次饮之，并用其渣敷患处。用于骨关节脱臼，疼痛不适 2. 螃蟹 30g，山楂 30g，焙干，共研细末。每次 15g，白酒送服。用于产后血瘀腹痛 注：外邪未清，脾胃虚寒者慎用
鲜贝	鲜贝类含蛋白质 5%～10%，是优质蛋白质，含丰富的碘、铜、锌、锰等，含丰富的牛磺酸	贝类矿物质含量丰富，且含丰富牛磺酸，牛磺酸具有保健作用	贝类例如牡蛎具有滋阴养血等功效。可以预防阴虚血亏，失眠心悸等 1. 鲜蛎黄 250g，猪瘦肉 100g，切薄片，拌少许淀粉，放开水中煮沸至熟，略加食盐调味。吃肉饮汤。用于久病阴血虚亏，妇女崩漏失血，体虚少食，营养不良等 2. 蛎肉 250g，海带 50g。海带泡发洗净，切细丝，水煮至熟软后，再入牡蛎肉同煮沸，以食盐、猪脂调味。用于阴血不足，午后潮热，心悸失眠者 注：脾胃虚寒者不宜
海藻	海藻富含蛋白质、糖类，脂肪很少，还有多种维生素、无机盐，纤维素含量较高	具有防止便秘，美容塑身，软坚散结，清热消痰，利水的作用	海藻膳食配方 海藻 250g，切段，白酒 500mL，浸渍数日。每日 3～5 次，少少饮之。现代研究：本品对甲状腺的作用同于昆布 注：脾胃虚寒，身体虚弱者不宜

水产动物的肉质一般都非常鲜美，这与其中所含的一些呈味物质有关。鱼类和甲壳类的呈味物质主要是游离的氨基酸、核苷酸等；软体类动物中的一部分呈味物质也是氨基酸，琥珀酸在贝类中的含量很高，干贝中达0.14％，螺0.07％、牡蛎0.05％。

知识链接 ▸▸▸

怎样鉴别鱼的质量好坏?

鲜活或刚死的鱼，用手握鱼头时，鱼体不下弯，口紧闭，鱼体具有鲜鱼固有的鲜明本色和光泽，体表黏液清洁、透明；鱼鳞发光，紧贴鱼体，轮层明显、完整而无脱落；眼睛清澈、明亮、饱满，眼球黑白界限分明；鳃盖紧闭，鱼鳃清洁，鳃丝鲜红清晰，无黏液和污垢臭味，肌肉坚实而有弹性，用手指压凹陷处能立即复原。鲜鱼还有一种特有的鲜腥味。陈腐的鱼，体色暗淡无光，有黏液，鳞片松，易脱落，不完整，轮层不明显；鳃盖松弛，鱼鳃黏液增多，颜色呈现灰色或灰紫色，有显著腥臭味；眼球凹陷，上面覆有一层灰色物质，甚至瞎眼；肌肉松软，无弹性，肚腹膨胀，骨肉分离，并有明显的腐臭味。

水产类动物可加工制成罐头食品、熏制食品、干制品、熟食制品等，与新鲜食品比较更易保藏且具有独特风味。在加工过程中对蛋白质、脂肪、矿物质影响不大，但高温制作时会损失部分B族维生素。水产品食物在烹饪过程中主要损失水溶性维生素，蛋白质和矿物质的损失不大，但经烹调后，蛋白质变性更有利于消化吸收。脂肪含量可能因处理方式而有较大变化。

知识链接 ▸▸▸

如何识别用甲醛浸泡过的水产品?

新鲜正常的水产品均带有海腥味，但经甲醛浸泡过的水产品，看起来特别亮、特别丰满，有的颜色会出现过白、手感较韧、口感较硬，如甲醛量过大，会有轻微福尔马林味。

五、水产类的卫生问题及其安全食用

水产类的卫生问题及其安全食用见表4-26。

表4-26　水产类的卫生问题及其安全食用

卫生问题	污染源	污染途径	对人体的危害	食用安全防范措施
腐败变质	水产品体内酶及微生物	水产类水分含量高,水中微生物较多,且酶活性高,动物离水死亡后体内酶开始作用,分解蛋白质使其出现自溶,由于体内酶及微生物作用,出现腐败变质现象	食用腐败变质的水产品后会发生食物中毒、肠炎、痢疾,表现为:恶心、呕吐、腹痛、腹泻,严重时甚至危及生命	1.离水后尽快处理加工,适当保藏,防止腐败变质 2.鱼类等水产品离水后尽快食用,减少鱼体损伤,从而达到减少细菌感染时间和机会的目的

续表

卫生问题	污染源	污染途径	对人体的危害	食用安全防范措施
有害物质及寄生虫的污染	水域被重金属如汞、镉、铅等污染，人畜粪便及生活污水、工业污水的污染，含有机磷、有机氯等农药的污染等	水产类动物生存的水域被污染使其体内含有较多有毒有害物质，人类食用后会使这些有毒有害物质转移到人体上	水产品中的寄生虫侵入人体后，可以寄生于不同的组织器官，造成对人体的损害，在全身游走，皮下结节，易患各种寄生虫及有毒有害物质引起的疾病	1. 生活污水、工业污水等均要处理后排放 2. 购买水产品时确定其是否符合我国食品卫生标准对各类水产食品的卫生要求
加工、运输、销售过程中被污染	微生物、有毒有害化学物品、污水等	水产类动物在捕捞后保鲜、加工、运输、储藏及销售时与外界接触受到感染	食用被污染的水产品后会产生毒性作用，过敏反应，引起人体肠胃内存在的菌群失调等	1. 采取有效的保藏措施，如低温、盐腌、防止微生物污染和减少鱼体损伤 2. 生产运输工具应经常冲洗，保持清洁卫生，减少污染 3. 运输销售时应避免污水和化学毒物的污染，凡接触水产品的设备用具应由无毒无害材料制成

（王劲松）

第七节　蛋类营养价值分析与安全食用

一、蛋类的概述

1. 蛋的概述

蛋类主要包括鸡蛋、鸭蛋、鹅蛋、鹌鹑蛋、鸽蛋、火鸡蛋等以及蛋制品如皮蛋、咸蛋、糟蛋、冰蛋、干全蛋粉、干蛋白粉、干蛋黄粉等。其中产量最大、食用最普遍、食品加工工业中使用最广泛的是鸡蛋。鸡蛋的蛋黄和蛋清分别占蛋可食部分的 1/3 和 2/3，蛋黄集中了鸡蛋中的大部分矿物质、维生素和脂肪。蛋类在我国居民膳食构成上约占 1.4%，主要提供优质蛋白质。蛋类是 B 族维生素的良好来源，也是脂肪、维生素 A、维生素 D 和微量元素的较好来源。各种禽蛋在营养成分上大致相同，其营养价值高，且适合各种人群，包括成人、儿童、孕妇及患者等。

2. 蛋的结构

各种蛋类大小不一，但结构基本相似，都是由蛋壳、蛋清、蛋黄三部分组成。

以鸡蛋为例，每只鸡蛋平均重量约 50g。蛋壳占全蛋重的 11%～13%，主要由碳酸钙构成，壳上布满细孔，对微生物进入蛋内和蛋内水分及二氧化碳过度向外蒸发起保护作用。

蛋壳内面紧贴一层厚约 $70\mu m$ 的间质膜。在蛋的钝端，间质膜分离成一气室。蛋壳的颜色从白色到棕色，因鸡的品种而异，与蛋的营养价值无关。

蛋清为白色半透明黏性溶胶状物质，分为三层：外层的稀蛋清、中层的浓蛋清和内层的稀蛋清。它们含水量分别为 89%、84% 和 86%。蛋黄由无数富含脂肪的球形微胞所组成，为浓稠、不透明、半流动黏稠物，表面包围有蛋黄膜，有两条韧带将蛋黄固定在蛋中央。新鲜鸡蛋清的 pH 为 7.6～7.8；新鲜蛋黄的 pH 为 6.0～6.6。

二、蛋类的营养价值

蛋的各部分的主要营养素均不同（见表4-27）。蛋的微量营养成分受到禽的品种、饲料、季节等多方面因素的影响，但蛋中宏量营养素含量总体上基本稳定，各种蛋的营养成分有共同之处。蛋清中含脂肪极少，98％的脂肪存在于蛋黄中。蛋黄中的脂肪几乎全部以与蛋白质结合良好的乳化形式存在。鸡蛋黄中脂肪含量为28％～33％，其中中性脂肪含量占62％～65％，磷脂占30％～33％，固醇占4％～5％，还有微量脑苷脂类。

表 4-27　鸡蛋各部分的主要营养组成　　　　　单位：%

物质种类	全蛋	蛋清	蛋黄
水分	73.8～75.8	84.4～87.7	44.9～51.5
蛋白质	12.8	8.9～11.6	14.5～15.5
脂肪	11.1	0.1	26.4～33.8
糖类	1.3	1.8～3.2	3.4～6.2
矿物质	1.0	0.6	1.1

1. 蛋白质

蛋类蛋白质含量一般在10％以上。鸡蛋蛋白质含量为12％左右，蛋清中稍低，蛋黄中较高，加工成咸蛋或松花蛋后，蛋白质变化不大。鸭蛋的蛋白质含量与鸡蛋类似（表4-28）。

表 4-28　各种蛋类主要营养素含量

各种蛋类	蛋白质 /(g/100g)	脂肪 /(g/100g)	糖类 /(g/100g)	视黄醇当量 /(μg/100g)	硫胺素 /(mg/100g)	核黄素 /(mg/100g)	钙 /(mg/100g)	铁 /(mg/100g)	胆固醇 /(mg/100g)
全鸡蛋	12.8	11.1	1.3	194	0.13	0.32	44	2.3	585
鸡蛋白	11.6	6.1	3.1	—	0.04	0.31	9	1.6	—
鸡蛋黄	15.2	28.2	3.4	438	0.33	0.29	112	6.5	1510
鸭蛋	12.6	130	3.1	261	0.17	0.35	62	2.9	565
咸鸭蛋	12.7	12.7	6.3	134	0.16	0.33	118	3.6	647
松花蛋	14.2	10.7	4.5	215	0.06	0.18	63	3.3	608
鹌鹑蛋	12.8	11.1	2.1	337	0.11	0.49	47	3.2	531

蛋黄中的主要蛋白质是与脂类相结合的脂蛋白和磷蛋白，其中低密度脂蛋白占65％，卵黄球蛋白占10％，卵黄高磷蛋白占4％，高密度脂蛋白占16％。蛋黄中的蛋白质均具有良好的乳化性质，有受热形成凝胶的性质。

蛋清中营养素主要是蛋白质，不但含有人体所需要的必需氨基酸，且氨基酸组成与人体组成模式接近，生物学价值达94以上。全蛋蛋白质几乎能被人体完全吸收利用，是食物中最理想的优质蛋白质。在进行各种食物蛋白质的营养质量评价时，常以全蛋蛋白质作为参考蛋白。生鸡蛋蛋清中含有抗蛋白酶活性的卵巨球蛋白、卵黄磷蛋白和卵抑制剂，使其消化吸收利用率仅为50％左右。烹调后可使各种抗营养因子完全失活，消化率达96％。所以，鸡蛋烹调时，应使其蛋清完全凝固。

鸡蛋蛋白质是优质蛋白质的代表，是各类食物蛋白质中生物价值最高的一种。鸡蛋中各种氨基酸比例合理，易被人体消化吸收和利用（表4-29）。按蛋白质含量来计算，蛋类在各种动物蛋白质来源中是最为廉价的一种。

表 4-29 鸡蛋蛋白质与其他食物蛋白质质量比较

食物蛋白质	生物价	蛋白质功效比值	净蛋白利用率/%
全蛋	100	3.8	94
牛乳	91	3.1	82
酪蛋白	77	2.9	76
乳清蛋白	104	3.6	92
牛肉	80	2.9	73
马铃薯	71	—	—
大豆蛋白	74	2.1	61
稻米蛋白	59	2.0	57

2. 脂类

脂类主要集中在蛋黄内，蛋清几乎不含脂类。鸡蛋黄中脂肪含量为 30%～33%，其中中性脂肪含量占 62%～66%，磷脂占 28%～33%。蛋黄的脂肪酸构成中，以油酸最为丰富，约占 50%，亚油酸约占 10%，其余主要是硬脂酸、棕榈酸和棕榈油酸，含微量花生四烯酸和二十二碳六烯酸。不同饲料构成对蛋黄中的脂肪酸比例有非常大的影响，如增加鱼粉会使二十碳五烯酸和二十二碳六烯酸含量明显上升。

蛋黄是磷脂的良好食物来源，蛋黄中的磷脂主要是卵磷脂和脑磷脂，除此之外还有神经鞘磷脂（表 4-30）。卵磷脂具有降低血胆固醇的作用，并能促进脂溶性维生素的吸收。

表 4-30 鸡蛋黄中的脂类物质构成　　　　　　　　　　　单位：%

脂类分组	占总脂类物质的比例	占磷脂中的比例
甘油三酯	66	—
磷脂	28	—
卵磷脂	—	73
脑磷脂	—	15.5
溶血卵磷脂	—	5.8
鞘磷脂	—	2.5
溶血脑磷脂	—	2.1
缩醛磷脂	—	0.9
磷脂酰肌醇	—	0.6
胆固醇及其他脂类	6	—

蛋类胆固醇含量极高，主要集中在蛋黄，以乌骨鸡蛋黄含量最高，每 100g 达 2057mg，其次是鹅蛋黄，每 100g 达 1696mg，鸭蛋黄和鸡蛋黄略低，但每 100g 也达 1510mg；全蛋含量为 500～700mg/100g，其中鹌鹑蛋最低。蛋类加工成咸蛋或松花蛋后，胆固醇含量无明显变化；蛋清中不含胆固醇。

3. 糖类

蛋类的糖类极低，约为 1% 左右，以两种形式存在：一部分与蛋白质相结合而存在，另一部分游离存在。蛋类的糖类主要在蛋清中，有甘露糖和半乳糖，在蛋黄中有葡萄糖，大多与蛋白质结合。蛋类加工成咸蛋或松花蛋后糖类含量有所提高。

4. 矿物质

蛋类的矿物质主要存在于蛋黄内，蛋清中含量极低。蛋黄是多种微量元素的良好来源，包括铁、硫、镁、钠等，含矿物质 1.0%～1.5%，其中以磷、钙、钾、钠含量较多，如磷含量为 240mg/100g，钙为 112mg/100g，但是蛋类中的钙含量不及牛乳多。蛋黄中的铁含量高于牛乳，但以非血红素铁形式存在。由于卵黄磷蛋白对铁的吸收具有干扰作用，故而蛋黄中铁的生物利用率较低，仅为 3% 左右。

蛋中的矿物质含量受饲料影响较大。不同禽类所产蛋中矿物质含量也有所差别，如鹅蛋的蛋黄和鸭蛋的蛋白中含铁较高，鹌鹑蛋含锌量高于鸡蛋，鸵鸟蛋中各种矿物质含量与鸡蛋相似。鹌鹑蛋、乌鸡蛋的某些矿物质如锌、硒等含量略高于普通鸡蛋。通过专家研究，发现可以通过畜牧学措施生产出高碘、高硒、高锌等特种鸡蛋。

5. 维生素

蛋中维生素含量十分丰富，且品种较为完全，包括所有的 B 族维生素、维生素 A、维生素 D、维生素 E、维生素 K 和微量的维生素 C。其中绝大部分的维生素 A、维生素 D、维生素 E 和大部分的维生素 B_1 都存在于蛋黄中，因此蛋黄比蛋清含有较多的营养成分。一枚鸡蛋约可满足成年女子一日维生素 B_2 推荐量的 13%，维生素 A 推荐摄入量的 22%。

鸭蛋和鹅蛋的维生素含量总体而言高于鸡蛋。此外，蛋中的维生素含量受到禽的品种、季节和饲料的影响，如维生素 D 的含量随季节、饲料组成及鸡受光照的时间不同而有一定的变化。

蛋黄的颜色来自核黄素、胡萝卜素和叶黄素，其颜色的深浅因饲料不同、类胡萝卜素类物质含量不同而异。饲料中添加脂溶性有色物质，如类胡萝卜素，可以使蛋黄的颜色加深。蛋黄中的类胡萝卜素中有 50% 左右来自叶黄素和玉米黄素，可以补充视网膜黄斑中所含的色素，并具有较高的抗氧化能力，对于预防老年性眼病和心血管疾病有一定的益处。

知识链接

鸡蛋吃法多种多样，就营养的吸收和消化率来讲，煮蛋为 100%，炒蛋为 97%，嫩炸为 98%，老炸为 81.1%，开水、牛乳冲蛋为 92.5%，生吃为 30%~50%。由此来说，煮鸡蛋是最佳的吃法，但要注意细嚼慢咽，否则会影响吸收和消化。对于儿童而言，首选蛋羹或蛋花汤。

三、常用蛋类营养特性与食疗功效

常用蛋类营养特性与食疗功效见表 4-31。

表 4-31　常用蛋类营养特性与食疗功效

蛋类种类	营养特性	食疗功效与用途	食疗药膳制作及注意事项
鸡蛋	鸡蛋是脂肪、蛋白质、维生素和矿物质的良好来源，蛋白质含量与其他蛋类相似，但是脂肪含量较少，视黄醇、胆固醇含量较高	鸡蛋是优质蛋白质，富含人体所需的必需氨基酸，生物学价值极高。一枚鸡蛋约可满足成年女子一日维生素 B_2 推荐量的 13%，维生素 A 推荐摄入量的 22%，鸡蛋蛋黄中富含卵磷脂，具有降低血胆固醇的作用，并能促进脂溶性维生素的吸收	蛋类烹调后可使各种抗营养因素完全失活，提高消化率，因此，鸡蛋烹调时应使其蛋清完全凝固
鸭蛋	鸭蛋的蛋白质含量与鸡蛋类似，但是其蛋白中含铁较高，蛋黄中胆固醇含量较鸡蛋略高，维生素含量高于鸡蛋	蛋黄中富含卵磷脂，具有降低血胆固醇的作用，并能促进脂溶性维生素的吸收	为使蛋白质不过分凝固，烹饪时不宜过度加热。因蛋黄中胆固醇含量较高，吃鸭蛋要适量

续表

蛋类种类	营养特性	食疗功效与用途	食疗药膳制作及注意事项
咸鸭蛋	胆固醇含量与未加工前相比无明显变化，糖类、蛋白质等营养素含量有所提高	维生素 A、维生素 D 含量与鲜蛋相似	鲜蛋加工成咸蛋后，矿物质含量增加
松花蛋	胆固醇含量与未加工前相比无明显变化，糖类、蛋白质等营养素含量有所提高	矿物质含量较多	鲜蛋加工成松花蛋后，B 族维生素全部被破坏，但是矿物质含量增加。因其中含有烧碱等化学药剂，不宜食用过多

四、加工烹饪过程中营养素的保护

在生鸡蛋清中，含有抗生物素蛋白和抗胰蛋白酶。抗生物素蛋白能与生物素在肠道内结合，影响生物素的吸收，食用者可引起食欲不振、全身无力、毛发脱落、皮肤发黄、肌肉疼痛等生物素缺乏症状；抗胰蛋白酶能抑制胰蛋白酶的活性，妨碍蛋白质消化吸收，故不可生食蛋类。烹调加热可破坏这两种物质，清除它们的不良影响，但是蛋不宜过度加热，否则会使蛋白质过分凝固，甚至变硬变韧，形成硬块，反而影响食欲及消化吸收。

蛋类烹调一般采用油炸、炒、蒸或带壳水煮，温度不超过 100℃，对蛋的营养价值影响很小，仅 B 族维生素有一些损失。例如，不同烹调方法下维生素 B_2 的损失率为：荷包蛋 13%、油炸 16%、炒蛋 10%。

烹调过程中的加热不仅具有杀菌作用，提高食用的安全性，而且还能提高蛋白质的消化吸收率。蛋类煮熟后蛋白质变性，容易消化吸收。生蛋清中的胰蛋白酶抑制因子经加热后破坏，也有助于蛋白质的消化。生蛋清中含有的抗生物素蛋白，能使生物素失活，造成生物素缺乏，不利健康，在煮熟后就可以消除这种影响。

蛋黄中胆固醇含量很高，大量食用会引起高脂血症，是动脉粥样硬化、冠心病等疾病的危险因素，但蛋黄中还含有大量的卵磷脂，对心血管疾病有防治作用。因此，吃蛋类要适量。

鲜蛋经加工后制成的皮蛋、咸蛋、糟蛋等，其蛋白质、脂肪含量变化不大，但由于碱的作用使皮蛋内的 B 族维生素全部被破坏，碱和盐的作用使皮蛋和咸蛋中的矿物质明显增加。糟蛋是用鲜蛋泡在酒糟中制成的，由于乙醇的作用使蛋壳中的钙盐渗透到糟蛋中，所以糟蛋中钙的含量是鲜蛋的 40 倍。

制作皮蛋时加入烧碱会产生一系列化学变化，使蛋清呈暗褐色透明体，蛋黄呈褐绿色。由于烧碱的作用，使 B 族维生素破坏，但维生素 A、维生素 D 保存尚好。

咸蛋是用 1/10 盐水泡制或黏土敷裹在表面约 30 余天，成分与鲜蛋相同。

蛋加工成咸蛋或松花蛋后，蛋白质含量略有提高。

五、蛋类的卫生问题及其安全食用

蛋类的卫生问题及其安全食用见表 4-32。

表 4-32　蛋类的卫生问题及其安全食用

卫生问题	污染源	污染途径	对人体的危害	食用安全防范措施
产前污染	条件病原微生物	禽类（特别是水禽）感染传染病后病原微生物通过血液进入卵巢卵黄部，使蛋黄带有致病菌，如鸡伤寒沙门菌等	人类食用带病菌蛋类后易被感染，例如沙门菌、金黄色葡萄球菌等，进而引发一系列疾病	1. 加强禽类饲养条件的卫生管理 2. 保持禽体健康卫生
产蛋后污染	引起腐败变质的微生物	蛋壳在泄殖腔、不洁的产蛋场所及运输、储藏过程中受到细菌污染，微生物通过蛋壳气孔进入蛋内生长繁殖，使禽蛋腐败变质	腐败变质后的禽蛋具有恶臭气味，食用后会产生呕吐、腹泻等食物中毒现象	1. 严格遵守禽类饲养条件的相关规定 2. 保证禽体及产蛋场所、运输储藏环境工具的卫生 3. 鲜蛋应储存在 1～5℃，相对湿度 87%～97% 的条件下，取出时应先在预暖室放置一段时间，防止产生冷凝水而造成微生物污染
蛋类制品的污染	腐败变质的原料蛋以及加工过程中添加的各种制剂	制作蛋制品食用腐败变质的蛋；加工过程中添加过量化学制剂等	蛋类制品添加的过量化学制剂会通过食用转移到人体，危害人体健康	1. 制作蛋制品不得使用腐败变质的蛋 2. 加工蛋制品应严格遵守有关的卫生制度，采取有效措施防止沙门菌的污染 3. 制作皮蛋时注意铅的含量，可采用氧化锌代替氧化铅，降低皮蛋内含铅量

（王劲松　季兰芳）

第八节　乳类营养价值分析与安全食用

一、乳类及其乳制品的分类

乳和乳制品是营养价值较高的食品之一，是其他任何食物所难以代替的。所有哺乳动物生命的最初几个月，都完全依靠吸吮乳汁获取生长发育所必需的养分。除婴儿应以母乳喂养为最佳之外，人类食用的乳类食品以牛乳占绝对优势，因而在论述乳类营养价值时以牛乳为代表。此外，水牛乳、羊乳、牦牛乳、山羊乳、马乳等也在某些地方具有食用传统。乳制品的产品形态多种多样，按照我国食品工业标准体系，可划分为液体乳制品、乳粉、乳脂、炼乳、干酪、冰淇淋和其他乳制品 7 大类。

乳类营养素种类齐全、组成比例适宜、容易消化吸收、营养价值较高，是优质天然食品，能满足出生幼仔迅速生长发育的全部需要，也是各年龄组健康人群及特殊人群（如婴幼儿、老人和患者等）的理想食品。我国居民乳类食品的消费量明显低于世界平均消费量水平，因此，增加我国居民乳类食品的消费量，对于提高优质蛋白质、钙及维生素的供给，增强整个民族素质具有重要意义。

二、牛乳的营养价值

牛乳及其制品是膳食中蛋白质、钙、磷、维生素 A、维生素 D 和维生素 B_2 的重要供给来源之一。其中含水分 85%～88%，含有丰富的蛋白质、脂肪、糖类、维生素和矿物质。在各种成分中，以乳糖和矿物质的含量较为恒定，其他成分受到奶牛品种、哺乳期、所谓的饲料和各种环境因素的影响而有所波动。在各种乳汁成分中，乳脂肪变动幅度最大，蛋白质次之。

1. 蛋白质

牛乳中的蛋白质含量比较稳定，在 3.0%～3.5%，市售牛乳的蛋白质含量标准为 2.9%。牛乳中含氮物的 5% 为非蛋白氮。其蛋白质中，80% 以上为酪蛋白，其他主要为乳清蛋白。

酪蛋白属于结合蛋白，与钙、磷等结合，形成酪蛋白胶粒，并以胶体悬浮液的状态存在于牛乳中。乳清蛋白对热不稳定，加热时发生凝固并沉淀，对酪蛋白有保护作用。乳球蛋白与机体免疫有关。乳蛋白质消化吸收率为 87%～89%，生物价为 85，属优质蛋白质。

牛乳中蛋白质含量较人乳高 2 倍多（表 4-33），而且酪蛋白与乳清蛋白的构成比与人乳恰好相反。因此，一半多利用乳清蛋白来改变牛乳中酪蛋白与乳清蛋白的构成比，使之近似母乳的蛋白质构成，故通过调整乳清蛋白与酪蛋白含量比例可生产出适合婴幼儿生长发育需要的配方奶粉。

表 4-33　不同乳中主要营养素含量比较（每 100g）

营养成分	人乳	牛乳	羊乳	营养成分	人乳	牛乳	羊乳
水分/g	87.6	89.9	88.9	铁/mg	0.1	0.3	0.5
蛋白质/g	1.3	3.0	1.5	视黄醇当量/μg	11	24	84
脂肪/g	3.4	3.2	3.5	硫胺素/mg	0.01	0.03	0.04
糖类/g	7.4	3.4	5.4	核黄素/mg	0.05	0.14	0.12
热能/kJ	272	226	247	烟酸/mg	0.20	0.10	2.10
钙/mg	30	104	82	抗坏血酸/mg	5.0	1.0	—
磷/mg	13	73	98				

2. 脂肪

天然牛乳中的脂肪含量为 2.8%～4.0%，以微脂肪球的形式分散于牛乳汁中，呈现很好的乳化状态，容易消化。羊乳中的脂肪球大小仅为牛乳脂肪球的 1/3，而且大小均一，容易消化吸收。

牛乳中脂类主要由甘油三酯组成，已被分离出来的脂肪酸达 400 种之多，其中饱和脂肪酸占 95% 以上，还有少量的甘油单酯和二酯、磷脂、鞘脂、固醇类，还有角鲨烯、类胡萝卜素和脂溶性维生素等。由于牛是反刍动物，乳汁中短链脂肪酸含量较高，挥发性、水溶性脂肪酸达 8%，使牛乳具有特殊风味。

乳中磷脂含量为 20～50mg/100mL，胆固醇含量约为 13mg/100mL。水牛乳脂肪含量在各种乳类当中最高，为 9.5%～12.5%。随饲料的不同、季节的变化，乳中脂类成分略有变化。

3. 糖类

乳糖几乎是天然牛乳中唯一的碳水化合物，含量约为 4.6%，占牛乳中糖类的 99.8%。羊乳中的乳糖含量与牛乳基本一致。

乳糖容易为婴幼儿消化吸收，而且具备蔗糖、葡萄糖等所没有的特殊优点：促进钙、铁、锌等矿物质的吸收，提高其生物利用率；促进肠内乳酸菌特别是双歧杆菌的繁殖，改善人体微生态平衡；促进肠细菌合成 B 族维生素。有些人成年后多年不喝牛乳，体内乳糖酶活性很低，无法消化乳糖。小肠内未消化的乳糖具有促进肠蠕动的作用，在大肠中经细菌发酵分解产生大量气体，导致"乳糖不耐症"，包括腹胀、腹泻等症状。这部分人群可以食用经乳糖酶处理的奶粉，或是饮用酸乳。用固定化乳糖酶将乳糖水解为半乳糖和葡萄糖也可以解决乳糖不耐问题，同时提高产品的甜度。

4. 维生素

牛乳是各种维生素的良好来源。它含有几乎所有种类的维生素，也包括脂溶性维生素 A、维生素 D、维生素 E、维生素 K 以及各种 B 族维生素和微量的维生素 C。乳中各种维生素的含量差异较大，受多种因素的影响。例如叶酸含量受季节影响明显；而饲料中钴含量则直接影响乳中维生素 B_{12} 的浓度，与饲料密切相关还有维生素 A 和胡萝卜素含量；乳中的维生素 D 含量与紫外线光照时间相关。乳清所呈现的淡黄绿色便是核黄素的颜色。脱脂乳的脂溶性维生素含量显著下降，需要进行营养强化。

一袋强化维生素 A、维生素 D 的消毒鲜牛乳的营养价值见表 4-34。

表 4-34 一袋强化维生素 A、维生素 D 的消毒鲜牛乳的营养价值

种 类	蛋白质/g	钙/mg	维生素 A/(μg RE)	维生素 B_2/mg
一袋(250g)牛乳中含量	6.7	350	165	0.20
轻体力劳动男子的膳食营养素参考摄入量	75	800	800	1.4
可供应膳食营养素参考摄入量的比例/%	8.9	43.8	20.6	14.3

5. 矿物质

牛乳中含有丰富的矿物质，主要包括钙、镁、钾、钠、硫等（表 4-33）。牛乳中的钙 80% 以酪蛋白酸钙复合物形式存在，其他矿物质也主要是以蛋白质结合、吸附在脂肪球膜上。

三、常用乳制品的营养价值

乳制品是指将原料乳根据不同的需要加工而成的各种乳类食品，主要包括消毒牛乳、奶粉、炼乳、复合乳、奶油、奶酪等。因加工工艺的不同，乳制品的营养素含量有很大差异。

1. 消毒牛乳

消毒牛乳是将新鲜生牛乳经过过滤、加热杀菌后分装出售的液态乳。消毒牛乳除维生素 B_1 和维生素 C 有损失外，营养价值与新鲜生牛乳差别不大。

2. 奶粉

奶粉是将消毒后的牛乳经浓缩、喷雾干燥制成的粉状食品。根据食用要求和成分不同，奶粉又分为全脂奶粉、脱脂奶粉、调制奶粉。

（1）全脂奶粉 鲜乳消毒后除去 70%～80% 的水分，采用喷雾干燥法，将乳喷成雾状微粒而成。喷雾干燥法生产的奶粉质量好，粉粒较小，受热均匀，溶解度高，无异味，对蛋白质的性质、乳的色香味及其他营养成分影响很小。一般全脂奶粉的营养素含量约为鲜乳的 8 倍。

（2）脱脂奶粉 生产工艺同全脂奶粉，但原料乳经过脱脂过程。由于脱脂奶粉脂肪含量仅为 1.3%，并损失较多的脂溶性维生素，其他营养成分变化不大。此种奶粉适合于腹泻的婴儿及要求低脂膳食的患者食用。

（3）调制奶粉　是以牛乳为基础，根据不同人群的营养需要特点，对牛乳的营养组成成分加以适当的调整和改善调制而成。使各种营养素的含量、种类和比例接近母乳，更适合婴幼儿的生理特点和营养需要。如改变牛乳中酪蛋白的含量和酪蛋白与乳清蛋白的比例，补充乳糖的不足。以适当比例强化维生素 A、维生素 D、维生素 B_1、维生素 B_2、维生素 C、叶酸和微量元素铁、铜、锌、锰等。除婴幼儿配方奶粉外，还有孕妇奶粉、儿童奶粉、中老年奶粉等。

3. 酸乳

酸乳是一种发酵乳制品，是以消毒牛乳、脱脂乳、全脂奶粉、脱脂奶粉或炼乳等为原料接种乳酸菌，经过不同工艺发酵而成，其中以酸牛乳最为常见。乳经过乳酸菌发酵后，乳糖变成乳酸，蛋白质凝固、游离氨基酸和肽增加，脂肪不同程度地水解，形成独特的风味，营养价值更高，如蛋白质的生物价由 85 提高到 87.3，叶酸含量增加 1 倍。酸乳更易消化吸收，还可刺激胃酸分泌。乳酸菌中的乳酸杆菌和双歧杆菌为肠道益生菌，在肠道可抑制肠道腐败菌的生长繁殖，防止腐败胺类产生，对维护人体健康有重要作用。酸乳适合消化功能不良的婴幼儿、老年人食用，并能使乳糖不耐受症状减轻。

👆 **知识链接** ▶▶▶

食用酸乳注意事项

酸乳不宜空腹喝：饥肠辘辘勿食用酸乳，空腹胃 pH 2，乳酸菌活力下降。饭后 2h，胃内 pH 升到 3～5，最适合于乳酸菌生长，适宜乳酸菌的 pH 为 5.4。

儿童饮用酸乳后要及时漱口：随着酸乳和乳酸系列饮料的发展，儿童龋齿率也在增加，这是与乳酸对牙齿的腐蚀作用有关。

酸乳不宜加热喝：酸乳一经加热，所含的大量活性乳酸菌便会被杀死，不仅丧失了它的营养价值和保健功能，也使酸乳的物理性状发生改变，形成沉淀，特有的口味也消失了。

4. 炼乳

炼乳是一种浓缩乳，种类繁多，按其成分不同可分为甜炼乳、淡炼乳、全脂炼乳、脱脂炼乳，若添加维生素 D 等营养素可制成各种强化炼乳。目前市场上的炼乳主要是甜炼乳和淡炼乳。

（1）淡炼乳　淡炼乳是将鲜牛乳加热浓缩到原体积的 1/3 后经密封杀菌制成，又称为无糖炼乳或蒸发乳。新鲜牛乳经巴氏杀菌和均质后，在低温真空环境下浓缩，除去约 2/3 的水分，装罐密封再经加热杀菌制成。淡炼乳经高温灭菌后，维生素受到一定的破坏，因此常用维生素加以强化，按适当的比例稀释后，其营养价值基本与鲜乳相同。由于经高压均质处理后，脂肪球被击破，增加了与酪蛋白的结合乳化，所以比牛乳易消化，加等量水后与鲜乳相同，适合喂养婴儿。

（2）甜炼乳　鲜牛乳中加入约 16％的蔗糖，经真空浓缩至原体积 40％的一种乳制品。主要成分为脂肪不小于 8％，乳固形物不小于 28％。终产品中含蔗糖 40％以上，糖分高，食用前需加大量的水冲淡，造成蛋白质等其他营养素浓度下降，不宜用于喂养婴儿。甜炼乳利用其渗透压的作用抑制微生物的繁殖，因此成品保质期较长。

5. 复合乳

将脱脂奶粉和无水奶油分别溶解，按一定比例混合，再加入 50％ 的鲜乳即成复合乳，其营养价值与鲜乳基本相似。

6. 奶酪

奶酪是由牛乳经发酵、凝乳、除去乳清、加盐压榨、后熟等加工后得到的产品。经加工后，大部分营养素被浓缩，只有部分乳清蛋白和水溶性维生素随乳清流失。由于发酵、后熟等过程，使蛋白质和脂肪被部分分解，从而提高其消化吸收率，并产生乳酪特有的风味。奶酪蛋白质消化率达 98％。

7. 奶油

奶油是将牛乳中的乳脂肪分离后经杀菌制成，也称乳脂。按脂肪含量分为三种：稀奶油、奶油（加盐或不加盐）、无水奶油。稀奶油含脂肪 25％～45％；奶油也叫黄油，含脂肪大于 80％，水分小于 16％；无水奶油含脂肪 98％ 以上。

8. 乳清蛋白粉

将乳清直接烘干后，可得到乳清粉末，其中的乳清蛋白很低。经进一步加工后可得到浓缩乳清蛋白、分离乳清蛋白以及乳清蛋白肽类等产品。浓缩乳清蛋白（WPC）是乳清经过澄清、超滤、干燥等过程后得到的产物，以加工程度的不同可以得到蛋白浓度从 34％～80％ 不等的产品。分离乳清蛋白（WPI）是在浓缩乳清蛋白的基础上经过进一步的工艺处理得到的高纯度乳清蛋白，它能为某些特定需要的人群，比如婴儿和住院患者提供所需的优质蛋白。乳清蛋白肽是乳清蛋白的水解产物，它在机体中能更快地参与肌肉合成的过程。

四、常用乳制品的营养特性与食疗功效

常用乳制品的营养特性与食疗功效见表 4-35。

表 4-35　常用乳制品的营养特性与食疗功效

乳制品种类	营养特性	食疗功效与用途	食疗药膳制作及注意事项
消毒牛乳	牛乳含水分 85％～88％，含有丰富的蛋白质、脂肪、糖类、维生素和矿物质。在各种成分中，以乳糖和矿物质的含量较为恒定，脂肪和蛋白质含量固定	牛乳的营养成分齐全，组成比例适宜，容易消化吸收，有丰富的优质蛋白质、脂肪、矿物质、维生素等来满足人体所需，营养价值高，最适合患者、幼儿、老人食用。滋润肺胃，补气养血，润肠通便。对肺胃阴虚，口干咽燥，烦渴多饮、多食善饥、反胃；气血不足，神疲乏力，少气懒言，头晕目眩，心悸失眠，面色少华；脾胃虚弱，胃脘隐痛；肠燥、阴亏，大便干燥秘结等有一定的预防作用	1. 胃阴亏虚，口干作渴，吞咽困难，反胃；大肠液亏，大便秘结；或病后体弱、身体素虚 　保健食疗牛乳粥：牛乳 250mL，粳米 100g，白糖适量。将粳米淘洗干净，放在锅内，加适量清水，先以武火煮沸，再用文火煮至粥将成时加入牛乳，加白糖调味 　早晚餐空腹时温热食用 2. 小儿脾胃虚弱，面黄肌瘦，大便时干时稀；胃气虚弱，食入即吐 　香姜牛乳：牛乳 250mL，丁香 2 粒，生姜汁 1 小匙，白糖适量。将牛乳、丁香和姜汁一并放在锅内，用文火煮沸后即停火。捞出丁香，酌加少量白糖调味。趁温小口频频饮用 3. 气血两虚，唇甲色淡，身倦乏力，面色少华等；健康人经常饮用可使身体健壮、面色润泽 　牛乳红茶：牛乳 150mL，红茶 10g，精盐适量。将红茶加清水煮沸，熬成浓茶。把牛乳倒入茶中，以文火煮沸后即停火。酌加少量精盐，调匀。每日 1 次，趁温饮用 注：牛乳极易发酵酸腐，食用前需煮沸灭菌，若变质而发酸、结块者不可食用

续表

乳制品种类	营养特性	食疗功效与用途	食疗药膳制作及注意事项
炼乳	浓缩乳,营养价值与鲜乳相同,高温处理后形成的软凝乳块以及均质后变小的脂肪球均有利于消化吸收	1. 甜炼乳加蔗糖浓缩后,糖分过高,食用时需加水稀释,造成蛋白质等营养因素含量相对降低,故不宜喂养婴幼儿 2. 淡炼乳浓缩均质后脂肪球被击破,增加了与酪蛋白的结合乳化,比牛乳易消化,加等量水后与鲜乳相同,适合喂养婴儿	1. 水果冰:用果汁冻的冰块,上面浇上炼乳,搭配上水果 2. 冰果色拉水果,做好的沙拉和冰块,浇上炼乳 3. 蜜豆芒果捞:相思豆(红豆),切块芒果,炼乳 4. 蜜龟苓膏:每小包龟苓膏粉(10g)放在碗里,加2汤匙冷开水调成糊状,再用沸开水边冲边搅即成(经锅里煮沸更好),如果嫌麻烦可以买现成的龟苓膏,待冷却后加入炼乳、蜜糖等即可。冷藏后风味更佳
酸乳	加热鲜乳后接种嗜酸乳酸菌发酵制成,营养成分易消化吸收,Ca、Fe、P的吸收率高	1. 刺激胃酸分泌,抑制肠道内一些腐败菌的生长繁殖,调整肠道菌群,防止腐败胺类对人体产生不利影响 2. 酸乳中存在的乳糖被发酵成乳酸,对"乳糖不耐症"患者而言,不会出现腹痛、腹泻现象 3. 酸乳是适宜消化道功能不良、婴幼儿和老年人食用的食品	1. 酸乳切记不要空腹喝,因空腹时饮用酸乳,乳酸菌易被杀死,保健作用减弱 2. 饮用时,最好不要加热,因酸乳中的有效益生菌在加热后会大量死亡,营养价值降低,味道也会有所改变 3. 牛乳的量以能够喝2d为宜,约500mL,放置时间过长,酸乳会变得太酸,口感变差 4. 容器最好选市场上卖的那种冰箱兼用保鲜盒,这种容器密封效果好,酸乳不易变质 5. 做酸乳时不要放糖,吃时再放口感更好

五、加工发酵过程中营养素的保护

1. 杀菌处理

乳制品的加工中最普遍的工艺是均质、杀菌和灭菌,有的产品甚至要经过加工前和加工后两次杀菌处理,这些处理都需要加热。例如,市售的消毒乳是经均质化和巴氏杀菌处理的。牛乳的杀菌可以采取多种方式:60～70℃的传统巴氏杀菌,即低温长时杀菌;80～90℃的高温短时杀菌;90～120℃的超高温瞬时杀菌。由于微生物菌体蛋白失活反应的温度系数大于维生素破坏反应的温度系数,高温瞬时的方法对保存营养素最为有利。高压灭菌因为加热时间长、温度高,维生素损失较大(表4-36)。

表4-36　牛乳不同加工处理后维生素的损失　　　　　　　　　　单位:%

处　理	维生素 B₁	维生素 B₆	维生素 B₁₂	叶酸	维生素 C
巴氏杀菌	<10	0～8	<10	<10	10～25
超高温瞬时杀菌	0～20	<10	5～20	5～20	5～30
煮沸	10～20	10	20	15	15～30
高压灭菌	20～50	20～50	20～100	30～50	30～100

总体来说,维生素 A、维生素 D、核黄素、烟酸和生物素等维生素在各种处理中损失均很小。因为牛乳并非叶酸和维生素 C 的重要膳食来源,其原有含量较低,因此杀菌中维生素的损失问题不足为虑。同时,在加工中,普遍进行维生素 A 和维生素 D 的强化,因此加工后这两种营养素的含量不仅不会下降,反而有大幅度上升。

家庭烹调牛乳时,如果长时间煮沸,则会在容器壁上留下"奶垢",或称"乳石"。其中的成分主要是钙和蛋白质，以及少量脂类、乳糖等。可见，"奶垢"的产生是牛乳营养素的重大损失。

2. 发酵处理

酸乳、奶酪均为发酵产品，其中酸乳为乳酸发酵，而奶酪中还有细菌发酵的参与。发酵对食物的营养价值没有不良影响，而且有益。首先，发酵处理可以降低食品内有害细菌繁殖的速度，延长保质期；其次，发酵处理可显著增加某些 B 族维生素的含量，因为微生物可以合成所有的 B 族维生素，特别是植物性食品中几乎没有的维生素 B_{12}；第三，有益菌可以在发酵过程中提高食品蛋白质的吸收利用率；第四，有益菌可以提高多种矿物质的生物利用率；第五，乳酸菌等有益菌具有"整肠作用"，可抑制肠内的腐败细菌，促进双歧杆菌和乳酸菌的繁殖，预防肠道感染，提高免疫系统功能；最后，发酵乳制品可以预防乳糖不耐反应，促进乳制品的消化吸收。

3. 脱水处理

鲜牛乳中含有溶菌酶等抑菌物质，在 24h 左右的时间内能够防止微生物的大量繁殖。但是，由于牛乳营养丰富，在抑菌物质消耗尽后，微生物的繁殖很快，因此，鲜牛乳必须储藏在 4℃下，并应尽快消费。为了延长牛乳的使用期限，常用脱水方法制成炼乳或奶粉。

脱水后的乳制品蛋白质生物价值和风味与鲜乳差别不大，但水溶性维生素有 20%～30%受到破坏，蛋白质的水合能力也大大降低，导致速溶性变差。

六、乳类的卫生问题及其安全食用

乳类的卫生问题及其安全食用见表 4-37。

表 4-37 乳类的卫生问题及其安全食用

卫生问题	污染源	污染途径	对人体的危害	食用安全防范措施
乳的腐败变质	乳腔管、乳头管、挤奶人员的手和外界环境上的微生物	来自乳腔管、乳头管、挤奶人员的手和外界环境上的微生物污染乳后，在乳中大量繁殖并分解营养成分，造成乳的腐败变质	饮用被微生物污染的乳制品后会产生呕吐、腹泻等不良现象	1.奶牛场环境卫生严格遵守相关规定 2.乳品厂的厂房设计、设施、卫生符合《乳制品企业良好生产规范》 3.乳品厂工作人员应保持良好的个人卫生，遵守有关卫生制度，定期健康检查 4.挤奶操作规范用具执行卫生要求，挤出的乳应立即进行净化处理 5.对乳制品进行全面系统的消毒杀菌
病畜乳的处理	人畜共患传染病的病原体	当乳畜患有结核、布氏杆菌病及乳腺炎时，其致病菌通过乳腺使乳受污染	食用未经卫生处理的受感染的乳会使人感染患病	按照相关卫生处理办法，进行结核病畜乳、布氏杆菌病畜乳、口蹄疫病畜乳、乳房炎病畜乳等处理
乳制品中原料掺假、掺杂，包装不严密	乳汁中掺假，掺杂	—	—	1.严格按照相应的卫生标准操作 2.不在原料乳汁中掺假掺杂 3.包装应严密完整，严禁伪造和假冒 4.未达到标准的乳制品应作废品处理，不得流入市场

续表

卫生问题	污染源	污染途径	对人体的危害	食用安全防范措施
乳及乳制品的有毒有害物质残留	病牛应用抗生素,饲料中真菌的有毒代谢产物、农药残留、重金属对乳的污染	乳畜食用的饲料中含有有毒有害物质,例如农药残留、重金属等,以及病牛应用的抗生素等	—	1. 保持乳畜的健康卫生,减少患病的几率 2. 选择无污染饲料,减少饲料对乳畜的伤害

(王劲松　季兰芳)

第九节　食用油营养价值分析与安全食用

一、食用油的分类

食用油根据来源可分为植物油和动物油。常见的植物油包括豆油、花生油、菜籽油、芝麻油、玉米油等,通常来源于油料作物,在常温下一般呈液体状态。常见的动物油包括猪油、牛油、羊油、鱼油等,来源于动物脂肪组织和奶油,在常温下通常呈固体状态。

食用油脂的主要成分为甘油三酯,是高能食品,提供丰富的能量并延长食物在胃中停留时间,产生饱腹感。植物油提供人体必需脂肪酸并有助于脂溶性维生素的吸收,植物油较动物油易消化吸收。黄油是来自牛乳的脂肪,含脂溶性的维生素 A、维生素 D,为其他植物油所缺少。

二、食用油的营养价值

油脂是甘油和不同脂肪酸组成的脂。植物油含不饱和脂肪酸多,熔点低,常温下呈液态,消化吸收率高;动物油以饱和脂肪酸为主,熔点较高,常温下一般呈固态,消化吸收率不如植物油高。

植物油脂肪含量通常在99%以上,此外含有丰富的维生素 E,少量的钾、钠、钙和微量元素。动物油的脂肪含量在未提炼前一般为90%左右,提炼后,也可达到99%以上。动物油所含的维生素 E 不如植物油高,但含有少量维生素 A,其他营养成分与植物油相似。

三、常用食用油营养特性与食疗功效

常用食用油营养特性与食疗功效见表 4-38。

表 4-38　常用食用油营养特性与食疗功效

食用油脂品种类	营养特性	食疗功效与用途
豆油	豆油是利用大豆经过溶剂浸出而获得,其主要脂肪酸组成是:亚油酸50%～55%,油酸22%～25%,棕榈酸10%～12%,亚麻酸7%～9%。有研究认为$(n-3)/(n-6)=(1:10)～(1:5)$时对健康有利,从这一观点看,豆油符合这一比例特点;大豆油富含维生素 E,但是经过脱臭处理后,大部分维生素 E 以脱臭馏出物的形式被分离出去。精炼豆油中维生素 E 的含量为60～110mg/100g,同时使豆油的不饱和脂肪酸含量提高,所以豆油也极易氧化酸败	豆油在储存过程中会出现色泽加深的现象,这种现象比其他油脂要明显得多 豆油的食疗效果:①豆油味甘辛,性热,微毒;②具有驱虫、润肠的作用;③可预防肠道梗阻、大便秘结不通等 大豆油具有预防胃肠道疾病以及便秘,可以驱虫,还可以滋润肠胃,它还能够预防多种疾病,肠胃不好的人群可以多食用一些大豆油

续表

食用油脂品种类	营养特性	食疗功效与用途
菜籽油	菜籽油取自油菜籽,其脂肪酸的组成受气候、品种等的影响较大,如一般寒带地区,芥酸含量较低,亚油酸含量相对较高,气温较高的地区则相反	菜籽油味甘、辛、性温,可润燥杀虫、散火丹、消肿毒,临床用于蛔虫性及食物性肠梗阻,效果很好。人体对菜籽油的吸收率很高,可达99%,因此它所含的亚油酸等不饱和脂肪酸和维生素E等营养成分能很好地被机体吸收,具有一定的软化血管、延缓衰老之功效。由于榨油的原料是植物的种实,一般会含有一定的种子磷脂,对血管、神经、人脑的发育十分重要。菜籽油的胆固醇很少或几乎不含
花生油	花生油具有独特的花生气味和风味,色浅质优,可直接用于制造起酥油、人造奶油和蛋黄酱,因花生油具有良好的氧化稳定性,是良好的煎炸油。但花生中含少量的磷脂,若不将其去除,在煎炸食品时易起泡沫而溢锅,因此必须将其中大部分磷脂去除才能用于煎炸食品。花生油的脂肪酸组成比较独特,含有6%~7%的长碳链脂肪酸,因此花生油在冬季或冰箱中一般呈固体或半固体,熔点为5℃,比一般的植物油高	花生油味甘、性平,入脾、肺、大肠经;可补脾润肺、润肠下虫;花生油熟食,有润肠、逐虫之功效,可预防蛔虫性肠梗阻 1. 中国预防医学科学院经研究证实,花生油含锌量是色拉油、粟米油、菜籽油、豆油的许多倍 2. 花生油中还含有多种抗衰老成分,有延缓脑功能衰老的作用。花生油还具有健脾润肺,解积食、驱脏虫的功效 3. 营养专家还在花生油中发现了3种有益寿延年于心脑血管的保健成分:白藜芦醇、单不饱和脂肪酸和β-谷固醇,实验证明,这几种物质是肿瘤类疾病的化学预防剂,也是降低血小板聚集、防治动脉粥样硬化及心脑血管疾病的化学预防剂 4. 中老年人理想的食用油脂之一,花生油中的胆碱,还可改善人脑的记忆力,延缓脑功能衰退
玉米油	玉米油又称玉米胚芽油、粟米油。玉米胚芽占全玉米粒7%~14%,胚芽含油36%~47%。玉米胚芽油的脂肪酸组成为:饱和脂肪酸占15%,不饱和脂肪酸占85%,在不饱和脂肪酸中主要是油酸及亚油酸,其比例约为1:2.5。玉米油的脂肪酸组成一般比较稳定,亚油酸含量为55%~60%,油酸含量25%~30%,棕榈酸10%~12%,硬脂酸2%~3%,亚麻酸含量极少(2%以下),其他如豆蔻酸。玉米不同部分提取的脂肪酸组成略有差别,与其他部分相比,胚芽油的亚油酸含量较高,饱和脂肪酸含量较低。玉米油的亚油酸含量高,其降低血清胆固醇的效能优于其他油脂。玉米油富含维生素E,虽然不饱和程度高,但是热稳定性好	食用玉米油能预防皮肤细胞水分代谢紊乱和皮肤干燥、鳞屑肥厚等病变,具有"柔肌肤美容貌"的作用。玉米油中富含维生素E,维生素E是天然的抗氧化剂,可保护亚油酸双键不被氧化,有加速细胞分裂繁殖、防止细胞衰老、保持机体青春常在的功效;并能抑制脂质在血管中沉淀形成血栓,预防动脉粥样硬化,长期食用能增强肌肉和血管功能,维持生殖器官正常功能和机体抵御能力。玉米油中含较多的维生素A,具有预防干眼病、夜盲症、皮肤炎、支气管扩张及抗癌作用
芝麻油	芝麻油是我国最古老的食用油之一,产量位居世界之首。芝麻油品种众多,有白、褐、黄及黑色等芝麻,各类芝麻平均含油45%~58%。芝麻油的主要脂肪酸组成与花生油和棉籽油相似,含饱和脂肪酸20%,不饱和脂肪酸中油酸和亚油酸基本相当。芝麻油的脂肪酸组成比较简单,典型的组成为:棕榈酸9%,硬脂酸4%,油酸40%,亚油酸46%,其他如亚麻酸等含量较少。芝麻油的维生素E含量不高,但是它的稳定性很高,保质期也很长,这是由于粗油中含有1%左右的芝麻酚、芝麻素等天然抗氧化剂	芝麻油富含营养素,其中富含的亚油酸、棕榈酸等不饱和脂肪酸,能保护血管。所含的卵磷脂也很丰富,不仅滋润皮肤,而且可以祛斑,尤其可以祛除老年斑。所含维生素E具有抗氧化作用,可以保肝护心,延缓衰老 中老年人久用芝麻油,可以预防脱发和过早出现白发,如果便秘久治无效,每天早晚都喝一小口芝麻油便可见效。芝麻油对口腔溃疡、牙周炎、牙龈出血、咽喉发炎均有很好的改善作用。芝麻油还是一种促凝血药,对血小板减少性紫癜有一定效果 芝麻油具有浓郁香气,食用少量就能弥补"餐中无油"的缺憾,还可起到软化血管等特殊保健功效,对消化功能减弱的老年人来说,也可增进食欲。食用芝麻油一般每天10~20g即可,但因芝麻油中油脂含量丰富,提供热量多,高血压、糖尿病、高脂血症患者不宜多食,以免病情加重,有慢性腹泻者也应少食,以免加重腹泻

续表

食用油脂品种类	营养特性	食疗功效与用途
向日葵油	向日葵油又叫葵花籽油,盛产于俄罗斯、加拿大、美国等,我国东北和华北地区也有较大量生产。向日葵籽含饱和脂肪酸15%左右,不饱和脂肪酸85%。不饱和脂肪酸中油酸和亚油酸的比例约为1∶3.5,所以,向日葵油是为数不多的高亚油酸油脂之一。因此,有人将它与玉米列为"健康保健油脂"。我国北部地区向日葵的主要脂肪酸组成为:棕榈酸6%～8%,硬脂酸2%～3%,油酸14%～17%,亚油酸65%～78%	向日葵油一般呈淡琥珀色,精炼后与其他油相似,呈淡黄色。向日葵富含维生素E,还含有绿原酸(水解可生成咖啡酸,具有抗氧化作用),氧化稳定性好,是良好的食用油之一,但是不宜单独用于煎炸食品 葵花籽油含较多的维生素E,可以防止不饱和脂肪酸在体内过分氧化,有助于促进毛细血管的活动,改善循环系统,从而防止动脉硬化及其他血管疾病。葵花籽油含的亚油酸是人体必需的脂肪酸,它构成各种细胞的基本成分,具有调节新陈代谢、维持血压平衡、降低血液中胆固醇的作用。葵花籽油含有微量的植物醇和磷脂,这两种物质能防止血清胆固醇升高 肝病患者不宜多食用葵花籽油
猪油	猪油是指从猪的特定内脏的蓄积脂肪(猪杂油)及腹背部等皮下组织中提取的油脂(猪板油)。内脏蓄积的脂肪一般较硬,腹背部等皮下组织中的脂肪较软,前者的熔点高,后者的熔点低。猪油中含有100mg/100g左右的胆固醇,精制猪油中胆固醇的含量要降低一半。此外,猪油中的天然抗氧化剂的含量很低,致使其保质期很短,但是可以通过添加维生素E等抗氧化剂来延长它的储存期	猪油味甘、性凉、无毒,有补虚、润燥、解毒的作用,可预防脏腑枯涩、大便不利、燥咳、皮肤皲裂等症。可药用内服、熬膏或入丸剂。外用作膏油涂敷患部 主治:手足皲破

四、加工烹饪过程中营养素的保护

植物油是必需脂肪酸的重要来源,为了满足人体需要,在膳食中不应低于总脂肪酸来源的50%,动物油的脂肪组成以饱和脂肪酸为主,长期大量食用,可引起血脂升高,增加心脑血管疾病的危险性,因此在高脂血患者中要控制食用。

在油脂加工中,通过碱炼吸附、脱色吸附和真空脱臭等工序可使菜子油中的含硫化合物降至5mg/L以下。大部分的有毒含硫化合物则留在菜籽饼粕中,因此菜籽饼粕要经过脱毒后方可作饮料食用。精炼菜籽油是一种性能良好的烹调油、煎炸油。

五、食用油的卫生问题及其安全食用

食用油的卫生问题及其安全食用见表4-39。

表4-39 食用油的卫生问题及其安全食用

卫生问题	污染源	污染途径	对人体的危害	食用安全防范措施
油脂酸败	1.来自动植物组织残渣和食品中微生物的酯解酶等催化剂 2.紫外线和氧	油脂含有杂质或不适宜条件下久藏产生 1.酯解酶等催化剂酶解甘油三酯及脂肪酸的酶解酸败过程 2.油脂在紫外线和氧的作用下水解和自动氧化	油脂及富含油脂的食品在人们的膳食中占相当大的比例,但其在长时间储存后由于受光线、空气、温度等因素的影响易发生酸败,使食品的营养价值降低,感官性状恶化,同时在酸败过程中产生对人体有害的过氧化物和自由基,可导致人体衰老、肿瘤、心血管病等发生	1.保证油脂纯度 2.防止油脂自动氧化 3.正确应用抗氧化剂

续表

卫生问题	污染源	污染途径	对人体的危害	食用安全防范措施
油脂污染	1. 霉菌及其毒素 2. 多环芳烃类化合物	1. 油料种子被霉菌及其毒素污染,毒素转移到油脂中,使油脂受到污染 2. 油料作物长期生长在工业污染区,导致油料种子被污染 3. 油脂加工过程中被化学药剂污染 4. 使用过程中油脂的热聚合	1. 食用了被黄曲霉毒素严重污染的油料种子或油脂,可使原发性肝癌发病率增加 2. 食用了被重金属污染的油料作物,可导致慢性中毒 3. 重复使用的煎炸油,易生成热聚合物,产生有毒物质或致癌物质,有害人体健康	1. 用碱炼法和吸附法去除有毒物质 2. 保证油料作物生长环境的无污染无毒害 3. 生产过程中避免机油污染及使用不含或少含(α)-苯并芘的机油 4. 避免油脂高温反复加热
天然存在的有害物质	1. 棉籽中的棉酚 2. 芥酸	1. 棉籽的色素腺体内含有的毒性物质 2. 菜籽中含有的不饱和脂肪酸	心脏病患者摄入过多芥酸后,心血管功能会超负荷,更易诱发"血管壁增厚"、"心肌脂肪沉积"等疾病	各类心脏病患者,尤其是冠心病患者、高血压及心脏病患者应尽量不吃高芥酸菜籽油

(王劲松　季兰芳)

第十节　软饮料营养价值分析与安全食用

饮料是指经定量包装的,供直接饮用或按一定比例用水冲调或冲泡饮用的,乙醇含量(质量分数)不超过0.5%的制品。在饮料工业发达的国家,它是食品工业的重要组成部分,已成为人们日常生活中的必需品。饮料在客观上起到了补充水分和一定营养成分的作用。

一、软饮料的分类

软饮料目前在世界上没有统一的分类法,各国对于分类都有不同的意见,因为对软饮料的含义的解释有所差别,严格来说无酒精饮料与软饮料所包括范围也有所差别,前者的范围更广一些。

1. 国内软饮料分类法

国家标准GB/T 10789—2015《饮料通则》规定了饮料的分类,适用于不含乙醇或乙醇含量不超过0.5%的饮料制品。根据不同的原辅材料或产品形式,可将饮料分为包装饮用水、果蔬汁类及其饮料、蛋白饮料(包括含乳饮料、植物蛋白饮料、复合蛋白饮料和其他蛋白饮料)、碳酸饮料(包括果汁型碳酸饮料、果味型布丁饮料、可乐型碳酸饮料等)特殊用途饮料(包括运动饮料、营养素饮料、能量饮料、电解质饮料等)、风味饮料(茶味饮料、果味饮料、乳味饮料、咖啡味饮料、风味水饮料等)、茶(类)饮料(包括原茶汁、茶浓缩液、茶饮料、果汁茶饮料、奶茶饮料等)、咖啡(类)饮料(如浓咖啡饮料、咖啡饮料、低咖啡因咖啡饮料、低咖啡因浓咖啡饮料等)、植物饮料(可可饮料、谷物类饮料、草本饮料、食用菌饮料、藻类饮料等)、固体饮料(包括风味固体饮料、果蔬固体饮料、蛋白固体饮料、茶固体饮料等)以及其他类饮料(如经国家相关部门批准,可声称具有特定保健功能的制品)。

2. 国外软饮料分类

世界各国对饮料的分类不一致,普遍将其分为三类:即为含酒精饮料、无酒精饮料、其他饮料,国外都把无酒精饮料称为软饮料。

二、软饮料的营养价值

软饮料在客观上起到了补充水分和一定营养成分的作用。常用软饮料营养特性与功效比较如下。

1. 碳酸饮料（汽水）

碳酸饮料主要成分是碳酸水、糖及香料。添加不同的香料，可调制出各种不同的口味。

知识链接

如果口渴的时候首先想到的是饮料，可是相当危险的

可乐、雪碧、芬达的含糖量是11%，超过了西瓜、苹果、柑橘等很多种水果，一听350mL的可乐所含的能量等同于一片面包、一个玉米或250g水果。各种果汁的含糖量与此相当，甚至还要更高于它。脉动、她/他、激活等看上去像水的维生素饮料也含有3%的糖分，如果喝上一大瓶（600mL），对体重的影响很大。也的确听说过有人因为暴饮甜饮料而罹患糖尿病的不幸遭遇。

2. 果蔬汁饮料

果蔬汁饮料是从新鲜水果、蔬菜榨得的果蔬汁，含有果蔬中各种可溶性营养成分，如矿物质、维生素、糖、酸以及果蔬的芳香物质等，因此营养丰富、风味良好，是一种十分接近天然果蔬的制品。

果蔬汁的营养价值主要体现在以下几个方面。

（1）果蔬汁含有丰富的维生素　这对于维持人体健康具有重要的意义。有学者建议每日饮用200～300mL的果蔬原汁，这样就可以满足人体所必需的全部或绝大部分维生素。这在缺乏水果和蔬菜的冬季以及干旱的沙漠地区就显得尤为重要。还有研究表明：100%的鲜橙汁中含有较高的维生素C和胡萝卜素，因此每天喝一杯250mL的高品质100%鲜橙汁，基本上就能够满足成年人一天维生素C的营养需要。胡萝卜素除了能在人体内部分转化为维生素A以外，还具有较强的抗氧化作用，有助于消除人体内的自由基及脂质过氧化物对健康的危害。另外，纯果汁中还含有维生素B_1、维生素B_2、维生素B_6、叶酸、泛酸等多种维生素。

（2）果蔬中含有丰富的矿物质　其中一些矿物元素在维持人体组织正常生理功能方面发挥着重要作用。在纯果蔬汁中，钾、镁等矿物质含量较多，而钠的含量很少，这对于预防高血压十分有益。另外，钾、镁、钙等元素在人体代谢过程中可产生碱性物质，而人们平时吃的较多的鱼、肉、蛋、粮食中含有较多的氮、磷、硫元素，它们在人体代谢过程中产生酸性物质，因此，营养学上把果蔬汁和水果、蔬菜等称为碱性食物，故多吃水果和蔬菜，包括喝果蔬汁有利于中和人体内过多的酸性物质，保持人体内的酸碱平衡。另外。新鲜果蔬汁也是人体内良好的“清洁剂”，他们能够清除体内堆积的毒素和废物。当新鲜的果汁和蔬菜汁进入人体消化系统后，会使血液呈碱性，把存积在细胞中的毒素溶解，由排泄系统排出体外。

果蔬汁中还含有一定比例的有机酸，这对维持人体正常生理活动也起着重要的作用。水果中的有机酸在人体新陈代谢过程中会被迅速氧化，所以它们不会对人体造成酸性损害，而且还有一定的疗效。例如鲜橙汁中的柠檬酸不仅可以刺激人体消化腺的分泌，增进食欲，而且还能够提高人体对钙的吸收能力，可辅助治疗小儿佝偻病。另一方面，有机酸能够使果汁保持一定的酸度，减少了果汁中维生素 C 的分解破坏。

（3）果蔬汁还含有一些酚类物质　其中最常见的就是黄酮类化合物，被称为"生物类黄酮"。生物类黄酮参与细胞产生的基本过程，能够解除大血管和心脏的痉挛，提高肾上腺的维生素 C 含量，抑制某些炎症，利尿，防止辐射病及因脑力劳动和体力劳动过度而产生的疲劳病等。另外，生物类黄酮能够减少血管壁的渗透率和脆弱性，因此具有防止毛细血管失血的独特作用。有报告指出，生物类黄酮还是一类天然抗氧化剂，能够维持血管的正常功能，并保护维生素 C、维生素 A、维生素 E 等不被氧化破坏。

3. 含乳饮料

乳是人类最理想的液体食物，它几乎能全部被人体消化吸收而无废物排出。乳中脂肪含量为 3%～5%，由于具有良好的乳化状态，乳脂肪是一种消化率很高的食用脂肪。乳中蛋白质的含量为 3.3%～3.5%，其中含有酪蛋白、乳白蛋白、乳球蛋白等各种蛋白质，由二十多种氨基酸构成，包括人体所必需的氨基酸。此外，乳中还含有糖类、矿物质和多种维生素。

含乳饮料是以鲜乳或乳制品为原料，不经发酵或经过发酵，制成的液态、固态或糊状的饮品，其中加入了糖、香精、果汁、酸味剂、稳定剂等进行配制，蛋白质含量不低于 0.7%。含乳饮料酸甜适口、乳味香浓、清香爽滑、营养丰富，深受消费者的欢迎。

4. 植物蛋白饮料

植物蛋白饮料是指用蛋白质含量较高的植物种子、果实、核果类或坚果类的果仁为原料，与水按一定比例磨碎、去渣后，加入配料制得的乳浊状液体制品。其蛋白质含量不低于 0.5%。

我国植物蛋白资源十分丰富，如大豆、花生、杏仁、椰子等。据联合国统计，目前世界的蛋白质供应量中，植物蛋白占 70%。由于植物蛋白相对容易被人体消化吸收，不含胆固醇，同时和动物蛋白在氨基酸的组成比上具有互补性，因此，大力发展植物性蛋白类食品，有利于改善我国人民的食物结构，解决我国食品结构中蛋白质含量偏低和乳源缺乏的问题。

5. 包装饮用水

包装饮用水是指来源于地表、地下或公共供水系统的水为水源，经加工制成的密封于容器中可直接饮用的水。包装饮用水分为①饮用天然矿泉水：是出自地下深处，含有一定量的矿物盐、微量元素或二氧化碳气体，并且是未受污染的地下矿泉水；②饮用纯净水：以符合生活饮用水卫生标准的水为水源，采用蒸馏法、电渗析法、去离子法或离子交换法、反渗透法及其他适当的加工方法，去除水中的矿物质、有机成分、有害物质及微生物等加工制成的水；③其他饮用水：由符合生活饮用水卫生标准的采自地下形成流至地表的泉水或高于自然水位的天然蓄水层喷出的泉水或深井水等为水源加工制得的水，这类包装饮用水主要有富氧水、活性水、果味水、电解水、离子水、磁化水和生态水等。

包装饮用水的包装材料应不含有对人体产生危害的物质，也不会对水的气味、颜色、口味或水质的细菌质量产生不利的影响。

6. 茶饮料

茶饮料是指以茶叶的萃取液、茶粉、浓缩液为主要原料加工而成，含有一定分量的天然茶多酚、咖啡碱等茶叶天然有效成分的软饮料。茶饮料既有茶叶的独特风味，又兼具营养保健功效，是一类天然、安全、清凉解渴的多功能饮料。

茶饮料富含多酚类，主要有儿茶素、黄酮醇素、花青素、酚酸四类成分组成。茶饮料中生物碱的含量为 15～25mg/100mL，它包括咖啡碱、可可碱、茶叶碱。其中咖啡碱占 80%～90%。生物碱是茶饮料滋味、苦味及功能成分的重要组成之一。茶叶中蛋白质几乎不溶于热水，仅有少量的可溶性蛋白质存在于茶汤中。茶汤中含有 12 种氨基酸组分，其中最主要的是茶氨酸，在饮料茶中氨基酸含量占 8～25mg/100mL，氨基酸是饮料滋味鲜爽醇和的重要组成之一。存在于茶汤中的糖类主要是还原糖、可溶性果胶，还有少量可溶性的淀粉。在茶饮料中可溶性糖含量占 25～29mg/100mL，它是构成茶饮料滋味醇和的重要组成之一。茶叶含有几十种矿物质元素，其中大部分可溶于热水；在茶饮料中一般含有 K、Ca、Mg 等几十种矿物质元素。在茶饮料中一般含矿物质元素为 8.0～15.0mg/100mL，其中以钾的含量最高，占 50%～70%。因 B 族维生素一般不溶于热水，故在茶饮料中一般不含 B 族维生素。

三、饮料的卫生问题及其安全食用

饮料的卫生问题及其安全食用见表4-40。

表 4-40　饮料的卫生问题及其安全食用

卫生问题	污染源	污染途径	对人体的危害	食用安全防范措施
杂质	1. 原料的杂质 2. 瓶子或瓶盖带来的杂质 3. 机件碎屑或管道沉积物等	大量原料加工时带来其自身所含的不易去除的杂质；瓶子瓶盖未清洗干净；生产机械的机件碎屑	由原料带入的杂质或瓶盖瓶子所含的杂质以及机械碎屑等进入饮料中，会给人体带来损害	1. 充分过滤清洗原料 2. 仔细清洗瓶子 3. 注意混合机、灌装机、压盖机等易损件的磨损等
混浊与沉淀	污染源很多，一般是微生物感染、化学反应、物理变化或其他原因	生产过程中被微生物感染或添加过量化学药剂	饮料中的沉淀与混浊物若不及时清除，其中部分有害物质很容易被人体吸收，时间久了会危及人体健康，导致神经、消化、泌尿及造血系统发生病变或功能紊乱	1. 严格按照相关卫生条例、管理条例进行生产 2. 保持生产环境干净卫生
变色变味	微生物或化学药剂	生产过程中被环境或器具物感染；添加的化学药剂不当	—	1. 保持生产环境的卫生安全无污染 2. 严格按照相关规定添加各种试剂

（王劲松　季兰芳）

能力训练

活动　帮爸妈选购大米

【案例导入】

刚学过谷类食品的营养价值与安全食用的小芳，双休日回到家里，得知妈妈要到超市买几种大米用以烧饭、炖粥、包粽子，就跟着妈妈来到了超市，在大米种类的选择与科学选购方面当起了妈妈的营养顾问。

【活动目的】

能根据养生保健的需求有针对性地选择大米的种类，并能正确地选购大米。

【活动内容】

1. 根据所需烹制的食物及其养生特性选择大米的种类

大米的种类、适宜烹制的食物及其食疗用途见表 4-41。

表 4-41　大米的种类、适宜烹制的食物及其食疗用途

种类	食疗用途	适宜烹制的食物	食疗药膳制作及注意事项
籼米	有补中益气、健脾养胃、益精强志、平和五脏、通血脉、聪耳明目、止烦、止渴、止泻的功效	煮饭、饼干	籼米煮熟后米饭较干、松，通常用于萝卜糕、米粉、炒饭；用籼米制作米饭时一定要"蒸"，不要"捞"，因为捞饭会损失掉大量维生素
粳米	粳米性平、味甘，归脾、胃经；具有补中益气、平和五脏，止烦渴，止泄，壮筋骨，通血脉，益精强志之功效；主治泻痢、胃气不足、口干渴、呕吐、诸虚百损等	煮粥、饼干、糕点	粳米做成粥更易于消化吸收，但制作时不要放碱，否则，碱能破坏维生素 B_1，导致维生素 B_1 缺乏，出现"脚气病"
糯米	糯米富含 B 族维生素，能温暖脾胃，补益中气。对脾胃虚寒、食欲不佳、腹胀、腹泻有一定缓解作用；糯米有收涩作用，对尿频、自汗有较好的食疗效果	粳糯用于酿酒、制米糕，籼糯用于做八宝粥、粽子	所含的淀粉较高，因而煮后有黏性，糯米食品宜加热后食用，糯米难于消化，不宜一次食用过多
黑米	主要营养成分包括粗蛋白质、粗脂肪、糖类等，维生素、微量元素和氨基酸含量都高于普通大米。黑米具有滋阴补肾、健脾暖肝、明目活血等功效	煮粥	煮粥时，夏季将黑米用水浸泡一昼夜，冬季浸泡两昼夜，淘洗次数要少，泡米的水要与米同煮，以保存营养成分
糙米	糙米有提高人体免疫功能，促进血液循环，消除沮丧烦躁的情绪，降低血糖，预防心血管疾病、贫血症、便秘、肠癌等功效	糙米卷、糙米饼干	糙米口感较粗，质地紧密，煮起来也比较费时，煮前可以将它淘洗后用冷水浸泡过夜，然后连浸泡水一起投入高压锅，煮 0.5h 以上
薏米	用于脾胃虚弱，便溏腹泻，或妇女带下病，脾虚湿盛水肿，小便不利，或脚气肿痛；湿热痹痛，手足拘挛，酸楚疼痛；肺痈咳唾脓痰，或肠痈拘急腹痛。此外，现又用于消化道肿瘤、宫颈癌肿瘤以及扁平疣	粥、汤、茶	薏仁较难煮熟，在煮之前需以温水浸泡 2~3h，让它充分吸收水分，再与其他米类一起煮就很容易熟

2. 大米的质量辨别

大米的质量辨别见表 4-42。

表 4-42　大米的质量辨别

方法	优 质 米	劣 质 米
一看	1.看标签：在保质期内，有"QS"认证标志 2.看颜色：色泽比较鲜亮、透明，有光泽，比较少见碎米和黄粒米及病斑米 3.看外观：粒大小均匀、丰满，有较小腹白，无横裂纹	1.看标签：在保质期外或无"QS"认证标志 2.看颜色：色泽比较暗，无光泽 3.看外观：米粒表面呈灰粉状有白道沟纹的，或米粒有虫噬现象
二抓	无白兮兮的糠粉	有白兮兮的糠粉
三闻	浓浓的清香味	有米糠味，没有清香味
四尝	含水量较高，吃口较松，齿间留香	含水量较低，吃口较硬
五洗	水清	水浊

目标检测

一、判断题

1. 谷类蛋白质氨基酸组成中蛋氨酸含量相对较低。（   ）
2. 玉米中糖类含量高于大米。（   ）
3. 杂豆蛋白质含量高于大豆。（   ）
4. 辣椒维生素 C 含量较高，还含有丰富的硒、铁、锌。（   ）
5. 水果中维生素 B_1、维生素 B_2 含量较高。（   ）
6. 畜肉中，猪肉的脂肪含量最高，羊肉次之，牛肉最低。（   ）
7. 蛋类属于含铁丰富的食物。（   ）
8. 贝类的主要呈味物质为琥珀酸及其钠盐。（   ）
9. 调制奶粉主要是增加了牛乳粉中的酪蛋白、钙含量。（   ）
10. 味精在以谷氨酸单钠形式存在时鲜味最强，而二钠盐形式则完全失去鲜味。（   ）

二、单项选择题

1. 含维生素 C 最多的蔬菜是（   ）。

A. 大白菜　　　　　B. 油菜　　　　　C. 柿子椒　　　　　D. 大萝卜

2. 野果的营养特点是（   ）。

A. 富含维生素 C 和胡萝卜素　　　　　B. 富含维生素 B_1

C. 富含维生素 A 和维生素 D　　　　　D. 富含维生素 E

3. 大豆中的蛋白质含量（   ）。

A. 1%5～20%　　　B. 50%～60%　　　C. 10%～15%　　　D. 35%～40%

4. 某食物中蛋白质的 INQ 值大于 1（   ）。

A. 表示食物蛋白质的供给量高于能量供给

B. 表示食物蛋白质的供给量低于能量供给

C. 表示食物蛋白质的供给量与能量供给量平衡

D. 表示食物蛋白质的供给高于机体所需

5. 下列不宜用于喂养婴儿的乳制品是（   ）。

A. 甜炼乳　　　　　B. 调制奶粉　　　　C. 淡炼乳　　　　　D. 全脂奶粉

6. 影响蔬菜中钙吸收的主要因素是（   ）。

A. 磷酸　　　　　　B. 草酸　　　　　　C. 琥珀酸　　　　　D. 植酸

7. 大豆中产生豆腥味的主要酶类是（   ）。

A. 淀粉酶　　　　　B. 脂肪氧化酶　　　C. 脲酶　　　　　　D. 蛋白酶

8. 豆芽中富含（   ）。

A. 维生素 E　　　　B. 叶酸　　　　　　C. 维生素 B　　　　D. 维生素 C

9. 膳食中碱性物质主要来源于（   ）。

A. 蔬菜　　　　　　B. 米饭　　　　　　C. 面粉　　　　　　D. 肉类

10. 某些鱼类中含有丰富的 DHA 和 EPA，有降低血脂的作用，这两种脂肪酸是（   ）。

A. 饱和脂肪酸　　　B. 单不饱和脂肪酸　C. 多不饱和脂肪酸　D. 必需脂肪酸

三、多项选择题

1. 大豆中的非营养因子是（　　）。

A. 蛋白酶抑制剂　　　　　　　　B. 植酸　　　　　　C. 植物红细胞凝血素

D. 皂苷类　　　　　　　　　　　E. 异黄酮类

2. 下面食品中含有的蛋白质，属于优质蛋白质的有（　　）。

A. 鸡蛋　　　　　B. 稻米　　　　　C. 鸡肉　　　　　D. 牛肉　　　　　E. 大豆

3. 大豆中的胀气因子包括（　　）。

A. 棉籽糖　　　　　　　　　　　B. 阿拉伯糖　　　　C. 水苏糖

D. 半乳聚糖　　　　　　　　　　E. 蔗糖

4. 下列属于大豆及其他油料的蛋白质制品的有（　　）。

A. 组织化蛋白质　　　　　　　　B. 油料粕粉　　　　C. 纯化蛋白质

D. 分离蛋白质　　　　　　　　　E. 浓缩蛋白质

5. 蔬菜、水果中富含下列哪些成分（　　）。

A. 糖类　　　　　　　　　　　　B. 蛋白质　　　　　C. 有机酸

D. 芳香物质　　　　　　　　　　E. 矿物质

6. 禽肉的营养特点有（　　）。

A. 脂肪含量少　　　　　　　　　B. 脂肪熔点低　　　C. 含氮浸出物少

D. 蛋白质的氨基酸组成接近人体需要　E. 易消化吸收

7. 肉类食品在冷冻储藏中可发生哪些变化（　　）。

A. 变色　　　　　　　　　　　　B. 蛋白质变性　　　C. 自溶

D. 脂肪氧化　　　　　　　　　　E. 后熟

8. 谷类中含量较高的蛋白质为（　　）。

A. 谷蛋白　　　　　　　　　　　B. 球蛋白　　　　　C. 白蛋白

D. 醇溶蛋白　　　　　　　　　　E. 酪蛋白

9. 在某些菜肴的烹饪中加醋，可起到（　　）的作用。

A. 保护维生素　　　　　　　　　B. 防止蛋白质变性　C. 促进钙吸收

D. 防止脂肪氧化　　　　　　　　E. 减少钠使用

10. 对肉、鱼类蛋白质叙述正确的是（　　）。

A. 蛋白质含量 10%～20%　　　　B. 生物学价值高

C. 含人体需要的各类必需氨基酸　　D. 构成模式与合成人体蛋白质的模式相近

E. 肌肉蛋白质主要是胶原蛋白和黏蛋白

（王劲松）

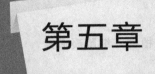
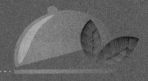

第五章

平衡膳食指南与膳食结构分析

 学习目标 ▶▶

知识目标

1. 了解平衡膳食的概念及构成。
2. 掌握膳食指南和膳食宝塔的内容及简单应用。
3. 掌握我国膳食结构及其改进措施。
4. 熟悉合理烹饪的方法。

能力目标

1. 联系实际应用膳食指南。
2. 培养对膳食结构理性的分析能力。

 知识描述 ▶▶

　　膳食结构是指膳食中各类食物的数量及其在膳食中所占的比重。它反映了饮食习惯、生活水平以及国际经济和农业发展水平，并受社会经济发展的影响和制约。由于影响膳食结构的这些因素是在逐渐变化的，所以膳食结构不是一成不变的，人们可以通过均衡调节各类食物所占的比重，充分利用食品中的各种营养，达到膳食平衡，促使其向更利于健康的方向发展。

第一节 平衡膳食概念与构成要点

一、平衡膳食的概念

1. 平衡膳食

　　平衡膳食又称合理膳食或健康膳食，是指能够提供适宜人体热能和各种营养素需要的膳食。

2. 合理营养

通过平衡膳食能够满足人体生长发育和各种生理需要，以及劳动强度及生活环境的需要，并且在各种营养素间建立起营养生理上的平衡关系，所提供的能量和全部营养素的数量，称为合理营养。

二、平衡膳食的构成

平衡膳食的要求是既保证摄食者能量和各种营养素达到营养生理需要量，又在各种营养素之间建立生理上的平衡。

1. 满足机体的各种营养需要

平衡膳食中营养素的合理构成必须能够满足机体对各种营养素的需要。原则是足够的热能、适当的蛋白质、充足的矿物质、适当的膳食纤维和充足的水分。

（1）热能营养素构成平衡　糖类、脂肪、蛋白质均能给机体提供热量，故称为热量营养素。当这三种物质摄入量适当时，各自的特殊作用方可发挥并互相起到促进和保护作用，这种情况称之为热量营养素构成平衡，反之将会对机体产生不利影响。

一般条件下，糖类占热能的 $55\%\sim65\%$、蛋白质占 $10\%\sim15\%$、脂肪占 $20\%\sim30\%$，即称为热量营养素平衡，反之则可出现不同的后果。当膳食中糖类摄入量过多时，热量比例会增高，破坏三者平衡，出现体重增加、加重消化系统和肾脏负担、减少摄入其他营养素的机会。当膳食中脂肪热量提供过高时，将引起肥胖、高脂血和心脏病。蛋白质热量提供过高时，则影响蛋白质正常功能发挥，造成蛋白质消耗，影响体内氮平衡。相反，当糖类和脂肪热量供给不足时，就会削弱对蛋白质的保护作用。三者之间是互相影响的，一旦出现不平衡，将会影响身体的健康。

（2）氨基酸平衡　当任何一种必需氨基酸缺乏或不足时，均会造成体内氨基酸的不平衡，致使其他氨基酸不能充分被利用。食物蛋白质营养价值的高低，很大程度上取决于食物中所含的八种必需氨基酸的数量及比例，只有数量与比例同人体的需要接近时，才能合成人体的组织蛋白质，反之则会影响食物中蛋白质的利用。此外还应该含有一定比例的非必需氨基酸，一般认为，必需氨基酸和非必需氨基酸的最佳比例为 4：6。鸡蛋、人乳的氨基酸比例与人体极为接近，因此可称为氨基酸平衡的食品。而多数食品均属氨基酸构成不平衡，所以蛋白质的营养价值就受到影响。如玉米中亮氨酸过高影响了异亮氨酸的利用。因此以植物性为主的膳食，应注意食物的合理搭配，纠正氨基酸构成比例的不平衡。如将谷类与豆类混食，制成黄豆玉米粉、黄豆小米粉等，可提高蛋白质的利用率和营养价值。

（3）矿物质之间的平衡　各种营养素在体内代谢过程中，相互间会有促进作用，也会有抑制作用。所以膳食中的矿物质也应该保持一定的平衡。例如，钙、磷对人体的生长发育和体质健康影响较大，膳食中的钙、磷比例为（1：1）～（2：1）时有利于二者的吸收和利用；铁与铜在造血过程中起协同作用，缺铜时，铁不能进入血红蛋白分子中，因而即使铁量充足也会发生贫血。

（4）维生素和其他营养素之间的平衡　维生素 B_2 构成辅酶参与体内的物质代谢，故当膳食热能摄入量较高时，维生素 B_2 的摄入量也要相应增加，反之则减少。维生素 C 能使难以吸收的三价铁还原为容易吸收的二价铁，此外还能使亚铁络合酶处于激活状态，从而促进铁的吸收和利用。又如维生素 D 可促进钙、磷的吸收代谢和利用。

2. 合理的膳食制度

合理的膳食制度，也就是合理安排一天的餐次、两餐之间的时间间隔、每餐的数量与质量，使进餐与日常作息制度及生理状况相适应，与消化规律相协调，从而增加机体对食物的消化、吸收和利用程度，提高工作效率，促进身体健康。

（1）餐次及间隔　两餐间隔时间太长，机体将处于明显的饥饿状态，会使血糖下降，工作效率降低，长时间的空腹还可导致胃炎或胃溃疡。两餐间隔时间太短会降低食欲，导致进食量和消化液分泌的减少，影响食物的消化与吸收。一般两餐间隔以 4～5h 为宜，一日进四餐比三餐好。

（2）重视食物的合理分配　早餐应占全天总摄入量的 30%，以蛋白质、脂肪含量高的食物为主，辅以维生素，以满足上午工作的需要。午餐应占全天总摄入量的 40%，糖、蛋白质和脂肪的供给均应增加。晚餐应占全天能量摄入量的 30%，应少吃富含蛋白质、脂肪含量高的食物。

（3）保证清洁卫生，防止食物被污染，减少营养素的损失。

总之，平衡膳食是通过膳食人群的食物组成及个人每日、每月、每年实际摄入的食物来实现的。保证平衡膳食营养、卫生、好吃、易于消化吸收，是维持机体良好营养健康状态，改善亚健康营养状态的首要条件。

（陈清婵）

第二节　当今世界各国的膳食结构

一、膳食结构的概念

膳食结构指的是在一定时期内特定人群膳食中动植物等食品的消费种类、数量及比例关系，它与国家的食物生产加工、人群经济收入、饮食习俗、身体素质等有关。膳食结构反映了人群营养水平，是衡量其生活水平和经济发达程度的标志之一。

二、膳食结构的分类

依据动植物性食物在膳食构成中的比例划分不同的膳食结构，一般将世界各国的膳食结构分为以下四种模式。

1. 东方膳食模式

该膳食模式以植物性食物为主，动物性食物为辅。大多数发展中国家如印度、巴基斯坦和非洲一些国家属此类型。平均能量摄入为 2000～2400kcal，蛋白质仅 50g 左右，脂肪仅 30～40g，膳食纤维充足，来自动物性食物的营养素如铁、钙、维生素 A 摄入量常会出现不足。这类膳食容易出现蛋白质、能量营养不良，以致健康状况不良，劳动能力降低，血脂异常和冠心病等营养慢性病低发。

2. 经济发达国家膳食模式

该膳食模式以动物性食物为主，是多数欧美发达国家如美国、西欧、北欧诸国的典型膳食结构，属于营养过剩型膳食。食物摄入特点是：粮谷类食物消费量小，人均每天 150～200g，动物性食物及食糖的消费量大，肉类 300g 左右，食糖甚至高达 100g，蔬菜、水果摄人少。人均日摄入能量高达 3300～3500kcal，蛋白质 100g 以上，脂肪 130～150g，以提供高能量、高脂肪、高蛋白质、低膳食纤维为主要特点。这种膳食模式容易造成肥胖、高血压、冠心病、糖尿病等"富裕型"疾病发病率上升。

3. 日本膳食模式

日本膳食模式是一种动植物食物较为平衡的膳食结构，以日本为代表。膳食中动物性食物与植物性食物比例比较适当。特点是谷类的消费量平均每天 300～400g，动物性食品消费量平均每天 100～150g，其中海产品比例达到 50％，乳和乳制品 100g 左右，蛋类 40g 左右，豆类 60g。能量和脂肪的摄入量低于欧美发达国家，平均每天能量摄入为 2000kcal 左右，蛋白质为 70～80g，动物蛋白质占总蛋白的 50％左右，脂肪 50～60g，该膳食模式既保留了东方膳食的特点，又吸取了西方膳食的长处，少油、少盐、多海产品，蛋白质、脂肪和糖类的供能比合适，有利于避免营养缺乏病和营养过剩性疾病，膳食结构基本合理。

4. 地中海膳食模式

该膳食模式以居住在地中海地区（意大利、希腊）的居民为代表。膳食结构的主要特点为富含植物性食物，包括谷类（每天 350g 左右）、水果、蔬菜、豆类、果仁等；每天食用适量的鱼、禽、少量蛋、奶酪和酸乳；每月食用红肉（猪肉、牛肉和羊肉及其产品）的次数不多，主要的食用油是橄榄油；大部分成年人有饮用葡萄酒的习惯。脂肪提供能量占膳食总能量的 25％～35％，特点是饱和脂肪摄入量低（7％～8％），不饱和脂肪摄入量高，膳食含大量复合糖类，蔬菜、水果摄入量较高。地中海地区居民心脑血管疾病发生率很低，已引起了西方国家的注意，并纷纷参照这种膳食模式改进自己国家膳食结构。

三、我国的膳食结构

中国居民传统的膳食结构特点是高糖类。我国南方居民多以大米为主食，北方以小麦粉为主，谷类食物的供能比例占 70％以上。高膳食纤维谷类食物和蔬菜中所含的膳食纤维丰富，因此我国居民膳食纤维的摄入量也很高。这是我国传统膳食具备优势之一。另一个特点是低动物脂肪，我国居民传统的膳食中动物性食物的摄入量很少，动物脂肪的供能比例一般在 10％以下。

当前中国城乡居民的膳食仍然以植物性食物为主，动物性食品为辅。全国营养调查说明，我国居民膳食明显提高，城乡居民能量及蛋白质摄入量得到基本满足。肉、禽、蛋等动物性食物消费量明显增加，优质蛋白比例上升，随着社会经济发展，我国居膳食结构向"富裕型"膳食结构的方向改变。

中国居民的膳食结构应保持以植物性食物为主的传统模式，增加蔬菜、水果、乳类和大豆及其制品的消费，在贫困地区还应努力提高肉、禽、蛋等动物性食品的消费，食盐的摄入量要降低到每人每日 6g 以下。加强对农业、食品加工、销售流通等领域的科学指导，发挥其在改善营养与提高人民健康水平中的重要作用；加强公众教育，倡导平衡膳食与健康生活方式，提高居民自我保健意识和能力；定期开展居民营养与健康状况监测，为建立更为合理的膳食结构、提高人民的生活质量提供指导和依据。

（陈清婵）

| 第三节 | 中国居民膳食指南 |

一、膳食指南的概念

膳食指南是根据营养学原则结合国情而提出的一个通俗易懂、简明扼要的合理膳食的指导性意见。它是倡导平衡膳食、合理营养，以减少与膳食有关的疾病，促进健康的通俗易懂的宣传材料。膳食指南的意义在于它能更好地运用营养知识指导大众合理用餐，预防膳食相关疾病，防止营养缺乏病，促进健康，以营养指导消费，以消费指导工农业生产，从而保证充足的食物供应。

早在 1968 年，瑞典就出版了第一部膳食目标。美国 1977 年提出膳食目标，1980 年改为膳食指南。加拿大、法国、瑞典、挪威、新西兰、丹麦、英国等国都陆续提出各自的膳食指南。中国营养学会于 1989 年制定了我国第一部膳食指南，并于 1997 年、2008 年进行了两次较大的修订，新一轮的《中国居民膳食指南》修订工作已于 2014 年启动。

《中国居民膳食指南》是根据营养学原理，结合我国国情制定的，是教育人们采用平衡膳食，以摄取合理营养促进健康的指导性意见。

为帮助人们在日常生活中实践，中国营养学会专家委员会进一步提出了食物定量指导方案，并以宝塔图形表示，称为中国居民平衡膳食宝塔。

二、我国的膳食指南

《中国居民膳食指南》由一般人群膳食指南、特定人群膳食指南和平衡膳食宝塔三部分组成。一般人群膳食指南适用于 6 岁以上人群，根据该人群的生理特点和营养需要，并结合我国居民的膳食结构特点，制定了 10 条基本原则，以期达到平衡膳食、合理营养、保证健康的目的。其主要内容如下。

1. 食物多样，谷类为主，粗细搭配

各种各样的食物所含的营养成分不尽相同，没有一种食物能供给人体需要的全部营养素。平衡膳食必须由多种食物组成，才能满足人体种种营养需要，达到合理营养、促进健康的目的，因而要提倡人们广泛食用多种食物。

谷类食物是我国传统膳食的主体，是人体能量的主要来源，它提供人体碳水化合物、蛋白质、膳食纤维及 B 族维生素等。坚持谷类为主，就是为了保持我国膳食的良好传统，避免高能量、高脂肪和低糖类膳食的弊端。另外要注意粗细搭配，经常吃一些粗粮、杂粮和全谷类食物，每天最好能吃 50～100g。稻米、小麦不要研磨得太精。

2. 多吃蔬菜、水果和薯类

新鲜蔬菜、水果是人类平衡膳食的重要组成部分，也是我国传统膳食主要特点之一。蔬菜和水果是维生素、矿物质、膳食纤维和植物化学物质的重要来源，水分多、能量低。薯类含有丰富的淀粉、膳食纤维以及多种维生素和矿物质。富含蔬菜、水果和薯类的膳食对保持身体健康，保持肠道正常功能，提高免疫力，降低患肥胖、糖尿病、高血压等慢性疾病风险具有重要作用，所以，近年来各国膳食指南都强调增加蔬菜和水果的摄入种类和数量。深色蔬菜指深绿色、红色、橘红色、紫红色蔬菜。营养价值优于浅色蔬菜，富含胡萝卜素，还含有多种色素物质，如叶绿素、叶黄素、番茄红素、花青素，以及芳香物质，赋予蔬菜特殊的

色彩、风味、香气，可促进食欲，呈现特殊的活性。

知识链接

蔬菜和水果可以相互替换吗？

　　两者不能互换，蔬菜和水果的营养价值各有特点。一般来说，蔬菜的维生素、矿物质、膳食纤维、植物化学物质的含量高于水果。水果中的糖类、有机酸、芳香物质多。水果可补充蔬菜的不足。

3. 每天吃乳类、大豆或其制品

　　乳类营养成分齐全，组成比例适宜，容易消化吸收。乳类除含丰富的优质蛋白和维生素外，含钙量较高，且利用率也很高，是膳食钙质的极好来源。大量的研究表明，儿童青少年饮乳有利于其生长发育，增加骨密度，从而推迟其成年后发生骨质疏松的年龄；中老年人饮乳可以减少其骨质丢失，有利于骨健康。大豆含丰富的优质蛋白质、必需脂肪酸、B族维生素、维生素E和膳食纤维等营养素，且含有磷脂、低聚糖，以及异黄酮、植物固醇等多种植物化学物质。大豆是重要的优质蛋白质来源。为提高农村居民的蛋白质摄入量及防止城市居民过多消费肉类带来的不利影响，应适当多吃大豆及其制品，建议每人每日摄入 30～50g 大豆或相当量的豆制品。

4. 常吃适量的鱼、禽、蛋和瘦肉

　　鱼、禽、蛋和瘦肉均属于动物性食物，是人类优质蛋白、脂类、脂溶性维生素、B族维生素和矿物质的良好来源，是平衡膳食的重要组成部分。畜肉类一般含脂肪较多，能量高，但瘦肉脂肪含量较低，铁含量高且利用率好。肥肉和荤油为高能量和高脂肪食物，摄入过多往往会引起肥胖，并且是某些慢性病的危险因素，应当少吃。目前我国部分城市居民食用动物性食物较多，尤其是食入的猪肉过多，应调整肉食结构，适当多吃鱼、禽肉，减少猪肉摄入。相当一部分城市和多数农村居民平均吃动物性食物的量还不够，应适当增加。

5. 减少烹调油用量，吃清淡少盐膳食

　　脂肪摄入过多是引起肥胖、高脂血、动脉粥样硬化等多种慢性疾病的危险因素之一。食盐的摄入过高与高血压的患病率密切相关。建议我国居民应养成清淡少盐膳食的习惯，即膳食不要太油腻，不要太咸，不要摄食过多的动物性食物和油炸、烟熏、腌制食物。建议每人每天烹调油用量不超过 25g 或 30g，食盐摄入量不超过 6g，包括酱油、酱菜、酱中的食盐量。

6. 食不过量，天天运动，保持健康体重

　　进食量和运动是保持健康体重的两个主要因素，食物提供人体能量，运动消耗能量。如果进食量过大而运动量不足，多余的能量就会在体内以脂肪的形式积存下来，增加体重，造成超重或肥胖；相反，若食量不足，可由于能量不足引起体重过低或消瘦。

　　正常生理状态下，食欲可以有效控制进食量，不过饱就可保持健康体重。一些人食欲调节不敏感，满足食欲的进食量常常超过实际需要，过多的能量摄入导致体重增加，食不过量意味着少吃几口，不要每顿饭都吃到十成饱。

　　目前我国大多数成年人体力活动不足或缺乏体育锻炼，应改变久坐少动的不良生活方式，养成天天运动的习惯，坚持每天多做一些消耗能量的活动。建议成年人每天进行累计相当于步行 6000 步以上的身体活动,如果身体条件允许,最好进行 30min 中等强度的运动。

7. 三餐分配要合理,零食要适当

合理安排一日三餐的时间及食量,进餐定时定量。早餐提供的能量应占全天总能量的 25%～30%,午餐应占 30%～40%,晚餐应占 30%～40%,可根据职业、劳动强度和生活习惯进行适当调整。一般情况下,早餐安排在 6:30～8:30,午餐在 11:30～13:30,晚餐在 18:00～20:00 为宜。要每天吃早餐并保证其营养充足,午餐要吃好,晚餐要适量。零食作为一日三餐之外的营养补充,可以合理选用,来自零食的能量应计入全天能量摄入之中。

知识链接

你爱吃零食吗?是如何选择的?

零食可作为三餐能量的补充。需要控制能量摄入的人避免含糖、脂肪多的零食。可以选择营养价值较高的零食:坚果、乳制品、水果。

8. 每天足量饮水,合理选择饮料

水是膳食的重要组成部分,是一切生命必需的物质,在生命活动中发挥着重要功能。一般来说,健康成人每天需要水 2500mL 左右。在温和气候条件下生活的轻体力活动的成年人每日最少饮水 1200mL(约 6 杯)。在高温或强体力劳动的条件下,应适当增加。饮水不足或过多都会对人体健康带来危害。饮水应少量多次,要主动,不要感到口渴时再喝水。饮水最好选择白开水。饮料多种多样,需要合理选择。有些饮料添加了一定的矿物质和维生素,适合热天户外活动和运动后饮用。有些饮料只含糖和香精、香料,营养价值不高。多数饮料都含有一定量的糖,大量饮用特别是含糖量高的饮料,会在不经意间摄入过多能量,造成体内能量过剩。

9. 如饮酒,应限量

高度酒能量高,白酒基本上是纯能量食物,不含其他营养素。无节制饮酒,会使食欲下降,食物摄入量减少,以致发生营养素缺乏、急慢性酒精中毒、酒精性脂肪肝,严重时还会造成酒精性肝硬化。过量饮酒还会增加患高血压等疾病的危险,并可导致事故及暴力的增加,对个人健康和社会安定都是有害的,应严禁酗酒。若饮酒尽可能饮用低度酒,并控制在适当的限量以下,建议成年男性一天饮用酒的酒精量不超过 25g,成年女性一天饮用酒的酒精量不超过 15g。孕妇和儿童青少年应忌酒。

10. 吃新鲜卫生的食物

人体一方面从这些饮食中吸收利用本身必需的各种营养素,以满足生长发育和生理功能的需要,另一方面又必须防止其中的有害因素诱发食源性疾病。正确采购食物是保证食物新鲜卫生的第一关。食物合理储藏可以保持新鲜,避免污染。烹调加工过程是保证食物卫生安全的一个重要环节。需要注意保持良好的个人卫生以及食物加工环境和用具的洁净,避免食物烹调时的交叉污染,对动物性食物应当注意加热熟透。

特定人群膳食指南是根据孕妇、乳母、婴幼儿、学龄前儿童、儿童青少年和老年人群的生理特点及其对膳食营养需要而制定的。

三、中国居民平衡膳食宝塔

《中国居民平衡膳食宝塔》（图 5-1）是根据《中国居民膳食指南》的核心内容，结合中国居民膳食的实际状况，把平衡膳食的原则转化成各类食物的重量，便于人们在日常生活中实行。膳食宝塔提出了一个在营养上比较理想的膳食模式，同时注意了运动的重要性。

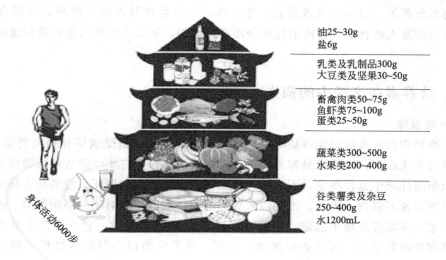

油25~30g
盐6g

乳类及乳制品300g
大豆类及坚果30~50g

畜禽肉类50~75g
鱼虾类75~100g
蛋类25~50g

蔬菜类300~500g
水果类200~400g

谷类薯类及杂豆
250~400g
水1200mL

身体活动6000步

图 5-1 中国居民平衡膳食宝塔

宝塔分为五层，包含每天应摄入的主要食物种类，其每层的位置和面积反映了各类食物在每日膳食中的地位和应占比例：第一层谷类食物 250～400g，第二层蔬菜 300～500g、水果 200～400g，第三层畜禽肉类 50～75g、鱼虾类 75～100g、蛋类 25～50g，第四层乳类及乳制品 300g、大豆及坚果 30～50g，第五层油 25～30g、盐 6g。特别是增加了 1200mL 水和6000 步身体活动的要求。

（陈清婵　季兰芳）

第四节　食物烹饪基本知识

人体所需要的各种营养素皆由食物得来，而大多数食物需经烹调加工后方能食用，其中的营养素才能被人体消化吸收和利用。合理的烹调可改善食品的感官性状，使其色香味俱全，并可杀菌去毒，消除危害人体的不良因素，所以，烹饪与营养是不可分割的两门科学，烹饪得当，营养则得以保存，否则营养素就会丧失。由此可见，营养之获得与烹饪方法之优劣有关。

一、烹饪对食物消化吸收的影响

1. 帮助消化

植物性食物多含纤维素、半纤维素和果胶等不被消化的物质。纤维素包围在谷类和豆类的外层，妨碍了消化酶对营养素的接触而影响了消化吸收。但植物性食品经加热处理后可使部分半纤维素变成可溶性状态，使果胶原变成可溶性果胶，这些变化使食品改变了硬度，破坏了食品的细胞结构，因而提高了它的消化率。

动物性食品经烹调加热后可使组织结构和蛋白质及脂肪发生复杂的物理化学变化。一部分蛋白质、脂肪和糖类分解，结缔组织中的胶原在高温作用下，可以变成明胶，即胶样含氮物质，这些变化皆有利于食物的消化吸收。

2. 促进食欲

食物经烹调加工后可大大改善色、香、味，这种食物对人的生理和心理都有很大的作用。它可以诱发人的食欲，促使消化液分泌迅速增加，从而达到食物消化吸收量迅速提高的目的。

二、营养素在烹饪中的损失

1. 一般规律

由于原料中营养素的理化性质不同，因而在烹饪过程中遭受破坏和损失的情况也不同。就一般烹饪方法而言，维生素最容易损失，无机盐次之，蛋白质、脂肪和糖类损失较少。

一般脂溶性维生素较稳定，不怕酸、碱，但很容易被氧化破坏，特别是在高温有紫外线的照射下更加速其氧化。因此，不能用酸败的油脂，即已变哈喇味的油脂炒菜。水溶性维生素易溶于水，在酸性环境中稳定，遇碱破坏，维生素 B_1 即如此。它主要含于谷类和豆类食品中，故淘米次数过多，捞饭去掉米汤，煮粥、煮豆或蒸馒头时加碱过量，都会使维生素 B_1 大量破坏。例如，炸油条既加碱又经高温，维生素 B_1 几乎全被破坏。维生素 B_2 对热稳定，在中性或酸性溶液中即使短期高压加热，也不至于破坏；在 120℃加热 6h，仅有少量破坏，但在碱性溶液中则较易破坏。游离核黄素对光敏感，特别是紫外光。如果将牛乳（乳中 40%～80%核黄素为游离型）放入瓶中，以日光照射 2h，核黄素可破坏一半以上；其破坏程度随温度及 pH 值增高而加速。但是，食物中的核黄素主要呈结合型，系与磷酸和蛋白质等结合而成的复合化合物，这种结合型核黄素对光比较稳定，但在烹调过程中应避免加碱过多，富于维生素 B_2 的食物主要是动物内脏（如肝、肾、心等）、蛋黄、鳝鱼以及乳类。各种新鲜绿叶蔬菜、黄豆、蚕豆以及粗米、粗面也是我国居民膳食中维生素 B_2 的主要来源。维生素 C 易溶于水，易氧化，特别有铜离子存在时更易氧化，使其失去生理作用。另外碱可使其破坏，但在酸性环境中对热稳定。各种维生素大致的损失顺序是：维生素 C＞维生素 B_1＞维生素 B_2＞其他 B 族维生素＞维生素 E＞维生素 A 及维生素 D。

无机盐的化学性质虽然十分稳定，但是多数无机盐皆为水溶性，因此，含有水溶性无机盐的原料与水发生接触，都可通过渗透、扩散等过程而析出损失。如果水对原料作用持续时间越长，水量越大，水流速度越快，原料和水的温度越高，原料刀切形状越细，其表面积越大，无机盐析出损失的机会也将越大。

2. 主要原因

（1）洗涤、浸漂、涨发不当　烹饪原料在进行这类与水接触的处理时，水溶性营养素往往随水丢失。例如，做米饭时经淘洗维生素可损失 30%～40%，无机盐约损失 25%，蛋白质约损失 10%，糖类约损失 2%。

（2）加热过度　将猪肉切成丝用大火急炒，维生素 B_1 约损失 13%，维生素 B_2 约损失 21%；将猪肉切块用小火慢慢炖熟，因加热时间长，维生素 B_1 可损失 65%，维生素 B_2 损失 41%。

（3）加水量过多　调查资料表明，弃去米汤会损失维生素 B_1 67%、维生素 B_2 50%、铁 60%；弃去面条汤可损失维生素 B_1 47%、维生素 B_2 57%、烟酸 22%、蛋白质 5%。所以，米汤、面汤和菜汤应尽量加以利用。

（4）氧化、光照和有些酶的作用　有些营养素，特别是维生素 C，遇到空气容易被氧化分解而损失。原料切碎（即片、条、丝、丁）放置时，这些营养素可通过刀的切口与空气中的氧接触而逐渐发生氧化损失。如果烹饪后不及时食用，过久也能增大氧化损失。实验表明，将黄瓜切成薄片，放置 1h，维生素 C 损失 33%～35%，放置 3h 损失 41%～49%；一般蔬菜烹熟后，放置 1h，维生素 C 损失 10%，放置 2h 损失 14%；如果保温存放则氧化损失更大。

许多维生素如 B 族维生素、维生素 C 和脂溶性维生素对光敏感，受日光直接照射时会发生破坏损失。在室内光线的条件下也会慢慢地受到破坏，其破坏的程度决定于光波的种类及照射的时间与面积，所以烹饪原料应避光储存于低温或阴凉处。

（5）加碱　可将维生素 C 及部分 B 族维生素破坏。

（6）焯水方法不当　水温低而焯时间延长，或下料过多造成水浊下降而焯的时间延长，或水中加碱，或焯后挤汁，或焯后用水长时间浸漂，则营养素都会遭受较大的损失。例如小白菜焯水后切碎挤汁，维生素 C 可损失 83.3%。

三、合理烹调

合理烹调使菜肴在烹调过程中提高感官质量、诱人食欲、促进消化吸收，保存食物中固有的营养素，尽量避免损失。

1. 粮食的初加工与烹调

淘米次数视米质而定，一般情况下只需淘洗 1～2 次即可，不应过度淘洗。采用优质酵母、微生物发酵面团不仅能使 B 族维生素的含量有所增加，而且可分解面粉中所含的植酸盐络合物，有利于人体对钙和铁的吸收。使用发酵粉或化学发酵法对维生素 B_1 有较大破坏作用。

烹制主食时，若从营养素保留角度考虑，在一般情况下蒸、煮（不弃汤汁）为好，其次是烤、烙，最次是油煎、油炸。蒸法能较多地保存营养素，性质不稳定的维生素 B_1 和维生素 B_2，其保存率可达 70% 以上。高温油炸、烘烤、烙法不宜常用。总之，粮食制品在烤、烙、煎、炸时，无疑维生素损失较大而蛋白质、糖类和脂肪的损失情况则视其受热强度或制品的色泽变化程度而有不同损失。

2. 蔬菜的初加工与烹调

蔬菜合理烹调的重点是保护维生素 C，在整个烹饪过程中都应设法提高其保存率。蔬菜在清洗切配等初加工阶段，一般应遵循"先洗后切、切后即烹"的原则。

新鲜蔬菜常用的烹调方法有炒、蒸、煮、焖、凉拌等。炒法既能有效地减少营养素的损失，又可保持新鲜蔬菜特有的风味，值得提倡。蒸法若采用火旺、水沸、气足，成菜时间可以缩短并能较好地保持菜肴的原汁原味，所以也能减少营养素的损失。有些蔬菜，如藕、芋头、苋菜等，用米粉拌合蒸制，不仅别有风味，而且能较好地提高蔬菜中维生素 C 的保存率，因为淀粉中含有谷胱甘肽，其中的硫氢基对维生素 C 具有庇护作用，加之高温蒸汽可以迅速破坏蔬菜中抗坏血酸氧化酶的活性，从而也减少了维生素 C 的氧化损失。此外蒸制法能避免或减少水煮法水溶性营养素溶出而被丢失的机会。焖、煮法适宜烹制块茎类蔬菜。凉拌法适宜某些品质好的新鲜蔬菜如黄瓜、番茄、大葱、香菜等，洗净后改刀，加调味料后凉拌生食，可以避免营养素在加热过程中的损失。凉拌菜可调制成增进食欲的多种口味，还有多种营养上的意义，例如凉拌叶菜类，加放食醋有利于维生素 C 的保存；加放植物油有利于人体对胡萝卜素的吸收；加放葱、蒜能提高维生素 B_1、维生素 B_2 的利用率。

焯水时一定要火大水沸，原料在沸水中刚一断生即可捞起，放入宽大的容器中迅速冷却，这样不仅能减轻原料色泽的改变，同时还可减少维生素 C 的损失。测定表明，原料经过此法处理后，维生素 C 的平均保存率为 84.7％。在做汤时，应先将汤水煮沸后再加入蔬菜，以缩短烹调加热时间，减少营养素的损失。

3. 肉类的初加工和烹调

对于需要切洗的肉食原料应先洗后切，以避免或减少无机盐、含氮有机物及部分维生素溶于水中而损失。冷冻肉类解冻以在室温下自然状态解冻为宜，不应加注热水和流水冲洗，尽量设法降低解冻肉组织液的渗出量，因为组织渗出液中含有 B 族维生素、无机盐及少量蛋白质、氨基酸，常因弃掉而损失。挂糊上浆，系用于细嫩多汁的鲜活原料烹调前的重要工序，是一项减少营养素损失的有效保护性措施。

各类烹调方法对肉类原料营养素的影响如下。

短时间加热的烹调方法常用的有炒、熘、爆等，它们宜选用质地细嫩的原料，采用烫油和沸水、旺火快速成菜。一般加热时间在数分钟之内，并且大都经上浆挂糊处理，然后烹制，这类旺火快烹法可使肉鱼刚好断生而成熟，能保持味鲜、质嫩、原汁原味。所以是肉类原料营养素损失最小的烹调方法。

长时间加热的烹调方法常用的有煮、炖、煨、烧、卤等。它们多采用中火、小火和微火，一般加热时间为数十分钟或数小时。宜选用质地较老的瘦肉，或肥瘦相间的原料，或带皮带骨的整鸡、整鸭、整鱼，针对这类原料特点及成菜要求先宜采用冷水加热煮沸，而后中火或小火长时间加热，有利于蛋白质变性、水解、变软，也有利于脂肪、氨基酸和某些含氮有机物充分浸出，使汤汁鲜美可口，肉质柔软，利于消化吸收，此外，由于加热时间较长，某些不稳定的维生素受热氧化及分解损失较大。此外，少量脂肪因高温而氧化，蛋白质分子发生热降解，亦有少量损失。

高温加热的烹调方法常用的有炸、煎、烘、烤、焗等。此类方法是利用高温油脂及较高温的烘箱、盐等，使菜肴具有特殊的香味和风味，肉质变得外酥内嫩，容易消化吸收。此类烹调方法对许多营养素都有不同程度的破坏损失，除维生素 B_1、维生素 B_2 等损失较严重外，少部分脂肪可发生氧化和聚合，蛋白质中氨基酸因美拉德反应也造成一定损失。

（陈清婵　季兰芳）

能力训练

活动　食谱分析与膳食指导

【案例导入】

某 7 岁女孩，食欲差，消瘦，要求进行膳食指导。膳食调查：食谱见表 5-1；食物分类及重量见表 5-2。依据该食谱计算：能量 1100kcal，蛋白质 31g（其中瘦肉蛋白 12g），脂肪 46g，糖类 141g；三餐能量摄入量：早餐 270kcal，午餐 420kcal，晚餐 410kcal。

表 5-1 某 7 岁女孩一日食谱

早餐	食物量/g	午餐	食物量/g	晚餐	食物量/g
大米粥	100	米饭	150	米饭	150
馒头	100	猪肉（瘦）	30	猪肉（瘦）	30
		油菜	100	小白菜	100
				全日烹调用油	40

表 5-2 某 7 岁女孩一日膳食构成表

食物种类	食物重量（折合生食品原料重量）/g
小麦粉（富强粉，特一粉）	60
稻米（平均值）	115
猪肉（瘦）	60
蔬菜	200
烹调用油	40

【活动目的】

根据《中国居民平衡膳食宝塔》和《中国居民膳食指南》评价该女孩的食谱及膳食营养状况。

【活动内容】

1. 食物种类评价

（1）标准 该女孩年龄大于 6 岁，适用于《中国居民平衡膳食宝塔》和《中国居民膳食指南》进行评价。

（2）计算与评价 平衡膳食宝塔分 5 层，分别为谷薯及杂豆类、蔬菜水果类、畜禽鱼虾及蛋类、乳类及乳制品及大豆和坚果类、油盐类。对照《中国居民平衡膳食宝塔》，该女孩种类比较单一，午晚餐食物品种重复，缺乏水果类、乳类和豆类等食品，不符合膳食宝塔的要求。

（3）建议 增加牛乳、豆制品和水果的供给。

2. 食物量的评价

（1）标准 按《中国居民膳食指南》及《中国居民平衡膳食宝塔》进行评价。

（2）计算 粮谷类摄入量为 175g（115＋60），鱼肉蛋类 60g，蔬菜 200g，烹调用油40g。

（3）评价 查表可知，该女孩的能量 RNI 为 1600kcal，依据《中国居民平衡膳食宝塔》中 1600kcal 能量水平的各类食物要求，该食谱除烹调用油较高外，其余食物量没有达到宝塔建议的要求。

（4）建议 清淡饮食，减少烹调用油，根据宝塔建议适当增加各类食物的供给。

3. 总能量和能量来源

（1）总能量

① 标准：查 DRIs 表可知，该女孩的膳食能量需要量为 1550kcal。

② 计算：该女孩实际膳食摄入为 1100kcal。1100÷1550×100％＝71％。

③ 评价：膳食能量占膳食能量需要量的 71％，身体呈消瘦状况，说明膳食能量不足。

④ 建议：增加该女孩实际能量摄入量至膳食能量需要量，即再增加 450kcal/d 的能量。

（2）能量来源

① 标准：根据中国居民膳食宏量营养素的可接受范围，糖类占总能量的 50％～65％，

脂肪占总能量的 20％～30％，蛋白质占总能量的 12％～15％。

② 计算：三大营养素供能比例

糖类：141×4÷1100×100％＝51％

蛋白质：31×4÷1100×100％＝11％

脂肪：46×9÷1100×100％＝38％

③ 评价：单纯从能量来源分析，蛋白质供能比偏低、脂肪供能比偏高；但是在总能量摄入不足的前提下，单纯分析能量来源的比例意义不大。

④ 建议：增加乳类、豆制品和鱼肉蛋类的供给量，以增加能量和蛋白质的摄入量。

4. 能量的餐次分布评价

（1）标准　根据《中国居民膳食指南》，早、午、晚三餐能量分配的理想比例为 30％：40％：30％。

（2）计算

① 早餐：270÷1100×100％＝25％

② 午餐：420÷1100×100％＝38％

③ 晚餐：410÷1100×100％＝37％

（3）评价　单纯从能量的餐次分配上看，早餐能量不足，晚餐能量较高，但在总能量摄入不足的前提下，表面上的餐次比例评价意义不大。

（4）建议　在增加总能量至其宏量营养素的可接受范围的基础上，合理分配三餐的能量供给比例。

5. 蛋白质的数量、质量评价

（1）标准　查表可知 7 岁女孩蛋白质的 RNI 为 40g/d，学龄儿童优质蛋白摄入量应不低于其蛋白质摄入总量的 50％。

（2）计算

① 蛋白质的量：蛋白质实际摄入量为 31g。计算：31÷40×100％＝78％

② 优质蛋白比例：优质蛋白质实际摄入量为 12g。计算：12÷31×100％＝39％

（3）评价

① 蛋白质的量：蛋白质摄入（31g）相当于 RNI（40g/d）的 78％，蛋白质摄入不足。

② 优质蛋白比例：从表面上看，优质蛋白（肉类）摄入 12g，占总蛋白质（31g）39％，优质蛋白摄入量偏低。而且由于蛋白质摄入总量不足，优质蛋白比例的评价意义不大。

（4）建议　增加各类食物供给量，尤其是增加乳类、豆制品和鱼肉蛋类的供给量，以增加蛋白质总量和优质蛋白的摄入量。

目标检测

一、判断题

1. 人体"酸碱平衡"可以通过饮食来调节它。（　　）

2. 我国居民平均的乳类食品摄入量较少，直接导致钙的摄入量偏低。（　　）

3. 食用油和食用盐摄入过多是我国城乡居民目前共同存在的营养问题。（　　）

4. 蔬菜、水果有营养，脂肪少，不爱吃谷类的人以蔬菜水果为主。（　　）

5. 酸性食物和碱性食物的酸碱属性是指人们味觉上的概念。（　　）

6. 膳食指南是根据营养学原则，结合国情，教育人民群众采用平衡膳食，以达到合理营养、促进健康目的的法规。（　　）

7. 按照《中国居民膳食宝塔》，提倡每天摄入 100g 乳，意思是说每天必须喝半杯牛乳。（　　）

8. 食物在烹调时营养素遭到损失是不可避免的，但如果采取一些保护性措施，则能使菜肴保存更多的营养素。（　　）

9. 水果用晒干方法制作成干制品之后，维生素 C 虽然有损失，但胡萝卜素却能很好地保存下来。（　　）

10. 吃完面条之后应该把面汤喝下去，这样可以很好地防止面食中营养素的损失。（　　）

二、单项选择题

1. 平衡膳食是指（　　）。

A. 供给机体足够的营养素

B. 供给机体所需要的全部营养素

C. 供给机体足够的热能

D. 供给机体足够的热能和各种营养素，并保持它们之间适当的比例

2. 因为吃肉、蛋、鱼、动物脂肪和植物油等增多，使许多人呈（　　）体质。

A. 酸性　　　　　　　B. 碱性　　　　　　　C. 中性

3. 根据"平衡膳食宝塔"同类互换原则，以下可用于替换馒头的食物是（　　）。

A. 黄豆　　　　　　　B. 瘦猪肉　　　　　　C. 菠菜　　　　　　　D. 面

4. 我国营养不均衡通常是脂肪和碳水化合物过多，（　　）等摄入不足。

A. 蛋白质　　　　　　B. 水　　　　　　　　C. 氨基酸　　　　　　D. 维生素、矿物质

5. 下面有关膳食指南，哪一条是正确的（　　）。

A. 食物多样、肉类为主　　　　　　B. 少吃蔬菜、水果和薯类

C. 常吃乳类、豆类或其制品　　　　D. 减少体力活动

6. 为预防高血压，建议成人每天食盐摄入量不超过（　　）。

A. 3g　　　　　　　　B. 6g　　　　　　　　C. 10g　　　　　　　D. 15g

7. 地中海膳食结构的代表国家是（　　）。

A. 日本　　　　　　　B. 发展中国家　　　　C. 欧美发达国家　　　D. 意大利、希腊

8. 平衡膳食宝塔中建议每天蔬菜的摄入量是（　　）。

A. 100～200g　　　　B. 200～300g　　　　C. 300～400g　　　　D. 400～500g

9. 营养学中的膳食结构是指（　　）。

A. 食物内部的组织结构　　　　　　B. 食物的化学组成

C. 组成膳食的食物种类　　　　　　D. 膳食中各类食物的数量及其相对构成

10. 脱水或干燥所造成的维生素的损失也很大，脱水时最不稳定的是（　　）。

A. 维生素 A　　　　　B. 维生素 C　　　　　C. 维生素 D　　　　　D. 维生素 E

三、多项选择题

1. 合理营养的要求有（　　）。

A. 科学搭配　　　　　　　　　　　B. 合理烹调

C. 营养素的供应保持一定的平衡   D. 大量的膳食纤维

E. 提高能量饮食

2. "平衡膳食宝塔"五层组成，包括（　　　）。

A. 谷类食物   B. 蔬菜和水果

C. 肉、蛋、家禽、鱼和豆腐   D. 乳、乳类制品和豆类

E. 纯能量食物

3. "谷类为主"的膳食在进食谷类时还应搭配（　　　）等食品。

A. 鸡蛋   B. 玉米   C. 瘦肉

D. 牛乳   E. 豆制品

4. 碱性食物包括（　　　）等。

A. 茶叶   B. 豆制品   C. 面食

D. 牛乳   E. 肉类

5. 成人膳食中各餐热能分配的比例应该是早餐（　　　）、午餐（　　　）、晚餐（　　　）。

A. 25%～30%   B. 30%～40%   C. 40%～45%

D. 45%～50%   E. 50%～60%

6. 关于对中国居民传统膳食结构特点的描述错误的是（　　　）。

A. 高糖类   B. 高动物脂肪

C. 水果与蔬菜摄入量较高   D. 食盐摄入较低

E. 高膳食纤维

7. 蔬菜的合理烹调加工原则为（　　　）。

A. 流水冲洗   B. 先洗后切   C. 长时间浸泡

D. 急火快炒   E. 加碱

8. 饮食方式不科学易引发营养素缺乏，主要有哪些方面（　　　）。

A. 食品搭配不均衡   B. 过度食用精制的食品

C. 烹调过程中营养素的破坏、损失   D. 额外补充营养素

E. 适度焯水

9. 减少营养损失的措施有哪几种（　　　）。

A. 上浆挂糊   B. 先切后洗   C. 加碱

D. 勾芡   E. 原料尽量切成小块

10. 合理营养的烹饪原则有（　　　）。

A. 平衡膳食   B. 复合调味   C. 合理配菜

D. 味浓色鲜   E. 弃汤食用

（陈清婵　季兰芳）

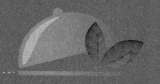

第六章

食物中毒的预防与控制

学习目标 ▶▶

知识目标

1. 了解细菌性食物中毒的病原、流行病学特点。
2. 熟悉各类常见食物中毒的临床表现、中毒救治。
3. 掌握食物中毒的概念、分类及常见食物中毒的预防措施。

能力目标

1. 能有效地开展预防食物中毒的健康教育活动。
2. 分析食物中毒的发生规律，有效地减少和控制食物中毒的发生。

知识描述 ▶▶

食物中毒是指摄入被生物性、化学性有毒有害物质污染的食品或者把有毒有害物质当作食品摄入后出现的非传染性的急性、亚急性疾病。引起食物中毒的所谓"有毒食品"是指可食状态的、正常数量的、经口摄入而使健康人发病的食品。所以，因摄取非可食状态的（如未熟的水果）、非正常数量的（如暴饮暴食）、非经口摄入的（如静脉注射）食物而引起的胃肠炎不是食物中毒；同时，因吃了某种食品（鱼、虾、牛乳等）而发生的免疫变态反应性疾病，经食用食品而感染的肠道传染病（如伤寒）和寄生虫病也都不属于食物中毒的范围。食物中毒可分为细菌性食物中毒、有毒动植物食物中毒、化学性食物中毒、真菌及其毒素食物中毒四大类。

第一节 细菌性食物中毒

细菌性食物中毒指摄入被致病菌或致病菌所分泌毒素污染的食品引起的食物中毒，是食物中毒中最常见的一类，常见的有沙门菌属、副溶血性弧菌、变形杆菌、肉毒杆菌、致病性大肠埃希菌、金黄色葡萄球菌等引起的食物中毒。细菌性食物中毒全年皆可发生，但在夏秋季发生较多，细菌性食物中毒一般发病率高，死亡率低，多数患者病程较短、恢复快、预后较好、病死率低。动物性食物是引起细菌性食物中毒的主要食品，临床表现以急性胃肠炎为主。细菌性食物中毒按发病机制可分为感染型、毒素型和混合型。

一、沙门菌食物中毒

1. 病原

（1）致病菌　引起沙门菌食物中毒的沙门菌主要为：鼠伤寒沙门菌、猪霍乱沙门菌、肠炎沙门菌等。致病性最强的是猪霍乱沙门菌，最常见的是鼠伤寒沙门菌。沙门菌不产生外毒素，主要是食入活菌引起的感染型食物中毒。沙门菌在 20～37℃ 条件下繁殖迅速，并且是一类不耐热细菌，100℃ 加热数分钟即可被杀死，60℃ 加热 15～30min 或 55℃ 加热 1h 可被杀死。

（2）病菌来源　沙门菌主要以动物为其寄生宿主，广泛存在于猪、羊、狗、牛、鸡、鸭、鹅、鼠类等肠道内；屠宰家畜、家禽及屠宰后至销售过程中被水、土、容器、饮具等造成的污染；禽蛋经泄殖腔排出过程中可使蛋壳染菌，存放期间沙门菌可通过气孔进入蛋内；患沙门病的奶牛挤奶前污染及来源于粪便及病原携带者的挤奶后污染也是沙门菌污染的来源。

2. 引起中毒的食物

引起中毒的食物主要为动物性食品，特别是畜肉及其制品，其次为禽肉、蛋、乳及其制品，水产品或其他食品亦可引起。由于沙门菌不分解蛋白质，因此被该菌污染的食品，通常不影响食物的感官性状而易被忽视。

3. 中毒原因

（1）食品污染　引起沙门菌食物中毒的食品主要是动物性食品，食品污染为沙门菌感染的主要途径。食物中沙门菌主要来源于家畜、家禽的生前感染和屠宰后的污染，食前未加热处理或加热不彻底而引发感染，如在加工被污染的畜禽肉类、内脏时，常因加热不够或切块太大，食物中心部分因未达到杀菌温度仍有存活的细菌，食后可致中毒；食用加热不彻底的染病牛乳也可中毒。

（2）水源污染　沙门菌通过人和其他动物的粪便污染水源，饮用此种污水可发生感染。

（3）交叉污染　沙门菌可因与患者直接接触或通过染菌用具传播。生、熟肉食在加工及储存过程中，如刀具、菜板、储存容器生熟不分可引起交叉污染；也可通过苍蝇、鼠类等污染食品、水源而引发中毒。

4. 流行病学

全年都可发生，但多发于夏秋季节，一般发生在 5～10 月，7～9 月最多。

5. 中毒表现

（1）沙门菌食物中毒共同特点　沙门菌食物中毒的严重程度受食物中活菌数量、致病菌力强弱以及个体的易感性等因素的影响。沙门菌引起的食物中毒是感染型食物中毒。

① 潜伏期　一般为 12～36h，短的数小时，长则 48～72h。

② 前驱症状　有寒战、头晕、头痛、食欲不振。

③ 主要症状　恶心、呕吐、腹痛、腹泻、高热等。腹泻一日数次至十余次，甚至可达数十次，主要呈黄绿色水样便，有时带脓血和黏液。

④ 重症　重者伴有脱水、休克、酸中毒、无尿、心力衰竭、昏迷、抽搐等症状。

⑤ 预后　病程为3～7d，一般患者预后良好。但是，儿童、老人、体弱者如不及时进行急救处理可危及生命。

（2）沙门菌食物中毒类型特点　沙门菌食物中毒在临床上有胃肠炎型、类霍乱型、类伤寒型、类感冒型和败血症型五种类型，各型中毒特点见表6-1。

表6-1　沙门菌食物中毒类型特点

中毒类型	发 病 特 点
胃肠炎型	前驱症状起病急骤,畏寒发热,伴有恶心、呕吐,数小时或数日后出现腹痛、腹泻。粪便常为水样,量多,偶可呈黏液或脓性粪便,急性发作期粪检可查出病原体。以鼠伤寒沙门菌为主
类霍乱型	起病较急,可出现高热、呕吐、腹泻和严重脱水,粪便呈米泔水样
类伤寒型	潜伏期较短,病程较短,病情较轻,突出的有高烧,体温可高达40℃以上,腹泻较多,肠出血与肠穿孔很少发生。以猪霍乱沙门菌为主
类感冒型	头晕、头痛、发热、全身酸痛、关节痛、咽峡炎、腹痛和腹泻
败血症型	多见于婴幼儿、儿童及免疫力低下体弱者,部分患者可无或仅有轻度胃肠症状。以不规则热、弛张热或稽留热为主要表现,婴幼儿多有高热、腹痛、腹泻及脓血便

6. 预防与控制

（1）注意饮食卫生，防止食品被沙门菌污染　在食品生产、加工、储存和销售以及食用前的各个环节中保持清洁卫生，加强食品从业人员的卫生检查，食品从业人员培养良好的个人卫生习惯，患病者不得接触食品；禁止食用病畜、病禽肉类；不喝生水；存放、加工冷荤熟肉一定要生熟分开；彻底消灭厨房、食品加工厂、储藏室和食堂等处的苍蝇、老鼠。

（2）低温储存食品，控制沙门菌繁殖　沙门菌在20℃以上即能大量繁殖。高水分、易腐败变质食品通常应储存在冷藏或冷冻条件下，在避光、隔氧环境下效果更佳。

（3）在食用前彻底加热以杀灭病原菌　沙门菌对热敏感，普通的巴式消毒法和烹饪条件就可以杀死沙门菌。食用肉、禽、蛋类等动物性食品时应煮熟、煮透，肉块不宜切得太大，并且蒸煮到肉块中心呈现灰白、硬固的熟肉状态；剩余饭菜和存放4h以上的熟食或肉制品食用前应充分加热后再食用。

（4）酸化或降低水分活度　对于加工食品可采用酸化或降低水分活度的方法消除食品中的沙门菌，例如，香肠发酵过程中的酸和氯化钠是造成其沙门菌死亡的主要原因，蛋黄酱和色拉酱中的酸也是造成沙门菌死亡的主要原因。

二、副溶血性弧菌食物中毒

1. 病原

（1）致病菌　副溶血性弧菌是一种无芽孢嗜盐性细菌，在无盐的条件下不生长。对酸敏感，不耐高温，56℃加热5min或90℃加热1min，或用含1%乙酸的食醋处理5min，均可将其杀灭。可产生耐热性溶血毒素，多数毒性菌株能使人或家兔的红细胞发生溶血，使含血琼脂培养基上出现β溶血带，称为"神奈川试验"阳性。"神奈川试验"阳性的菌株感染能力强，通常在感染人体12h后出现食物中毒症状。而引起人体食物中毒的副溶血性弧菌中90%为"神奈川试验"阳性。

（2）病菌来源　人群带菌者对各种食物的直接污染，主要包括有肠道病患者和沿海地区饮食从业人群、健康人群及渔民等人群中副溶血性弧菌有较高的带菌率，可污染各类食品；沿海地区餐具中的副溶血性弧菌也有相应的带菌率；被污染的食物在食用前加热不彻底或生吃，或熟制品受到带菌容器及工具的污染。

2. 引起中毒的食物

引起中毒的食物主要是一些海产品，而海产品中以墨鱼、带鱼、虾、蟹的带菌率较高；其次是盐腌制品，如腌制的肉禽类和咸菜等。海产品的平均带菌率为45%～90%，尤其是夏秋季的海产品带菌率最高。

3. 中毒原因

（1）食物传播 进食海产品，如贝类、虾、墨鱼等引起，以及进食被副溶血性弧菌污染的蛋、肉、蔬菜和咸菜等腌制品也会引起中毒。被污染的食物食用前加热不彻底或生吃；熟制品受到盛放容器及工具的污染。

（2）输入性污染 是引起旅游者腹泻的重要病原菌之一。

4. 流行病学

（1）发病季节 有明显的季节性，主要集中在夏秋季节，尤其是7～9月是副溶血性弧菌食物中毒的高发时期，冬季带菌率很低，夏季较高。

（2）地区分布 有明显的地区性，日本及我国沿海地区为高发区。副溶血性弧菌是日本、东南亚、美国食物中毒和急性腹泻病的重要病原菌，也是我国沿海地区及台湾地区食物中毒的常见病原菌，副溶血性弧菌食物中毒居细菌性食源性疾病之首，中毒食品主要为海产品；在我国内地可因食入被该菌污染的盐腌制食物引起食物中毒。

（3）易感人群 在夏秋季有食用海产品或间接消费被副溶血性弧菌污染的其他食品。男女老幼均可发病，但以青壮年为多，病后免疫力不强，许多症状轻微者可能成为传染源。

5. 中毒表现

（1）潜伏期 2～40h，短者4～6h，长者可达32h，多为14～20h。

（2）发病初期症状 腹部不适，尤其是上腹部疼痛或胃痉挛，随之恶心、呕吐、腹泻。

（3）临床表现 脐部阵发性绞痛，粪便多为水样、血水样、黏液或脓血便，里急后重不明显。少数重症患者可出现脱水及意识不清、面色苍白或发绀以及休克。

（4）预后 病程3～4d不等，可自限，恢复期较短，一般预后良好。治疗以对症治疗为主，除重症患者外一般不需要抗生素。

6. 预防与控制

（1）防止污染 避免制作生、熟食品时发生的交叉污染，防止食品用具对食品的污染，盛装生、熟食品的器具要分开，注意消毒。

（2）控制繁殖 应采用低温储藏各种食品，尤其是海产品及各种熟制品。

（3）杀灭病原菌 鱼、虾、贝类等海产品应煮透，对凉拌食物要清洗干净后置于食醋中浸泡或在沸水中漂烫数分钟；隔餐剩饭、剩菜，食用前应充分加热。

三、肉毒杆菌食物中毒

1. 病原体

（1）致病菌 肉毒杆菌是厌氧产芽孢的革兰阳性杆菌，主要存在于自然界的土壤、海洋沉淀物及动物粪便中，同时也附着于水果、蔬菜和谷物上。芽孢抵抗力很强，不能繁殖也不能产生毒素，但其对环境的抵抗力会大大增强，可在自然界长期存活，食盐能抑制芽孢的形成和毒素的产生，但不能破坏已形成的毒素。肉毒杆菌食物中毒是由肉毒杆菌芽孢产生的毒素，即肉毒毒素引起，是一种毒素型食物中毒。肉毒毒素是一种强烈的神经毒素，对外界抵抗力较强，能稳定地存在于外环境及胃肠道，是目前已知的化学毒物和生物毒物中毒性最强的一种。

根据血清反应特异性的不同，可将肉毒毒素分为 A、B、C、D、E、F、G 共七型，其中 A、B、E、F 四个型别可引起人类中毒，A 型比 B 型或 E 型的致病能力更强。

（2）病菌来源　肉毒杆菌主要来源于带菌的土壤、尘埃及粪便，尤其是带菌的土壤；在家庭自制发酵和罐头食品的生产过程为芽孢的形成与萌发及其毒素的产生创造了有利条件。

2. 中毒食物

肉毒杆菌广泛存在于自然界，引起中毒的食品有火腿、腊肠、鱼及鱼制品和罐头食品。在国内肉毒杆菌食物中毒以家庭自制植物性发酵产品为多见，如豆瓣酱、面酱、豆豉、臭豆腐等。我国北方、新疆、青藏高原等地区在冬季常制作腌腊的牛肉、羊肉、发酵豆制品或面制品等，在制作过程中容易受到肉毒杆菌芽孢的污染，随之产生大量毒素，若在食用前未有效杀菌而食用后可引起食物中毒。在国外，日本以家庭自制鱼和鱼类制品为主；美国以罐头食品、水产品及肉、乳制品引起中毒较为常见；欧洲各国的中毒食物多为火腿、腊肠及其他肉类制品。

3. 中毒原因

在家庭自制发酵和罐头食品的生产过程中，如果加热的温度或压力尚不足以杀死存在于食品原料中的肉毒杆菌芽孢，容易为芽孢的形成与萌发及其毒素的产生提供了条件，如果有食品制成后不经加热而食用的习惯，更容易引起中毒的发生。

4. 流行病学

（1）发病季节　每年的 4～5 月，多发生在冬春季。

（2）地区分布　分型不同的肉毒杆菌其主要地区分布也有差异。A 型肉毒杆菌主要分布于山区和未开垦的荒地；B 型多分布于草原区耕地；E 型分布于土壤、湖海淤泥和鱼类肠道；F 型分布于欧、亚、美洲海洋沿岸及鱼体。世界各地肉毒杆菌的型别分布也是有差异的，美国以 A 型为主；欧洲以 E 型较为常见；日本主要为 E 型；我国则以 B 型为多见，A 型、E 型次之。我国肉毒杆菌食物中毒主要分布在西北地区。

5. 中毒表现

临床上肉毒毒素中毒可分为 3 种形式，即肉毒食物中毒、婴儿肉毒中毒和伤口肉毒中毒。伤口肉毒中毒较为罕见，其余两种疾病发病特点比较见表 6-2。

表 6-2　肉毒中毒临床症状与体征

中毒类型	发 病 特 点
肉毒食物中毒	1. 食入了被肉毒杆菌或其毒素污染的食物 2. 潜伏期从 2h 至 10d，一般为 12～48h，潜伏期越短，病死率越高 3. 以运动神经麻痹的症状为主，胃肠道症状少见。临床特征为对称性脑神经受损的症状，重症者因呼吸衰竭而死亡
婴儿肉毒中毒	1. 食入芽孢或被芽孢污染的蜂蜜、糖浆等食品 2. 死亡率为 2%，主要发生在 1～9 个月的婴儿，特别是 6 个月以内的婴儿 3. 主要表现为便秘、头颈肌肉软弱、吮吸无力、吞咽困难、眼睑下垂、全身肌肉张力减退，最显著的症状是便秘、吸乳和啼哭无力等。重症者因呼吸麻痹而猝死

6. 预防与控制

（1）加强卫生宣传和教育　建议牧民改变肉类的储藏方式或生吃牛肉的饮食习惯。家庭制作发酵食品时对食品原材料进行彻底清洁处理，并彻底蒸煮原料，加热温度为 100℃、10～20min，以破坏各型肉毒杆菌毒素。家庭腌制或发酵的食物加工后应迅速冷却并在低温环境储存，避免再污染或在高温或缺氧条件下存放，以防止形成芽孢。生产罐头食品的企业应严格执行罐头生产卫生规范，确保罐头食品彻底灭菌。

（2）进行疫苗预防　我国还没有类毒素疫苗，一旦受到肉毒神经毒素（BoNT）气溶胶恐怖袭击或污染，应立即戴防护面具或防疫口罩。目前只有少数国家研制和储存了单价、三价和五价的 BoNT 类毒素疫苗。

（3）婴儿肉毒毒素中毒的预防措施　注意保持婴儿及其所用物品的清洁，建议 12 个月以内的婴儿不要食用罐装蜂蜜食品。

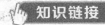

最毒的美容明星

肉毒毒素是一种非常高效而持久的肌肉松弛剂，它阻断神经突触释放神经递质乙酰胆碱，使肌肉松弛麻痹。这种作用正好可以缓解肌肉不正常的痉挛，也使因肌肉紧张造成的皱纹变得平缓。

四、其他细菌性食物中毒

其他细菌性食物中毒预防与控制要点见表 6-3。

表 6-3　其他细菌性食物中毒预防与控制要点

中毒种类	病原	引起中毒的食物	中毒表现	预防与控制措施
变形杆菌食物中毒	变形杆菌	动物性食品，特别是熟肉及内脏熟制品	恶心、呕吐、发冷、发热、头晕、头痛、乏力、脐周边阵发性剧烈绞痛	防止污染、控制繁殖和杀灭病原菌
大肠埃希菌食物中毒	肠产毒性大肠埃希菌、肠侵袭性大肠埃希菌、肠致病性大肠埃希菌、肠出血性大肠埃希菌	同沙门菌	1. 急性胃肠炎型：水样腹泻、腹痛、恶心 2. 急性菌痢型：血便或脓黏液血便、里急后重、腹痛、发热 3. 出血性肠炎型：突发性剧烈腹痛、腹泻，先水便后血便	防止污染、控制繁殖和杀灭病原菌
葡萄球菌食物中毒	金黄色葡萄球菌	乳类及乳制品、肉类、剩饭	呕吐很明显，呕吐物含胆汁，且腹泻频繁，多为黄色稀便和水样便	加强卫生宣传教育、加强食品卫生质量检查和监督管理、建立快速可靠的病原菌检测技术
链球菌食物中毒	甲型溶血性链球菌、乙型溶血性链球菌	乳制品和肉制品	呕吐、上腹部阵发性绞痛，腹泻呈水样、血水样或脓血样，少数患者有微热和头痛	防止食物污染、食品低温保存或置于阴凉通风处
志贺菌属食物中毒	宋内氏志贺菌、福氏志贺菌	凉拌菜	突然出现剧烈的腹痛、呕吐及频繁的腹泻，并伴有水样便，便中混有血液和黏液，痉挛	同沙门菌
空肠弯曲菌食物中毒	空肠弯曲菌	牛乳及肉制品	突然腹痛和腹泻，腹痛可呈绞痛，腹泻物一般为水样便或黏液便	避免食用未煮透或灭菌不充分的食品，尤其是乳品
蜡样芽孢杆菌食物中毒	蜡样芽孢杆菌	米饭、米粉	恶心、呕吐、腹痛	剩饭及其他熟制品只能在 10℃ 以下短时间储存，且食用前彻底加热

（吴琳　盛爱萍）

第二节 有毒动植物食物中毒

有毒动植物食物中毒是指摄入含有天然有毒成分或在储存过程中形成有毒物质的动物性或加工过程中未能破坏或除去有毒成分的植物性食品而引起的食物中毒。

一、鱼类引起的组胺中毒

1. 引起中毒的鱼类

引起中毒的鱼大多是含组胺高的鱼类，当鱼体不新鲜或腐败时，产生自溶作用，组氨酸被释放出来。主要是海产鱼中的青皮红肉鱼类，如金枪鱼、秋刀鱼、竹荚鱼、沙丁鱼、鲐鱼等。河产鱼主要见于鲤鱼。

2. 中毒原因

组氨酸含量高的鱼类，当腐败变质或不新鲜时，受到大肠埃希菌、链球菌、葡萄球菌、组胺无色杆菌等的污染后可产生大量的脱羧酶，使鱼肉中的组氨酸脱羧基而形成大量的组胺。人体摄入组胺 100mg 以上时，即可出现临床症状。组胺可导致支气管平滑肌强烈收缩，引起支气管痉挛，局部或全身毛细血管扩张，患者可出现低血压，心律失常，甚至心脏骤停。

3. 中毒特点

临床上表现为过敏性反应，发病快、症状轻、恢复迅速。

4. 中毒表现

(1) 潜伏期　一般为 0.5～1h，最短可为 5min，最长达 4h。

(2) 主要症状　人体摄入组胺达 100mg 以上时，即可出现临床症状。主要症状为：面部、胸部或全身潮红、头痛、头晕、胸闷、呼吸促迫。部分患者出现眼结膜充血，口唇肿，或口、舌、四肢发麻，恶心、呕吐、腹痛、腹泻以及荨麻疹等。一般认为，该类疾病病程较短，预后良好。有极个别可出现支气管哮喘，呼吸困难，心跳加快，血压下降等症状。

5. 预防与控制措施

① 防止鱼类腐败变质。

② 鱼类食品在冷冻条件下储藏和运输，防止组胺产生。

③ 避免食用不新鲜或腐败变质的鱼类食品。烹调鲜鱼、咸青皮红肉类鱼时应去内脏、洗净，用水浸泡几小时，然后红烧或清蒸，不宜油煎或油炸。

④ 组胺含量超过 100mg/100g 的食品不得上市销售，改作盐腌加工，使组胺含量下降至允许量以下，才得上市。

二、河豚中毒

河豚中毒是指食用了含有河豚毒素的鱼类引起的食物中毒。河豚出产于我国沿海各地及长江下游，属无鳞鱼的一种，在淡水、海水中均能生活。河豚含有剧毒，毒性物质主要是河豚毒素。

1. 毒素性质

河豚毒素在河豚不同的组织部位间分布有显著差异，肝脏和性腺的含毒量很高，组织部位的毒力大小顺序为卵巢、肝脏、皮、肌肉，新鲜洗净的鱼肉一般不含毒素。河豚毒素是目前自然界中一种毒性最高的非蛋白性神经毒素，可分为河豚素、河豚酸、河豚卵巢毒素及河豚肝脏毒素，其中河豚卵巢毒素毒性最强，0.5mg 可致人死亡。河豚毒素理化性质比较稳定，微溶于水，易溶于稀乙酸，对热稳定，煮沸、盐腌、日晒均不能将其破坏。一般家庭的烹调过程也不能被破坏。

2. 中毒原因

河豚毒素直接作用于胃肠道，引起局部刺激作用。选择性地阻断细胞膜对 Na^+ 的通透性，使神经传导阻断，呈麻痹状态。首先感觉神经麻痹，口唇麻木是最初出现的典型症状，随后运动神经麻痹，波及躯干和四肢，严重者脑干麻痹，引起外周血管扩张，血压下降，最后出现呼吸中枢和血管运动中枢麻痹，导致急性呼吸衰竭，深部和椎体反射消失，危及生命。

3. 中毒表现

(1) 潜伏期　一般为 10min～3h，最长可在食后 3～6h。死亡常发生于进食后 6～24h，患者通常死于进行性呼吸麻痹，因此一旦患者于进食后 24h 不死亡，一般预后良好。

(2) 主要症状　河豚中毒的特点是发病急速而剧烈。起初感觉手指、口唇和舌有刺痛，然后出现恶心、呕吐、唾液分泌过多、腹泻和腹痛等胃肠道症状。同时伴有四肢无力，发冷，口唇、指尖和肢端知觉麻痹，并有眩晕。重者瞳孔及角膜反射消失，四肢肌肉麻痹，以致身体摇摆、共济失调，甚至全身麻痹、瘫痪，最后出现语言不清、血压和体温下降。常因呼吸麻痹、循环衰竭而死亡。

4. 预防与控制措施

① 加强卫生宣传教育，做好有关河豚中毒防范知识普及工作，让广大民众认识到河豚有毒，不要食用，提高民众的安全意识。

② 防止鲜河豚进入市场或混进其他水产品中，严格把关水产品收购、加工、供销等部门。

③ 对已经成熟的河豚加工工艺方法和理论知识及时总结，规范化、制度化，严格执行各项规章制度，完善相关法律、法规，做好河豚中毒的预防和救治工作。

三、毒蕈中毒

蕈类通常称蘑菇，属于真菌植物。我国食用蕈有 300 多种，毒蕈约 105 种，其中含剧毒能对人致死的有 10 多种。蕈类品种繁多，分布广泛，形态特征复杂，有毒种类与食用种类不易区别，因此常误食而引起食源性疾病。我国各地区均有毒蕈中毒发生，以西南地区最为严重。

1. 毒蕈种类

不同类型的毒蕈含有不同的毒素，也有一些毒蕈含有多种毒素，主要分为胃肠毒素、神经精神毒素、溶血毒素、肝肾毒素等。

2. 易发季节

毒蕈中毒多发生于春季和夏季。从全国毒蕈中毒发生的季节来看，主要集中在第二、第三季度，其中第三季度为高峰季节。因为第二、第三季度处于夏秋季节，此时天气高温多雨，野生蕈大量生长，个人或家庭缺乏采集野生鲜蕈经验而误食中毒。我国的云南、贵州、四川三省发生的次数较多。

3. 中毒表现

毒蕈中毒的临床表现各不相同，一般分为以下几类，见表6-4。

表6-4　不同中毒类型的临床表现

中毒类型	潜 伏 期	主 要 表 现
胃肠炎型	进食后10min～2h	无力、恶心、呕吐、腹痛、水样腹泻
神经精神型	进食后10min～6h	除出现胃肠炎型症状外，还有瞳孔缩小、唾液增多、兴奋、幻觉、步态蹒跚
溶血型	潜伏期6～12h	除胃肠炎表现外，还有溶血表现，可出现贫血、肝肿大
肝肾损害型	多为10～24h	出现以肝、脑、心、肾等多脏器损害的表现，但以肝脏损害最为严重，部分患者有精神症状，一般病程2～3周，病死率高
日光性皮炎型	一般为24h左右	在身体暴露部位出现明显的肿胀、疼痛，特别是嘴唇肿胀外翻，还有指尖疼痛，指甲根部出血

4. 预防与控制措施

加强宣传教育，防止误食。预防毒蕈中毒最根本的办法是切勿采摘自己不认识的蘑菇食用，绝不吃未吃过的野生蘑菇。

四、其他有毒动植物食物中毒

其他有毒动植物食物中毒预防与控制要点见表6-5。

表6-5　其他有毒动植物食物中毒预防与控制要点

中毒种类	有毒成分	潜伏期	临床特点	预防与控制措施
含氰苷类植物中毒	氰苷食入人体后经水解产生氢氰酸	苦杏仁中毒一般为1.0～2.0h，木薯中毒一般为6.0～9.0h	口中苦涩、流涎、头晕、恶心、呕吐、心悸、四肢无力，呼吸时可嗅到苦杏仁味	加水煮沸可使氢氰酸挥发，可将苦杏仁等制成杏仁茶、杏仁豆腐。通过去皮、蒸煮等方法去除木薯中的氢氰酸
鲜黄花菜中毒	秋水仙碱在体内氧化为氧化为二秋水仙碱	0.5～4h	恶心、呕吐、腹痛、腹泻、头晕、头痛、口渴、喉干	干制黄花菜无毒，鲜吃时加水浸泡或用开水烫，去汁煮熟、煮透；给患者洗胃，对症处理
四季豆中毒	可能与"豆素"及"红细胞凝集素"有关	1～3h，多为2～4h	恶心、呕吐、腹泻、头晕、头痛、四肢麻木，中性粒细胞增多，病程数小时至2d，预后良好	充分煮熟后才能食用；对症处理
发芽马铃薯中毒	龙葵素	数十分钟至数小时	咽喉烧灼感，胃肠炎，重症有溶血性黄疸，可因呼吸麻痹死亡	去芽及芽眼，去皮水浸，炒时加醋以破坏龙葵素，发芽较多则禁止食用；对症处理
粗制棉籽油中毒	游离棉酚	数小时至数天	恶心、呕吐、腹胀、口干、无汗、乏力、心慌、皮肤烧灼感；重者头晕、嗜睡、下肢麻痹	加强宣传教育，不食用未经精炼加工的棉籽油，禁止出售与食用游离棉酚超标(0.02%)的棉籽油；给患者保肝、解毒、补钾，对症处理
有毒蜂蜜中毒	各种有毒花粉，如雷公藤花粉	1～5d	头晕、疲倦、肢体麻木、发热、肝肿大、尿血，可因循环呼吸衰竭死亡	蜂蜜应经检验合格(生物碱及有毒花粉鉴定)，不吃有异味的蜂蜜；对症处理，应重点保护心、肾
贝类中毒	石房蛤毒素	数分钟至20min	先是唇、舌、指尖麻木，随后颈部、腿部瘫痪，最后运动失调。膈肌对此毒素很敏感	当发现贝类生长的海水中有大量海藻存在时，应测定捕捞的贝类所含有的毒素量
甲状腺中毒	甲状腺素	潜伏期10～24h	头晕、头痛、胸闷、恶心、呕吐、便秘或腹泻，并伴有出汗、心悸	加强兽医检验，屠宰牲畜时除净甲状腺

（吴琳　董晓颖）

第三节 化学性食物中毒

化学性食物中毒系由于食用被化学物质（包括一些有毒金属、非金属及其化合物、农药等）污染的食品所引起，或者系由于误食所致。

一、亚硝酸盐食物中毒

亚硝酸盐食物中毒指食用了含硝酸盐及亚硝酸盐的蔬菜或误食亚硝酸盐后引起的一种高铁血红蛋白血症，也称肠源性青紫症。

1. 亚硝酸盐的种类

常见的亚硝酸盐有亚硝酸钠和亚硝酸钾。亚硝酸钠为白色至淡黄色粉末或颗粒状，易溶于水，易潮解，外观及滋味与食盐相似。

2. 亚硝酸盐的来源

亚硝酸盐价廉易得，外观上与食盐相似，容易误将亚硝酸盐当作食盐食用而引起中毒；亚硝酸盐能使肉类具有鲜艳色泽和独特风味，因此作为发色剂在肉类食品加工中被广泛应用；储存过久的蔬菜、腐烂的蔬菜、煮熟后放置过久的蔬菜及刚腌制不久的蔬菜中均含有高含量的亚硝酸盐；用"苦井"的水煮饭，硝酸盐在细菌的作用下可被还原成亚硝酸盐；胃肠道功能紊乱、贫血、患肠道寄生虫病及胃酸浓度降低时，可使胃肠道硝酸盐还原菌大量繁殖导致亚硝酸盐形成速度过快或数量过多。

3. 中毒表现

亚硝酸盐为强氧化剂，具有很强的毒性，经肠道入血后，短期内可使血中血红蛋白被氧化成高铁血红蛋白，从而失去输送氧的功能，致使组织缺氧出现青紫而中毒。同时亚硝酸盐对周围血管有麻痹作用。

亚硝酸盐中毒发病急速，一般潜伏期 $10 \sim 20 min$，中毒表现为头晕、头痛、乏力、胸闷、心跳加速、嗜睡或烦躁不安、呼吸困难。皮肤青紫是本病的特征，尤以口唇青紫最为普遍，每个患者都有此症状。严重的患者甚至结膜、面部及全身皮肤发绀，心跳加快，嗜睡或烦躁不安，呼吸困难，可因呼吸麻痹而死亡。

4. 中毒救治

进食后不久可以催吐，以温水洗胃及导泻；吸氧，应用呼吸兴奋剂，必要时可施行人工呼吸；然后要及时口服或注射特效解毒剂美蓝（又称亚甲蓝），一般使用的浓度为 1%，较重的患者应以每次按 $1 \sim 2 mg/(kg \cdot bw)$ 计算，加入 25% 或 50% 葡萄糖溶液 $20 \sim 40 mL$ 中，缓慢静脉注射，一般在注射后 30min 即可显著好转，不能作皮下、肌内或鞘内注射。美蓝也可口服，剂量为每次 $3 \sim 5 mg/(kg \cdot bw)$，每 6h 一次或一日三次。使用美蓝抢救亚硝酸盐中毒时，美蓝用量一定要准确，不得过量。同时补充大剂量维生素 C 会起到辅助治疗作用。

5. 预防与控制措施

① 广泛宣传亚硝酸盐的毒性，加强对集体食堂尤其是学校食堂、工地食堂的管理，将亚硝酸盐和食盐分开储存，避免误食。

② 加强对肉制品的监督、监测，严格控制亚硝酸盐的最大使用量，按国家标准规定添加硝酸盐和亚硝酸盐。

③ 尽量食用新鲜蔬菜，腌菜至少需腌制 20d 以上再食用，熟蔬菜不可在高温下存放过

久。不用"苦井"水煮饭，避免长时间保温后的水来煮饭菜。

二、农药残留中毒

农药是指用于预防、消灭或者控制农业危害的来源于生物、其他天然物质的一种物质或者几种物质的混合物及其制剂。农药残留是指包括农药本身的残留以及被认为具有毒理学意义的农药衍生物在食品、农产品和动物饲料中被检测出现。

食品中农药残留的主要来源包括施用农药对农作物的直接危害、农作物从污染的环境中吸收农药、通过食物链生物富集作用污染食物等。食品中常见的农药和兽药包括有机磷、氨基甲酸酯类（除涕灭威）、拟除虫菊酯类、杀菌剂、除草剂等。而有机磷农药是目前使用量最大的杀虫剂。

1. 有机磷农药的种类

有机磷农药主要用作杀虫剂的有敌百虫、敌敌畏等，用作杀菌剂的有稻瘟净、敌瘟灵，杀线虫剂的有克线丹、丙线磷等。

2. 有机磷农药的理化性质

有机磷农药的化学性质不稳定，在自然界中容易降解，在环境中不易长期残留，在酸性溶液中较稳定，在碱性溶液中易分解失去毒性，有特殊恶臭，挥发性大，一般不溶于水。

有机磷农药对温血动物和人有很高的毒性，其毒作用带很窄，且易分解，因此在生物体内的蓄积性亦较低，易引起急性中毒甚至死亡。有机磷农药慢性中毒主要是神经系统、血液系统和视觉系统损伤的表现。无明显的致癌、致畸、致突变作用。

水果和蔬菜中残留较为严重，尤其是叶菜类，夏秋季高于冬春季，夏秋季节害虫繁殖快，农药使用量大，污染严重。

3. 临床表现

早起中毒表现以神经系统及消化系统症状为主，首先出现头痛、全身无力、烦躁不安、头晕等症状，逐渐出现多汗、流涎、呕吐、腹痛、腹泻、四肢发麻、瞳孔缩小、全身肌肉跳动。严重者瞳孔缩小至针尖大，对光反射消失，血压升高。最后患者进入昏迷状态，全身抽搐，大小便失禁，呼吸困难，气管痉挛、分泌物增多，呼吸衰竭或循环衰竭导致死亡。死亡多发生于中毒后 9h 左右。

根据毒理作用，可将有机磷中毒的表现分为 4 类。

① 毒蕈碱（M）样症状　平滑肌和腺体活动增加，如食欲减退，恶心、呕吐、瞳孔缩小、支气管痉挛、呼吸困难、肺水肿等。

② 烟碱（N）样症状　表现为横纹肌的过度刺激或麻痹，如全身紧束感、肌痛、肌肉痉挛、肌力减退甚至瘫痪。

③ 中枢神经系统症状　表现为头痛、乏力、烦躁不安、失眠、惊厥和昏迷。

④ 交感神经系统症状　血压升高、心跳加速。

4. 中毒救治与处理

① 对患者应立即催吐，误食后立即催吐较洗胃效果更好；当催吐不成功时，应迅速洗胃；在催吐、洗胃同时，必须注射解毒剂如阿托品和氯解磷定；当重度中毒患者有严重呼吸困难时须用人工呼吸。

② 有机磷中毒的解毒治疗，是使用抗胆碱能药（常用阿托品）和胆碱酯酶复能剂（氯解磷定、碘解磷定），要尽早、足量、反复给药。

5. 预防与控制措施

宣传安全使用有机磷农药的知识；设专门的地方存放有机磷农药，不得将有机磷农药与粮食存放一起；在使用有机磷农药过程中严格执行 GB 4285—1989《农药安全使用标准》。

6. 其他农药的毒性比较

其他农药的毒性比较见表 6-6。

表 6-6　其他农药的毒性比较

农药种类	毒 性 特 点
氨基甲酸酯类	用作杀虫剂或除草剂。药效快，选择性高，易被土壤微生物分解，且不易在生物体内蓄积。急性中毒表现为胆碱能神经兴奋症状
拟除虫菊酯类	用作杀虫剂和杀螨剂。高效低残留类农药，在环境中的降解以光解为主，但是该类农药为高抗性，昆虫在较短的时间内可对其产生抗药性。对皮肤有刺激和致敏作用
杀菌剂	有机砷类杀菌剂可导致中毒和肿瘤
除草剂	大多数除草剂对动物和人的毒性较低，农作物中的残留量通常也很低

三、其他化学性食物中毒

其他化学性食物中毒特点比较见表 6-7。

表 6-7　其他化学性食物中毒特点比较

化学性毒物类型	来源	中毒临床表现	预防与救治措施
毒鼠强		轻度中毒表现为头痛，头晕，乏力，意识丧失及抽搐；重度表现为阵发性痉挛，类似癫痫大发作	尽早、彻底地洗胃、催吐，有效地导泻和灌肠。将患者置于新鲜空气处清水洗胃，选用苯巴比妥或地西泮进行肌内注射
瘦肉精(盐酸克仑特罗)	饲料添加剂；主要作用是促进肉畜生长调节	血压升高、体温升高、头痛、胸闷、恶心、呕吐、造成代谢紊乱，对糖尿病患者可发生酸中毒或酮中毒	消费者购买时注意挑选甄别口服后立即洗胃、输液，促使毒物排出；在心电图监测及电解质测定下，使用保护心脏药物
甲醇	来自制酒原辅料(薯干、马铃薯、水果、糠麸)中的果胶	剧烈的神经毒性，主要侵害视神经，可导致视网膜受损，视神经萎缩、视力减退和双目失明，代谢性酸中毒	催吐、洗胃、导泻，尽早给与一定量的乙醇，早期静脉滴注碳酸氢钠溶液；注意避光，以保护眼睛
砷	滥用含砷杀虫剂，误食，食品工业用原料或添加剂含砷量过高	咽干、恶心、反复呕吐、腹泻等，严重者出现头痛、狂躁、昏迷等	催吐、洗胃；特效解毒剂有二巯基丙磺酸钠、二巯基丙醇

（吴琳　盛爱萍）

第四节　真菌及其毒素食物中毒

真菌及其毒素食物中毒是由于食入含有产毒真菌产生的大量真菌毒素的食物所引起的食物中毒。

真菌生长繁殖及产生毒素需要一定的温度和湿度，因此真菌及其毒素食物中毒有一定的季节性和地区性，如霉变甘蔗中毒多发生在 1～4 月，赤霉病麦中毒多发生在新麦收割后。

一般的加热处理不能破坏其毒素，发病率较高。

一、赤霉病麦食物中毒

赤霉病麦中毒是由于食用被赤霉菌侵染的麦类（赤霉病麦）引发的以呕吐为主要症状的急性中毒。中毒多发生在我国长江中下游地区的麦收季节，也可见于东北、华北地区。

1. 中毒原因

赤霉病麦是由镰刀菌属的一些真菌引起，过去简称为赤霉菌，赤霉菌是一种真菌，属于镰刀菌属。真菌的生活史可分为无性期和有性期，真菌的无性期称为禾谷镰刀菌，有性期称为玉米赤霉菌。镰刀菌属至少包括 20 种以上镰刀菌，引起麦类赤霉病的主要是其中的禾谷镰刀菌，此外尚有雪腐镰刀菌、黄色镰刀菌、梨孢镰刀菌、木贼镰刀菌、粉红镰刀菌等。小麦、大麦、燕麦等在田间生长过程中就有可能受到禾谷镰刀菌这类真菌的污染，收割后如保存不当，该病菌还可以在麦粒上继续生长、繁殖，并产生毒素，使之成为赤霉病麦。当食用了由赤霉病麦面粉制成的各种面食后可引起食物中毒。除大麦、小麦外，玉米、蚕豆、甜菜叶、甘薯、稻秆等也可感染赤霉病。赤霉病麦毒素比较耐热，一般烹调方法不能去毒，该毒素也称致呕毒素，具有致吐作用的单端孢霉烯族化合物（又称赤霉病麦毒素、单端孢霉烯族镰刀菌毒素或单端孢霉毒素等）是引起赤霉病麦食物中毒的主要病原物质。

2. 中毒表现

人们吃了病害的新麦或误食库存病麦或霉麦，因粮粒中存留有毒的霉菌代谢物，可引起呕吐等急性中毒症状，而引起中毒。赤霉病麦中毒潜伏期一般为 10～30min，可延至 2～4h。主要症状有：恶心、呕吐、胃部不适、有烧灼感、头昏、眩晕、全身乏力，少数伴有腹泻、流涎、颜面潮红，出现醉酒样表现，所以，又有"醉谷病"之称。个别重症患者可有呼吸、脉搏加快，体温、血压略有升高。一般持续 2h 后自行恢复正常。对患者可采取对症治疗，严重呕吐者应予以补液。我国乌苏里江地区曾发现有农民食用赤霉病麦后引发昏迷，被称之为"迷神麦"。

3. 防控措施

（1）田间防霉　由于赤霉菌以田间侵染为主，应着重田间防霉措施。①选择抗霉品种；②将冬小麦的播种期推迟到 11 月下旬，有利于减少麦穗损害；③精耕细作：深耕对减轻赤霉病害有积极作用；④降低田间水位，改善田间小气候；⑤合理施肥：施肥过多、过少均可使感染程度增高；⑥适当选择高效低毒、低残留量的杀菌剂。

（2）储藏期防霉　最好在晴天进行麦收，收割后应及时脱粒、晾干或晒干，降低谷物水分含量；储存的粮食要勤翻晒，注意通风，防止霉变。

（3）学会识别病麦，避免食用赤霉病麦　受禾谷镰刀菌侵染的麦类，赤霉病麦粒的颜色灰暗带红或有胚芽发红的特征，无光泽，谷皮皱缩，麦粒不饱满甚至趋向空心，故重量较轻。一般居民肉眼即可将病粒挑出，也可用物理学方法和霉菌培养法进一步鉴定病麦粒。

二、霉变甘蔗中毒

1. 性质

甘蔗在收割后，若储存时间较长、运输不当容易发生霉变。霉变甘蔗质软，瓤部呈浅棕色、棕褐色或灰褐色，断面有白色絮状或绒毛状菌丝，闻之有轻度酸霉味、酒糟味或辣味。引起霉变甘蔗中毒的致病菌为节菱孢霉菌，其所产生的 3-硝基丙酸毒素是一种神经毒物质，主要损害中枢神经系统，病死率高。

2．临床表现

潜伏期短，最短仅十几分钟，重度中毒患者多在 2h 内发病。主要症状有：消化道功能紊乱，恶心、呕吐、腹痛、腹泻等；神经系统症状，头晕、头痛、视力障碍等，严重者可出现阵发性抽搐，发作时四肢强直，两手呈鸡爪状，眼球偏向一侧凝视，继而进入昏迷状态。患者可死于呼吸衰竭，幸存者则会留下严重的神经系统后遗症，丧失独立生活能力。

3．预防和控制措施

禁止销售和食用霉变甘蔗是预防中毒的有力措施。甘蔗必须在成熟后收割，不成熟的甘蔗容易霉变；在储存过程中要注意防霉，防冻，储存时间不宜过长；加强宣传教育，不买、不吃霉变甘蔗。

（季兰芳　盛爱萍）

能力训练

活动　预防食物中毒的营养教育

【案例导入】

某村村民冯某邀请亲友孙某在家食用自烹的河豚后，孙某、冯某相继出现口与手脚麻木现象，并分别于当日清晨 5 点、上午 10 点送至县第一医院救治。孙某入院后病情继续恶化，于清晨 6 点 20 分因呼吸衰竭转入 ICU 监护病房。为预防河豚中毒的发生，请你设计一个进行预防河豚中毒的教育方案。

【活动目的】

能进行预防食物中毒的营养教育。

【活动内容】

1．营养教育的时间：最好在 3 月之前。

2．营养教育的方式：现场讲座/宣传板报/广播/电视/宣传单/宣传小册。

3．预防河豚中毒的教育内容

（1）大力开展宣传教育　首先让广大居民认识到河豚有毒，勿私自加工；其次让广大居民能识别河豚，以防误食。

（2）加强对河豚的监督管理　首先，禁止河豚进入市场，应集中加工处理，在加工处理过程中要严格按照有关规定进行操作；其次，市场出售海杂鱼前，应当经过仔细严格的挑选，将挑选出的河豚进行掩埋等适当的处理，不可随意抛弃，以防止被其他人捡拾食后中毒。

目标检测

一、判断题

1．食物中毒是指摄入了含有生物性、化学性、物理性有毒有害物质的食品。（　　）

2. 沙门菌食物中毒多是由乳类及其制品引起的。（   ）

3. 副溶血性弧菌食物中毒是我国沿海地区常见的食物中毒。（   ）

4. 在我国最易发生河豚毒素中毒的季节为夏秋季。（   ）

5. 肉毒杆菌食物中毒的临床表现以胃肠症状为主。（   ）

6. 毒蕈中毒属于有毒动植物中毒。（   ）

7. 抢救亚硝酸盐中毒的特效治疗为使用美蓝小剂量口服或注射。（   ）

8. 细菌性食物中毒是最常见的食物中毒。（   ）

9. 有机磷农药具有神经毒性。（   ）

10. 引起肉毒杆菌中毒最多见的食品是自制发酵食品。（   ）

二、单项选择题

1. 下列不属于食物中毒范围之内的是（   ）。

A. 细菌和细菌毒素污染食品

B. 有害化学物品混入食品

C. 投毒、暴饮暴食、变态反应

D. 某些食品由于储存方法不当，使之产生有毒成分

2. 细菌性食物中毒全年都可以发生，但易发生的季节是（   ）。

A. 冬春   B. 春夏   C. 夏秋   D. 秋冬

3. 沙门菌属食物中毒最常见的类型是（   ）。

A. 类霍乱型   B. 胃肠炎型   C. 类感冒型   D. 类伤寒型

4. 一般在稀释的食醋中经 1min 即可死亡的细菌是（   ）。

A. 沙门菌   B. 副溶血性弧菌   C. 变形杆菌   D. 大肠埃希菌

5. 细菌性食物中毒的致病菌中最耐高温的是（   ）。

A. 肉毒杆菌   B. 副溶血性弧菌   C. 沙门菌   D. 金黄色葡萄球菌

6. 引起沙门菌食物中毒的食物主要是（   ）。

A. 剩饭、米糕   B. 乳及乳制品   C. 肉类及其制品   D. 罐头食品

7. 毒蕈中毒死亡率最高的是（   ）。

A. 胃肠炎型   B. 神经精神型   C. 肝肾损害型   D. 溶血型

8. 河豚毒素在（   ）中毒素含量最多。

A. 肝脏和卵巢   B. 肝脏和皮肤   C. 肾脏   D. 血液

9. 食物中毒与其他急性疾病最本质的区别是（   ）。

A. 潜伏期短   B. 很多人同时发病

C. 急性胃肠症状为主   D. 患者曾进食同一批某种食物

10. 金黄色葡萄球菌肠毒素中毒是由（   ）引起。

A. 金黄色葡萄球菌污染的食物   B. 金黄色葡萄球菌肠毒素污染的食物

C. 化脓性球菌污染的食物   D. 金黄色葡萄球菌在肠道内大量繁殖

三、多项选择题

1. 食源性疾病的致病因子可概括为（   ）。

A. 寄生虫   B. 生物性   C. 化学性

D. 物理性   E. 放射性核素

2. 细菌性食物中毒的流行病学特点是（   ）。

A. 一般病程短，病死率低　　　　　　　B. 全年皆可发病，尤以 7～9 月高发

C. 全年皆可发病，一般以 3～5 月高发　　D. 引起中毒的食品以植物性食品为主

E. 是最常见的一类食物中毒

3. 对于亚硝酸盐食物中毒，以下说法正确的是（　　　）。

A. 属化学性食物中毒　　　　　　　　　B. 发病与食物有关

C. 中毒患者的临床表现相似　　　　　　D. 能造成人与人之间的传染

E. 病情严重，常导致死亡

4. 食物中毒的发病特点是（　　　）。

A. 发病潜伏期短　　　　　　　　　　　B. 发病与食物有关

C. 中毒患者的临床表现相似　　　　　　D. 人与人之间不会传染

E. 病情严重，常导致死亡

5. 下列属于食源性疾病的是（　　　）。

A. 食物中毒

B. 食源性肠道传染病和寄生虫病

C. 食物中有毒有害污染物所引起的慢性中毒

D. 食物营养不平衡造成的某些慢性病

E. 食物过敏

6. 下列常引起肉毒杆菌食物中毒的食品是（　　　）。

A. 自制发酵食品　　　　　　　　　　　B. 罐头食品

C. 香肠　　　　　　　　　　　　　　　D. 蔬菜及水果

E. 海产品及腌渍食品

7. 引起金黄色葡萄球菌肠毒素中毒的食品多为（　　　）。

A. 禽蛋　　　　　　B. 奶油糕点　　　　　C. 剩饭

D. 海带　　　　　　E. 植物性食物

8. 毒蕈中毒按临床表现可分为（　　　）。

A. 胃肠炎型　　　　B. 败血症型　　　　　C. 溶血型

D. 神经精神型　　　E. 脏器损害型

9. 食源性疾病的基本要素包括（　　　）。

A. 传播的媒介——食物　　　　　　　　B. 传染源——患病的人或动物

C. 致病因子——食物中的病原物质　　　D. 宿主——个体的抵抗力

E. 临床特征——中毒性或感染性表现

10. 细菌性食物中毒的发病原因为（　　　）。

A. 食物在生产、运输、储藏、销售等过程中受到致病菌的污染

B. 被致病菌污染的食物存放不当，致病菌大量繁殖或产生毒素

C. 使用镀锌容器存放食物

D. 食用前未经彻底加热

E. 用苦井水煮饭菜

（吴琳　盛爱萍）

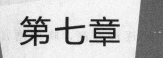

第七章

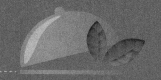

特定生理人群营养与膳食指导

 学习目标 ▶▶

知识目标

1. 了解孕妇、乳母、婴幼儿、儿童青少年、老年人生理特点。
2. 熟悉孕妇、乳母、婴幼儿、儿童青少年、老年人营养需求。
3. 掌握孕妇、乳母、婴幼儿、儿童青少年、老年人膳食原则。

能力目标

1. 能认识孕妇、乳母、婴幼儿、儿童青少年、老年人营养需求。
2. 能对孕妇、乳母、婴幼儿、儿童青少年、老年人进行营养指导。
3. 能制定孕妇、乳母、婴幼儿、儿童青少年、老年人营养教育方案。

第一节 孕妇营养与膳食指导

　　孕妇是指处于妊娠特定生理状态下的人群。孕妇在妊娠期不仅要满足自身的营养需求，还要通过胎盘转运将营养供给胎儿生长发育。与非孕同龄妇女相比，孕妇需要更多的营养来满足自身和胎儿的需要，营养不良对妊娠结局和母体健康都可产生不利影响，因此，孕期营养尤为重要。

一、生理特点

1. 消化系统改变

　　由于胃酸分泌减少，消化吸收功能降低，孕早期孕妇常常出现恶心、呕吐、厌油腻、食欲减退、消化不良等妊娠反应。胃肠道平滑肌张力降低，贲门括约肌松弛，胃内酸性内容物可逆流至食管下部产生"烧心"的感觉。肠蠕动减少，使粪便在结肠中积留时间长，导致粪便干结而发生便秘，常引起痔疮或使原有痔疮加重。由于孕期激素的影响，使口腔内牙龈充血、水肿、增生，致使部分孕妇出现牙龈出血、牙齿松动及龋齿。

2. 代谢改变

孕妇的合成代谢增加。基础代谢率：早期略有下降，中期逐渐升高，晚期增加15%～20%。

3. 血液系统改变

（1）血容量增加，血红蛋白浓度下降　妊娠 6 周起血浆容积逐渐增加，至妊娠 28～32 周时达峰值，血浆容积增加 40%～50%，红细胞增加 10%～20%，至分娩时达最大值。由于血浆增加多于红细胞，致使血液相对稀释，血中血红蛋白浓度下降，可出现生理性贫血。

（2）血液成分改变　孕期血浆葡萄糖、氨基酸、铁以及水溶性维生素含量降低，胡萝卜素、维生素 E 等脂溶性维生素上升。

4. 肾功能的变化

肾小球滤过率和肾血浆流量增加。尿中水溶性维生素、尿素、肌酐等代谢产物排泄增多。由于肾小管对葡萄糖再吸收能力下降，孕妇餐后可出现糖尿。

5. 体重的变化

孕妇体重逐渐增加，妊娠全程可增加 12kg 左右。孕早期体重增长较慢，一般仅增加 1～1.5kg，孕中期体重增加迅速，增重 4～5kg；孕晚期增重约 5kg。

二、营养需求

1. 能量

孕妇的能量消耗除了基础代谢、体力活动、食物的特殊动力作用外，还包括母体生殖器官及胎儿的生长发育，以及母体用于产后泌乳的脂肪储备。所以，孕妇在孕中期和孕后期能量需要量在非孕期基础上分别增加 300kcal/d 和 450kcal/d。

> **练一练** ▶▶
>
> 请你为一怀孕 6 个月的孕妇计算每天的能量摄入量是多少？

2. 蛋白质

为了满足母体、胎盘和胎儿生长的需要，孕早期蛋白质摄入量应与非孕期相当，孕中期、孕晚期对蛋白质的需要量增加。建议孕中期、孕晚期膳食蛋白质 RNI 增加值分别为 15g/d 和 30g/d。由于胎儿不能合成必需氨基酸，故补充蛋白质时应兼顾食物所含氨基酸的种类。

3. 脂类

孕妇增加含脂肪酸的膳食有利于胎儿的发育，尤其是神经系统的发育，也为日后的哺乳做好准备。孕妇膳食脂肪供能比应占总能量的 20%～30%，其中饱和脂肪酸含量应<10%，多不饱和脂肪酸 $n-6$ 与 $n-3$ 的比值为（4～6）:1。

4. 矿物质

（1）钙　钙是构成骨骼和牙齿的主要成分，胎儿从母体摄取大量的钙以供生长发育需要，孕期钙摄入不足，孕妇可发生小腿抽筋或手足抽搐，严重时导致骨质软化症，胎儿也可发生先天性佝偻病。孕中期、孕晚期钙的 RNI 值较非孕期增加 200mg/d，UL 值为 2000mg/d。钙的最好来源是乳及乳制品、豆类及其制品。此外，芝麻和小虾皮等海产品也是钙的良好食物来源。

（2）铁　孕期的铁需要量增加，除了满足孕妇自身的消耗外，尚需储备相当数量的铁，以补偿分娩时由于失血造成的铁损失；同时，胎儿制造血液和肌肉组织需要一定量的铁，还必须在肝脏内储存一部分铁，以供出生后 6 个月之内的消耗。当孕妇摄入量不足时，会影响胎儿铁的储备，从而使婴儿期较早出现缺铁以及缺铁性贫血。孕中晚期铁的 RNI 值较非孕期分别增加 4mg/d 和 9mg/d；UL 值为 40mg/d。动物肝脏、动物血、瘦肉等铁含量丰富且吸收率较高，是铁的良好来源。

（3）锌　母体摄入充足的锌可促进胎儿的生长发育和预防先天性畸形。孕期锌的 RNI 值较非孕期增加 2mg/d，UL 值为 40mg/d。

（4）碘　我国建议孕妇碘的 RNI 值较非孕期增加 110μg/d，UL 值为 600μg/d。我国目前采用食盐强化碘预防高危人群的碘缺乏，已取得明显成效。

5. 维生素

（1）维生素 A　孕妇维生素 A 缺乏与流产、胎儿宫内发育迟缓、早产及婴儿低出生体重有关，过量亦可影响其正常发育。我国建议孕中期、孕晚期维生素 A 的 RNI 值较非孕期增加 70μg RAE/d，UL 值为 3000μg RAE/d。维生素 A 来源于动物肝脏、牛乳、蛋黄。β-胡萝卜素来源于深绿色、黄红色蔬菜和水果。

（2）维生素 D　孕妇维生素 D 缺乏可导致母体和出生后的子代发生钙代谢紊乱，包括新生儿低钙血症、婴儿牙釉质发育不良以及母体骨骼软化症。维生素 D 主要来源于皮肤中的 7-脱氢胆固醇经紫外线照射合成。我国建议孕妇维生素 D 的 RNI 与非孕期相同，为 10μg/d，UL 值为 50μg/d。

（3）叶酸　叶酸摄入不足对妊娠期的影响包括：出生低体重儿、胎盘早剥和神经管畸形及孕妇巨幼红细胞性贫血。神经管形成开始于胚胎发育的早期，叶酸的补充需从怀孕前 3 个月开始。我国建议孕期叶酸的 RNI 较非孕期增加 200μg DFE/d，叶酸来源于肝脏、豆类和深绿色蔬菜。

（4）维生素 B$_1$　孕期缺乏或亚临床缺乏维生素 B$_1$ 可至新生儿维生素 B$_1$ 缺乏症，维生素 B$_1$ 缺乏也影响胃肠道功能，进一步加重早孕反应，引起营养不良。我国建议孕中晚期维生素 B$_1$ 的 RNI 较非孕期分别增加 0.2mg/d 和 0.3mg/d。动物肝脏、粗加工的粮谷类、豆类等是维生素 B$_1$ 的良好来源。

（5）维生素 B$_2$　孕期维生素 B$_2$ 缺乏可使胎儿生长发育迟缓。我国建议孕中期、孕晚期维生素 B$_2$ 的 RNI 较非孕期分别增加 0.2mg/d 和 0.3mg/d。肝脏、蛋黄、肉类是维生素 B$_2$ 的主要来源。

（6）维生素 B$_6$　临床常用维生素 B$_6$ 辅助治疗早孕反应，我国建议孕期维生素 B$_6$ 的 RNI 较非孕期增加 0.8mg/d。食物来源主要是动物肝脏、肉类、豆类以及坚果。

三、膳食指导

1. 孕前期妇女膳食指导

（1）多摄入富含叶酸的食物或补充叶酸　妊娠的头 4 周是胎儿神经管分化和形成的重要

时期，此期叶酸缺乏可增加胎儿发生神经管畸形及早产的危险。育龄妇女应从计划妊娠开始尽可能多地摄取富含叶酸的食物，并从孕前 3 个月开始每日补充叶酸 400μg。

（2）常吃含铁丰富的食物 孕前缺铁易导致早产、孕期母体体重增加不足以及新生儿低出生体重，孕前女性应储备足够的铁以备孕期利用。建议孕前期妇女适当多摄入含铁丰富的食物，缺铁或贫血的育龄妇女可适量摄入铁强化食物或在医生指导下补充小剂量的铁剂。

（3）保证摄入加碘食盐，适当增加海产品的摄入 妇女围孕期和孕早期，碘缺乏均可增加子代发生克汀病的危险性。孕前期和孕早期除摄入碘盐外，还建议至少每周摄入一次富含碘的海产食品。

（4）戒烟、禁酒 夫妻一方或双方吸烟或饮酒，不仅影响精子或卵子的发育，造成精子或卵子的畸形，还将影响受精卵在子宫的顺利着床和胚胎发育，导致流产。酒精可以通过胎盘进入胎儿血液，造成胎儿宫内发育不良、中枢神经系统发育异常、智力低下等。

（5）避免各种食物污染 注重饮食卫生，尽量选用新鲜天然的食品，避免食用含添加剂、色素、防腐剂的罐装食品、饮料等方便食品。蔬菜应充分清洗，水果应去皮，以避免农药污染。饮用白开水，不喝咖啡、茶等刺激性饮品。炊具用铁制或不锈钢制品，不用铝制品和彩色搪瓷用品，以免铝元素、铅元素对人体造成伤害。

2. 孕早期妇女膳食指导

（1）膳食清淡、适口 清淡、适口的膳食有利于降低怀孕早期的妊娠反应，按照孕妇喜好，选择促进食欲、容易消化的食物。

（2）少食多餐 孕早期妊娠反应较重的孕妇，应根据孕妇的食欲和反应的轻重及时调整食量，少食多餐，想吃就吃。

（3）保证摄入足量富含糖类的食物 怀孕早期应尽量多摄入富含糖类的谷类或水果，保证每天至少摄入 150g 糖类，折合谷类 200g。如孕妇剧烈呕吐完全不能进食时，每日需静脉补充至少 150g 葡萄糖。

（4）多摄入富含叶酸的食物并补充叶酸 怀孕早期叶酸缺乏可增加胎儿发生神经管畸形及早产的危险。受孕后每日应继续补充叶酸 400μg，至整个孕期。

（5）戒烟、禁酒 孕妇吸烟或经常被动吸烟可能导致胎儿缺氧和营养不良、发育迟缓。孕妇饮酒，酒精可以通过胎盘进入胎儿血液，造成胎儿宫内发育不良、中枢神经系统发育异常、智力低下等，称为酒精中毒综合征。

🖐 **知识链接** ▶▶

缓解孕妇恶心、呕吐的方法

1. 睡前和早起时吃点饼干、面包干、烤馒头片。
2. 口含姜片，喝柠檬水。
3. 酸乳、冰淇淋等冷饮较热食的气味小，有止吐作用。

3. 孕中期、孕晚期妇女膳食指导

（1）适当增加鱼、禽、蛋、瘦肉、海产品的摄入量 鱼、禽、蛋、瘦肉是优质蛋白质的良好来源，从孕中期开始，每日增加 50~100g 的鱼、禽、蛋和瘦肉，每周摄入 2~3 次鱼类，每周至少进食一次海产品。

（2）适当增加乳类的摄入　乳或乳制品富含蛋白质，对孕期蛋白质的补充具有重要意义，同时也是钙的良好来源。从孕中期开始，每日至少摄入 250mL 的牛乳或相当量的乳制品，并补充 300mg 钙片；或喝 400～500mL 的低脂牛乳。

（3）常吃含铁丰富的食物　孕中期开始宜增加铁的摄入量，每周进食 1 次动物肝脏或动物血；孕晚期每周进食动物肝脏 1 次及动物血 1 次。必要时可在医生指导下补充小剂量的铁剂。

（4）适量身体活动，维持体重的适宜增加　孕妇应适时监测自身的体重，并根据体重增加的速率适当调节食物摄入量。同时根据自身的体能每天进行不少于 30min 的低强度身体活动，最好是 1～2h 的户外活动，如散步、做体操等。

（5）戒烟禁酒，少吃刺激性食物　孕妇应远离吸烟环境，有吸烟、饮酒习惯的妇女，孕期必须禁烟戒酒，以免烟草、酒精对胚胎发育的毒性作用而引发的早产、流产、胎儿畸形等。

（汪丽琪　陈灵娟）

第二节　乳母营养与膳食指导

一、影响乳汁分泌的因素

影响母乳分泌量的因素有多种多样，主要是：①乳母的营养。乳母营养良好，各类营养素供应充足，分泌的乳汁质优量多，反之则质劣量少。②乳母的心情。焦虑、悲伤、紧张、不安可使乳汁突然减少，因此必须保证乳母有一个宁静愉快的生活环境。③乳母的休息与睡眠。乳母休息不好、睡眠不足可使乳汁减少。④乳母的体质。乳母体质健壮是保证泌乳充足的重要条件，体弱多病者一般乳汁较少。⑤婴儿的吮吸。婴儿的吸吮是促进乳汁分泌的最佳刺激。乳房只有被婴儿完全吸空后才能进一步刺激乳汁分泌，如果乳房内乳汁积郁，排空不完全，可抑制乳汁分泌。

二、营养需求

1. 能量

产后 1 个月内由于乳汁分泌每日约 500mL，故乳母的膳食能量适当供给即可，至 3 个月后每日泌乳量增加到 750～850mL，对能量的要求提高。我国建议乳母能量 RNI 是在非孕期基础上增加 500kcal/d。

2. 蛋白质

母乳蛋白质含量平均为 1.2g/100mL，以每日泌乳 750mL 计，则泌乳需要蛋白质 9g。由于从已经吸收的蛋白质转化为乳汁蛋白质的转化效率为 70%，故每天用于泌乳的蛋白质需要 13g。我国建议乳母蛋白质的 RNI 应较非孕期多 25g/d。

3. 脂类

婴儿中枢神经系统的发育及脂溶性维生素吸收均需要脂类，因此乳母膳食中必须有适量脂肪，尤其是多不饱和脂肪酸。乳母脂肪供能占总能量的 20%～30%，其中饱和脂肪酸供能应<10%。

4. 矿物质

(1) 钙　由于婴儿生长发育需要，需通过乳汁获得大量的钙。我国建议乳母膳食钙RNI 较非孕期增加 200mg/d，可耐受的最高摄入量为 2000mg/d。

(2) 铁　尽管铁不能通过乳腺进入乳汁，但哺乳期仍需要补充较高的膳食铁，目的是恢复孕期铁丢失（胎儿铁储备和产时出血）。我国建议乳母膳食铁较非孕期增加 4mg/d，可耐受最高摄入量为 40mg/d。必要时需要补充铁剂以预防或纠正缺铁性贫血。

(3) 锌　哺乳期婴儿每日从乳汁中摄取 1.45mg 锌，如果按膳食锌的吸收率 20％ 计算，乳母至少需要增加摄入 7.25mg/d。乳母锌的 RNI 值较非孕期增加 4.5mg/d，UL 为 40mg/d。

(4) 碘　乳母每日因哺乳而丢失至少 30μg 碘，且随着婴儿的成长和泌乳量的增加而增加，因此在哺乳期应增加碘的摄入量。乳母碘的 RNI 应增加 120μg/d，UL 为 600μg/d。

5. 维生素

(1) 维生素 A　增加母体维生素 A 的摄入量，乳汁中维生素 A 的含量也会有一定程度的增加。我国建议乳母维生素 A 的 RNI 应增加 600μg RE/d，UL 为 3000μg RE/d。

(2) 维生素 D　由于维生素 D 几乎不通过乳腺，我国建议乳母维生素 D 的 RNI 为 10μg/d，与正常育龄妇女一致。

(3) 维生素 B_1　维生素 B_1 能改善乳母的食欲和促进乳汁分泌，预防婴儿维生素 B_1 缺乏病。我国建议乳母维生素 B_1 的 RNI 较育龄期妇女多 0.3mg/d。膳食中应增加维生素 B_1 多的食物，如瘦猪肉、豆类和粗粮等。

(4) 维生素 B_2　孕期维生素 B_2 缺乏可致胎儿生长发育迟缓、缺铁性贫血。乳母膳食维生素 B_2 的 RNI 较育龄期妇女多 0.3mg/d。

(5) 维生素 C　乳汁中维生素 C 与乳母的膳食有密切关系。我国建议乳母维生素 C 的 RNI 较育龄期妇女增加 50mg/d，UL 为 2000mg/d。

三、膳食指导

(1) 增加鱼、禽、蛋、瘦肉及海产品摄入　动物性食品如鱼、禽、蛋、瘦肉等可提供丰富的优质蛋白质，乳母每日可增加 100～150g 的鱼、禽、蛋、瘦肉，其提供的蛋白质应占总蛋白质的 1/3 以上。

(2) 适当增饮乳类，多喝汤水　乳类含钙量高，易于吸收利用，是钙的最好食物来源。乳母每日若能饮用牛乳 500mL，则可从中得到约 600mg 优质钙。必要时可在医生的指导下适当补充钙制剂。

(3) 产褥期食物多样，不过量　产褥期的膳食同样应是多样化的平衡膳食，以满足营养需要为原则，无须特别禁忌。主食应粗细搭配，每天食用一定量粗粮。多食含钙、铁丰富的食品，摄入足够的新鲜蔬菜、水果和海产品。要注意保持产褥期食物多样充足而不过量，每日进食鸡蛋的数量不要超过 6 个，以免增加肾脏负担。

(4) 忌烟酒，避免喝浓茶和咖啡　乳母吸烟（包括间接吸烟）、饮酒对婴儿健康有害，哺乳期应继续忌烟酒、避免饮用浓茶和咖啡。

(5) 科学活动和锻炼，保持健康体重　哺乳期妇女除注意合理膳食外，还应适当运动及做产后健身操，这样可促使产妇机体复原，保持健康体重。哺乳期妇女进行一定强度的、规律性的身体活动和锻炼不会影响母乳喂养的效果。

（6）注意烹调方法　对动物性食品烹调方法以煮或煨能有较多汤水为最佳选择。烹调蔬菜时，注意尽量减少维生素 C 等水溶性维生素的损失。

知识链接 ▶▶

产褥期膳食指导

1. 正常分娩　正常分娩后产妇产后 1h 即可进食适量、易消化的半流质食物，产后次日可进食普通食物。

2. 剖宫产　做剖宫手术的妇女术后禁食 24h 后给予米汤、稀藕粉、鲜榨果汁、菜汁、去油肉汤等流质食品（忌用牛乳、豆浆、大量蔗糖等胀气食品）1d，以后逐渐向半流质、软质饮食、普食过渡。

3. 会阴撕裂　分娩时若会阴撕裂Ⅲ度缝合，应给无渣膳食 1 周左右。

（汪丽琪　季兰芳）

第三节　婴儿营养与喂养指导

婴儿期是指出生后至满周岁的阶段。婴儿期是小儿出生后生长发育最迅速的时期，而此期各器官系统发育并不完善，对营养物质的质和量的要求较高，同时此阶段也是婴儿从母乳逐渐转变到其他食物的过渡期。

一、生理特点

1. 体格发育特点

（1）体重　体重是反映小儿营养状况最易获得的敏感指标。新生儿出生平均体重为 3.3kg（2.5～4.0kg）。小儿年龄越小，体重增长越快，前 6 个月体重平均每月增长 0.6kg，后 6 个月平均每月增长 0.5kg。小儿出生后 3 个月时体重约为出生时的两倍，1 岁时体重达到出生时的 3 倍。也可用以下公式来估计小儿体重：1～6 个月体重（kg）＝出生时体重＋月龄×0.6；7～12 个月体重（kg）＝出生体重＋月龄×0.5。由于小儿体重存在个体差异，因此应通过连续监测其体重来评价其营养状况。

（2）身长　是指从头顶到足底的垂直长度，是反映小儿骨骼生长的指标。身长增长与体重相似，年龄越小，增长越快。新生儿出生时平均身长为 50cm，0～6 个月每月的平均增长幅度为 2.5cm，后半岁每月平均增长 1.5cm，前 3 个月增长约等于后 9 个月，1 岁时小儿身长达 75cm。

（3）头围　头围是经眉弓上方、枕后结节绕头一周的长度，头围反映脑和颅骨的发育情况。新生儿出生时头围 32～34cm，前 3 个月和后 9 个月都约增长 6cm，1 岁时头围约 46cm。头围测量在 2 岁前较有价值，头围过小可能为脑发育不良，头围过大可能提示脑积水。

（4）胸围　胸围为沿乳头下缘绕胸一周的长度，胸围大小反映肺及胸廓的发育情况。出生时胸围略小于头围，约 32cm。1 岁时胸围等于头围，此后胸围超过头围。

2. 消化系统

婴儿消化器官发育不完善，功能不健全。婴儿胃容量较小，贲门括约肌发育不成熟较松弛，而幽门括约肌紧张，容易发生溢乳和呕吐。婴儿时期各种消化酶的活性较低，特别是淀粉酶到生后 3~4 个月才开始增多。

二、营养需求

1. 能量

婴儿的能量消耗包括基础代谢、食物的特殊动力作用、活动、生长发育及排泄这五方面能量的总和，其中生长发育所需能量为小儿所特有。出生 1 周的新生儿能量需求约为 60kcal/(kg·d)，第 2~3 周时为 100kcal/(kg·d)，第 2~6 个月时为 110~120kcal/(kg·d)，第 6~12 个月时为 100kcal/(kg·d)。

2. 蛋白质

婴儿期对蛋白质的需要不仅用于补充代谢的丢失还包括生长发育所需的蛋白质以构成新组织，因此婴儿较成人需要更多的优质蛋白质。由于婴儿肝脏功能不成熟，除成人的 8 种必需氨基酸外，组氨酸、半胱氨酸、酪氨酸及牛磺酸也必须从食物中摄取。婴儿期不同喂养方式蛋白质推荐摄入量存在差异，母乳喂养为 2.0g/(kg·d)，牛乳喂养为 3.5g/(kg·d)，大豆或谷类等植物蛋白喂养为 4.0g/(kg·d)。

3. 脂类

婴儿对脂肪的需求高于成人，尤其是对婴儿脑及神经发育有促进作用的亚油酸、亚麻酸等各种不饱和脂肪酸。《中国居民膳食营养素参考摄入量》建议 6 个月内婴儿脂肪摄入量应占到总能量的 48%，6 个月以上为 40%。

4. 糖类

6 个月内婴儿对糖类的需要量占到总能量的 60%，6 个月以上为 85%。4 个月内的婴儿体内虽然缺乏淀粉酶，但乳糖酶的活性比成人高，对乳糖吸收较好，其次是葡萄糖、果糖和蔗糖。

5. 矿物质

婴儿容易缺乏的矿物质主要包括钙、铁和锌，内陆地区及部分沿海地区还可能存在碘缺乏。

(1) 钙　由于母乳中钙磷比例合适，易于吸收，6 个月内母乳喂养的婴儿较少发生钙的缺乏。6 个月内婴儿钙的 AI 为 200mg/d，6 个月以上的 AI 为 250mg/d。

(2) 铁　新生儿出生后体内有一定量的储存铁，但 4 个月后体内储存铁逐步耗尽，因此婴儿应在出生后 4 个月开始添加含铁丰富的食物，如肝泥、蛋黄、肉泥及强化铁的食物。双胎、早产及低出生体重儿体内的储存铁相对不足，容易出现铁缺乏，更应注意补充。6 个月内婴儿铁的 AI 为 0.3mg/d，6 个月以上的 AI 为 10mg/d。

(3) 锌　新生儿体内也储备有能满足出生后 4 个月内的锌所需，4 个月后需从膳食中补充。6 个月内婴儿锌的 AI 为 2.0mg/d，6 个月以上的 AI 为 3.5mg/d。蛋黄、肝泥及强化锌的食物都是较好的锌来源。

(4) 碘　我国大部分地区的天然食品及水中碘含量较低，碘摄入不足可引起婴儿生长发育迟缓和智力低下。6 个月内婴儿碘的 AI 为 85μg/d，6 个月以上的 AI 为 115μg/d。

6. 维生素

水溶性维生素及维生素 A 含量与乳母膳食相关，乳母膳食营养充足时，这些维生素基本可以从母乳中得到满足。维生素 D、维生素 E、维生素 K 不易通过血液循环进入乳汁，因此与乳母膳食营养关系不大。

(1) 维生素 D 母乳及牛乳中维生素 D 的含量均较低，婴儿在出生后 2 周至 1 岁半之内都应添加维生素 D 以预防维生素 D 缺乏性佝偻病的发生。此外，多晒太阳也有助于体内维生素 D 的合成。婴儿每天维生素 D 的 AI 为 $10\mu g$ (400IU)/d，UL 为 $20\mu g/d$。

> 🖱 **知识链接** ▶▶
>
> **维生素 D 补充注意事项**
>
> 1. 补充富含维生素 A 和维生素 D 的鱼肝油及维生素 D 制剂都是补充体内维生素 D 的方法。但对于不缺乏维生素 A 的佝偻病患儿，若通过服用大剂量鱼肝油来补充体内维生素 D，可能会造成维生素 A 摄入过量引起中毒。
>
> 2. 在补充维生素 D 时，如同时摄入一些强化维生素 D 的奶粉、饼干、米粉等食物或其他添加维生素 D 的营养素，应考虑适当减少维生素 D 制剂的摄入，以免中毒。
>
> 3. 密切观察是否发生维生素 D 中毒症状：厌食、倦怠、烦躁、低热、多汗、恶心、呕吐、腹泻或便秘等。

(2) 维生素 A 母乳中含有较丰富的维生素 A，母乳喂养的婴儿一般不需额外补充，但牛乳中维生素 A 含量只有母乳的一半，需要额外补充 $150\sim200\mu g/d$。

(3) 维生素 K 新生儿肠道内未建立正常菌群，肠道细菌合成维生素 K 不足，易发生维生素 K 缺乏。新生儿尤其是早产儿出生后早期注射维生素 K 以预防维生素 K 缺乏所致出血性疾病。出生 1 个月以后，一般较少出现维生素 K 缺乏。

三、喂养方式

1. 母乳喂养

(1) 母乳阶段划分 母乳阶段划分见表 7-1。

表 7-1 母乳阶段划分

母乳分期	时间	母 乳 特 点
初乳	产后 7 日内	淡黄色、质地黏稠，含有丰富的免疫球蛋白、维生素 A、牛磺酸和矿物质，对新生儿的生长发育及抗感染有重要作用
过渡乳	产后 8～14 日	乳量增多，脂肪含量增加而蛋白质及矿物质含量逐渐减少
成熟乳	产后 2 周至 9 个月	乳量达到高峰，蛋白质和矿物质含量更少

(2) 母乳喂养优点

① 母乳营养均衡、比例合适易于消化吸收，能满足婴儿生长发育所需。母乳是婴儿最佳的天然食物，母乳中的营养素与婴儿消化功能相适应，且含有免疫物质，利于婴儿的生长发育。

② 促进母子情感交流、促进婴儿心理发育及母亲产后康复。哺乳时母子间的亲密接触和语言交流可以促进母子情感交流，增加母亲哺喂子女的责任感和促进婴儿心理发育。婴儿对乳头的吸吮可刺激催乳素分泌增加，有利于母亲子宫的收缩和恢复。

③ 母乳经济、卫生、方便且温度适宜。母乳可在婴儿饥饿的时候随时供给，尤其对于夜间哺乳十分方便。母乳直接来自于母亲体内，不易被细菌污染，同时温度与人体体温相近，适合婴儿。

（3）母乳喂养方法

① 保持舒适体位　哺乳时可采取不同姿势，以母亲及婴儿感觉舒适为宜。哺乳时将婴儿靠近母亲，使婴儿面朝母亲乳房，鼻子正对乳头，头、脖子及身体成一直线，使其腹部紧贴母亲胃部。

② 正确哺乳　母亲一手怀抱婴儿，另一手拇指及其余四指分别放在乳房上下方，将整个乳头及大部分乳晕置于婴儿口中。用食指及中指轻夹乳晕两旁，以免乳房妨碍婴儿鼻部通气，同时也可避免乳流过急引起呛咳。哺乳结束时，以食指轻按婴儿下颏退出乳头及乳晕。每次哺喂前后应将婴儿抱起，头部伏靠在母亲肩部，轻拍其背部将空气排出。

③ 促进乳汁分泌的方法　婴儿在出生后15min至2h内尽早开乳，以促进乳汁分泌。哺乳前热敷乳房，哺乳时两侧乳房应交替进行哺喂，若一侧乳房乳量已满足婴儿需求，则另一侧乳房用吸乳器尽量排空乳汁，以利泌乳。此外，合理营养及保持心情愉快也可促进泌乳。

2. 人工喂养

（1）母乳与牛乳营养成分比较及特点　具体数值见表7-2。

① 蛋白质　母乳蛋白质总量较牛乳少，但母乳蛋白质以乳白蛋白为主，乳白蛋白与酪蛋白相比在胃内形成的凝块较小，利于消化吸收。此外，母乳中含有较多婴儿生长发育所必需的牛磺酸和胱氨酸。

② 脂肪　母乳中脂肪数量和种类均高于牛乳，且母乳中含有脂肪酶使脂肪颗粒易于消化吸收。母乳中不饱和脂肪酸的含量较丰富，有利于婴儿神经系统及视网膜的发育。

③ 糖类　母乳中的90%的糖类为乙型乳糖。乙型乳糖不仅提供能量，还可促进双歧杆菌和乳酸杆菌等肠道益生菌的生长，抑制大肠埃希菌繁殖，减少病菌对肠道的侵袭。

④ 矿物质　母乳中矿物质含量较低，适应婴儿的肾功能，吸收率优于牛乳。母乳钙、磷比例合适（2∶1），钙吸收率高于牛乳。母乳与牛乳铁、锌含量接近，但母乳的吸收率要优于牛乳。

⑤ 维生素　母乳中的维生素水平与母乳的膳食和营养状况有关，母乳喂养的婴儿若乳母营养均衡，乳量充足，6个月内所需的维生素基本可以从母乳中获得。维生素D在两者中的含量均不高，需额外补充。

⑥ 免疫物质　母乳尤其是初乳中含有丰富的免疫物质，能增强其对疾病的抵抗能力。如母乳中特异性免疫物质SIgA可以减少呼吸道及消化道疾病的发生。

表 7-2　母乳与牛乳营养成分比较（每100g）

成分	母乳	牛乳	成分	母乳	牛乳
能量/kcal	65	54	磷/mg	13	73
蛋白质/g	1.3	3.0	锌/mg	0.28	0.42
脂肪/g	3.4	3.2	铁/mg	0.1	0.3
胆固醇/mg	11	15	维生素A/μg RE	11	24
糖类/g	7.4	3.4	硫胺素/mg	0.01	0.03
钙/mg	30	104	免疫物质	丰富	少

（2）婴儿配方奶粉的选择方法　婴儿配方奶粉是以牛乳或其他动物乳汁甚至其他动植物

提炼成分为基本组成，并适当添加营养素，使其满足婴儿生长发育所需的一种人工食品。

① 普通婴儿配方奶粉：此类配方奶粉一般以牛乳为原料，参照母乳的组成成分对其进行调整后配制而成，适用于普通婴儿。婴儿配方奶粉针对不同阶段分为起始婴儿配方（0～6个月）和后继婴儿配方（6个月以上）。

② 特殊婴儿配方奶粉：一些特殊生理状况的婴儿，需食用经过特别加工处理的婴儿配方奶粉，且此类配方奶粉需在医生或营养师指导下食用。具体见表7-3。

表 7-3　特殊婴儿配方奶粉

种　类	适　应　人　群
无乳糖配方奶粉	不能耐受乳糖的婴儿
水解蛋白配方奶粉	腹泻、过敏或短肠综合征婴儿
早产儿配方奶粉	早产儿

知识链接

转乳方法及注意事项

婴儿在食用不同品牌或不同阶段配方奶粉间转换时，转乳速度切忌过快，以免发生腹泻、便秘等情况。具体转乳方法如下。

在转乳初期，在原奶粉内添加1/3的新奶粉，观察2～3d，没有不适后改为新旧奶粉各1/2，然后再按原奶粉1/3、新奶粉2/3的比例添加奶粉，最后过渡到全新奶粉。

在转乳期间应注意避免添加新的辅食，婴儿生病及疫苗接种期间避免转乳。

（3）人工喂养方法指导

① 选择合适的奶嘴　奶孔大小应以奶瓶倒置时液体呈滴状连续滴出为宜。

② 测试乳液温度　每次哺喂前应将乳汁滴于手腕内侧测试温度，以不觉烫或凉为宜。

③ 避免空气吸入　哺喂时持奶瓶呈斜位，使奶嘴及奶瓶前部充满乳汁，防止婴儿吸入空气。

④ 注意奶具清洁卫生　配乳前需清洁双手，乳液应分次配置，每次配乳所用奶具应及时进行清洗、消毒。

3. 混合喂养

对因母乳不足或不能按时哺喂婴儿时，采用母乳喂养的同时用婴儿代乳品补充母乳的不足为混合喂养。混合喂养虽不及母乳喂养好，但能保证母亲的乳房继续受到婴儿吸吮的刺激，从而维持乳汁的正常分泌。混合喂养包括补授法和代授法。

（1）补授法　哺喂母乳次数不变，但每次喂完母乳后接着补喂代乳品进行补充的方法。补授法一般适用于母乳量不足的情况。

（2）代授法　用配方乳或其他代乳品一次或数次替代母乳的方法。代授法一般适用于准备断离母乳或因特殊原因不能完全承担哺喂时选用。乳母不能按时喂乳时应将多余的乳汁及时挤出或吸空，利于刺激乳汁分泌。多余的乳汁可用清洁奶瓶收集，在不能按时喂乳时喂给婴儿。

4. 辅助食品添加

出生4～6个月后，母乳已不能满足机体营养需求，应开始逐步添加辅助食品。辅食添加也使婴儿逐步认识母乳以外的食物，为断乳做准备。

（1）辅助食品添加原则

① 由少到多、由细到粗：食物起始添加量可能仅 1 勺，再逐渐增多。食物的质地应由液体状或泥状逐步向末状和碎状过渡。

② 由稀到稠：食物的质地从流质逐渐过渡到半流质，再到软食和固体食物。如刚开始添加米糊时应冲调稀一些，当婴儿适应后逐步变稠。

③ 从一种到多种：辅食在添加过程中应一种一种逐步添加，一种辅食应经过至少 5～7d 的适应期再添加另一种食物。因大米蛋白质很少过敏，辅助食品一般从米粉、面糊等谷类开始添加，再逐步添加菜泥、果泥、蛋黄、肝泥、肉泥等。

在添加过程中若出现呕吐、腹泻等不良反应时可暂缓添加，切不可因此放弃该种食物。当婴儿不愿进食某种新食物时，可通过改变烹饪方法或与其他食物混合食用等方法进行添加，避免强迫食用。

知识链接 ▶▶

鸡蛋黄的添加方法

将鸡蛋煮熟后把蛋黄剥出，用小勺碾碎，加温水或汤汁拌匀后用小勺哺喂，或把碾碎的蛋黄加入配方乳中搅拌均匀后哺喂。

在添加蛋黄时，可先添加 1/4 个，若婴儿大便正常，无过敏反应，可逐步加喂至 1/2 个、3/4 个蛋黄，6 个月后可喂整个蛋黄。

（2）辅助食品添加顺序　具体见表 7-4。

表 7-4　辅食添加顺序

月龄	食物性状	辅 食 种 类
出生后 2～3 周	液体	鱼肝油
4～6 月	泥状	米糊、菜汁、果汁、菜泥、果泥、蛋黄、肝泥、鱼泥、肉泥、嫩豆腐、动物血
7～9 月	末状	稀粥、烂面、饼干、馒头、全蛋、碎肉末、豆制品、菜末
10～12 月	细碎食物	稠粥、烂饭、面条、碎肉、碎菜、带馅食品

（汪丽琪）

第四节　幼儿营养与膳食指导

幼儿期是指从 1 周岁到满 3 周岁之间的阶段。幼儿期生长发育速度与婴儿期相比呈减慢、稳步增长的趋势。幼儿乳牙依次出齐，胃容量较婴儿期有所增加，但胃肠道功能也还远不及成人。幼儿膳食从乳类为主逐步过渡到多种食物，并最后形成以谷类为主的平衡膳食，但仍不同于一般家庭膳食。

一、生理特点

1. 体格发育

（1）体重　1 岁以后体重增长速度减慢，至 2 岁时体重为出生时 4 倍，约 12kg。1～2

岁阶段，全年增加 2.5～3kg，2 岁以后每年增加 1.5～2.0kg。

（2）身长 幼儿期身长增长速度减慢，至 3 岁时身长为出生时 2 倍，约 100cm。1～2 岁阶段，全年增加约 10cm，2 岁以后每年增长约 5cm。

（3）头围、胸围 1 岁时头围与胸围基本相等，此后胸围超过头围。头围在 1 岁时为 46cm，2 岁时为 48cm，5 岁时达 50cm。

2. 消化系统发育

牙齿的生长与咀嚼功能密切相关。乳牙在出生后 4～10 个月开始萌出，2.5 岁左右乳牙出齐。若超过 1 岁仍未出牙为异常情况，佝偻病、营养不良等患儿可能出现出牙延迟。幼儿的各种酶活性接近成人水平。

二、营养需求

幼儿期仍为生长发育的旺盛期，此期的小儿活动量增加，语言、智能发育迅速，需要足够的营养以满足快速生长发育的需要。

1. 能量

幼儿每日能量需求见表 7-5。

表 7-5 我国幼儿膳食能量推荐摄入量（RNI）

年龄/岁	能量/（kcal/d）	
	男	女
1～	900	800
2～	1100	1000
3～	1250	1200

2. 蛋白质

幼儿对蛋白质的需求相对比成人多，质量要求也更高，优质蛋白质应占总量的一半。幼儿每日蛋白质推荐摄入量（RNI）为 25g/d。

3. 脂类

幼儿期由脂肪提供的能量在总能量中的比例以 35% 为宜。

4. 糖类

幼儿活动量增大，身体耗能增多，对糖类的需要量增多。但富含糖类的食物所占体积较大，可能影响食物的营养密度及总能量摄入，因此幼儿期糖类摄入不能过多，其摄入量占总能量的比例与成人一致。

5. 矿物质

幼儿期必需而又比较容易缺乏的矿物质主要有钙、铁和锌。

（1）钙 钙是构成骨骼和牙齿的重要成分，幼儿期是骨骼和牙齿发育的重要时期，需保证足够的钙摄入。1～3 岁幼儿钙的推荐摄入量（RNI）为 600mg/d。乳类、豆类及蛋类都富含钙质。

（2）铁 铁摄入不足对幼儿的生长及智力发育有影响，缺铁性贫血是幼儿期的常见营养病。1～3 岁幼儿铁的推荐摄入量（RNI）为 9mg/d。蛋黄、猪肝、猪肉、牛肉等都是铁的良好来源。

（3）锌 锌是促进生长发育的重要微量元素，锌缺乏会导致生长发育缓慢，食欲不振、机体抵抗力下降等。1～3 岁幼儿锌的推荐摄入量（RNI）为 4.0mg/d。锌最好的食物来源为蛤贝类、动物内脏、蘑菇及坚果类。

6. 维生素

(1) 维生素 A 维生素 A 与机体的生长发育、生殖、视觉及抗感染有关，但维生素 A 摄入过量可出现中毒。1～3 岁幼儿维生素 A 的推荐摄入量（RNI）为 220μg RE/d。动物肝和肾、蛋类、胡萝卜、西红柿等都是维生素 A 的良好来源。

(2) 维生素 D 维生素 D 缺乏可引起佝偻病，幼儿是维生素 D 缺乏的易感人群。维生素 D 推荐摄入量（RNI）为 10μg/d。幼儿可通过多晒太阳和服用鱼肝油制剂来补充体内维生素 D。

三、膳食指导

(1) 选择营养丰富、易消化的食物 在膳食中应增加优质蛋白质的摄入，保证幼儿生长发育。鱼类富含不饱和脂肪酸，有利于幼儿脑及神经系统发育，可适当多食用。动物肝脏中铁、锌和维生素的含量较丰富，幼儿每周可安排食用 1 次。

(2) 适宜的加工烹饪方法 幼儿的咀嚼、消化吸收能力较差，其膳食以软饭、碎食为主。幼儿膳食应单独加工制作，烹调方式以蒸、煮、炖为主，口味清淡，尽可能少用各种调味品，花生、大豆等食物应磨碎后再食用，避免直接食用误入气管。食物种类应多样化，利于幼儿保持对进食的乐趣。

(3) 培养良好饮食习惯 幼儿膳食一般采用三餐两点制，在上下午两主餐间各安排一次加餐，晚餐后除水果或牛乳外一般不再进食，尤其睡前忌吃甜食，以防龋齿。幼儿期是饮食习惯形成关键时期，应重视饮食习惯的培养，不挑食、偏食，合理安排零食，多喝水，少喝饮料，定时定量进食。

（汪丽琪　陈灵娟）

第五节　学龄前儿童营养与膳食指导

学龄前儿童是指满 3 周岁至小学前（6～7 岁）。此期生长发育速度与婴幼儿期比较已经减慢，但和成年时期相比，速度仍然较快，需提供足够的热能和营养素。学龄前儿童具有活泼好动、好奇心强、注意力分散和喜欢模仿等特点，具有较大可塑性，是培养良好生活习惯和道德品质的重要时期。

一、生理特点

1. 体格发育

学龄前期身高的增长速度比体重相对快些，此期体重平均每年增长约 2kg，身高平均每年增长约 5cm，头围增长速度减慢，每年增加少于 1cm。

2. 各器官系统发育

(1) 消化系统 3 岁儿童 20 颗乳牙已出齐，大部分儿童在 5～6 岁开始换牙。学龄前儿童咀嚼能力逐渐增强，但仍仅达成人的 40%，因此不能给予普通家庭膳食，以免消化不良。

(2) 视力发育 学龄前期是视力发育的关键时期，注意眼睛保护。该时期也是治疗视力缺陷的最佳时期，应及早发现视觉异常，及时进行治疗。

二、营养需求

1. 能量

学龄前儿童活动范围增大，所需能量比幼儿期有所增加。具体能量需求见表 7-6。

表 7-6　我国学龄前儿童膳食能量推荐摄入量（RNI）

年龄/岁	能量/(kcal/d)	
	男	女
4～	1300	1250
5～	1400	1300
6～	1600	1450

2. 蛋白质

学龄前儿童蛋白质的 RNI 为 30g/d，其中优质蛋白质应占全天蛋白质来源的 30%～40%。

3. 脂类

学龄前儿童膳食脂肪供能比高于成人，占总能量的 20%～30%，其中亚油酸供能不应低于总能量的 3%，亚麻酸不能低于 0.5%。

4. 糖类

学龄前儿童已基本完成从乳和乳制品为主的饮食过渡到以谷类为主的饮食。糖类摄入量应占总能量的 50%～65%，以大米、面粉及豆类等复杂糖类为主。此外，学龄前儿童还需要适量的膳食纤维。

5. 矿物质

（1）钙　学龄前儿童钙的 RNI 为 800mg/d。乳及乳制品是补钙的理想来源，学龄前儿童每日乳的摄入量不低于 300mL，但不宜超过 600mL。

（2）铁　学龄前儿童生长发育快，需要从膳食中补充足够的铁，学龄前儿童铁的 RNI 为 10mg/d，动物肝脏、血及瘦肉是铁的良好来源。

（3）锌　学龄前儿童锌的 RNI 为 5.5mg/d，牡蛎、海鱼、禽、肉、蛋等食物含锌较丰富。

6. 维生素

维生素对学龄前儿童的生长发育有重要作用，学龄前儿童维生素 A 的 RNI 为 260μg RE/d，维生素 B_1 和维生素 B_2 的 RNI 均为 0.6mg/d。

三、膳食指导

（1）食物多样化，谷类为主　任何一种天然食物都不能提供人体所必需的全部营养素，提倡儿童广泛食用多种食物保证平衡膳食。谷类是我国传统膳食的主题，学龄前儿童的膳食也以谷类为主，并注意粗细粮搭配，常吃粗粮和杂粮。

（2）经常吃适量的鱼、禽、蛋、瘦肉　动物性食物是人体优质蛋白质的良好来源，也是脂溶性维生素和矿物质的良好来源。鱼、禽和兔肉含蛋白质丰富而饱和脂肪酸含量较低，建议儿童可经常食用。

（3）常吃大豆及其制品，每天饮乳　大豆不仅富含优质蛋白，还有较丰富的不饱和脂肪酸、钙及 B 族维生素。大豆制品是农村儿童蛋白质的良好来源，也是避免城市儿童过度摄入肉类的良好替代品。乳类是一种营养成分齐全、易消化吸收的天然食品，同时乳类含钙丰富，是天然钙质的良好来源。因此，鼓励学龄前儿童每日饮乳，增加骨密度，延缓成年后发生骨质疏松的年龄。

（4）多吃新鲜蔬菜和水果　鼓励学龄前儿童适当增加蔬菜和水果摄入，两者不能相互替代。

（5）适宜的加工烹饪方法　学龄前儿童膳食应清淡、少盐、少油脂，尽可能少用各种调味品。肉类及蔬菜应切小切碎烹饪，利于儿童咀嚼和吞咽。食物种类应多样化，保持儿童对进食的乐趣。

（6）培养良好饮食习惯　学龄前儿童膳食仍采用三餐两点制，正餐进食时间最好不超过30min。学龄前儿童应继续重视饮食习惯的培养，不挑食、偏食，合理安排零食，多喝水，少喝饮料，定时定量进食。

（汪丽琪）

第六节　儿童青少年营养与膳食指导

儿童青少年时期包括6～12岁的学龄期和13～18岁的青春期。儿童青少年时期是体格和智力发育的关键时期。此期生长发育迅速，对营养物质的需求增加，以保证快速生长的需要和体格的健壮。

一、生理特点

儿童青少年时期身高和体重增长幅度加大，学龄期和青春期体重每年增加分别为2～2.5kg和4～5kg，身高每年增长分别为4～7.5cm和5～7cm。青春期生殖系统开始发育，第二性征逐渐明显。

二、营养需求

1. 能量

儿童时期，男孩与女孩对营养素需求的差别很小，进入青春期后，两者出现较大差异。各年龄组能量推荐摄入量见表7-7。

表7-7　我国儿童青少年膳食能量推荐摄入量（RNI）

年龄/岁	推荐摄入量/(kcal/d)	
	男	女
7～	1700	1550
8～	1850	1700
9～	2000	1800
10～	2050	1900
11～	2350	2050
14～18	2850	2300

2. 蛋白质

蛋白质供能应占总能量的12%～14%。不同年龄阶段膳食蛋白质推荐摄入量见表7-8。

表 7-8　我国儿童青少年膳食蛋白质推荐摄入量（RNI）

年龄/岁	推荐摄入量/(g/d)	
	男	女
7～	40	40
11～	60	55
14～18	75	60

3. 脂类

儿童青少年时期是生长发育的高峰期，一般不过度限制其脂肪摄入，但脂肪摄入过多会增加肥胖及成年后心血管疾病及某些癌症发生的危险。脂肪摄入量占总能量的比例以20%～30%为宜，其中饱和脂肪酸供能<8%。

4. 糖类

糖类是人类膳食中能量的主要来源，儿童青少年膳食中糖类摄入量以占总能量的50%～65%为宜。

5. 矿物质

(1) 钙　儿童青少年期为生长发育的第二个高峰期，钙的需要量较高，7～10岁钙的RNI 为 1000mg/d，11～13 岁钙的 RNI 为 1200mg/d，14～18 岁钙的 RNI 为 1000mg/d。

(2) 铁　铁缺乏可引起贫血，还会降低学习能力及抗感染能力。青春期女童随着月经来潮，生理性铁丢失增加，更容易发生贫血。我国儿童青少年期铁的需要量具体见表7-9。

表 7-9　我国儿童青少年膳食铁推荐摄入量（RNI）

年龄/岁	RNI/(mg/d)	
	男	女
7～	13	13
11～	15	18
14～18	16	18

6. 维生素

维生素 A、维生素 D、维生素 C 及 B 族维生素对儿童及青少年的生长发育有重要作用。儿童及青少年维生素 A 和 B 族维生素缺乏的发生率高于成人，应注意补充。维生素的推荐摄入量与成人相近。

三、膳食指导

(1) 保证能量及营养素摄入，注重食物多样化　儿童青少年期生长速度加快，对各种营养素需求增加，充足的营养摄入能保证体格和智力的正常发育。应保证各种营养素的相互平衡，在食物的选择上也应注意多样化。针对青春期女童还特别应注意富含铁和维生素 C 的食物的补充。

(2) 合理的加工和烹饪方法　不合理的加工烹饪方法会使食物中的营养素丢失，如米、面的过度碾磨可造成维生素 B_1 的缺乏。

(3) 培养良好的饮食习惯　此期饮食一般为每日三餐，儿童青少年中不吃早餐及三餐不规律现象较突出，影响营养摄入及健康。儿童青少年期三餐应定时定量，比例适宜，一般早餐占30%，午餐占40%，晚餐占30%。早餐对儿童青少年的生长发育和学习都非常重要，要保证吃好早餐，避免盲目节食。

(4) 充足的户外运动　充足的户外运动能增强体质，保持体重，预防肥胖。户外运动还有利于体内维生素 D 的合成，保证骨骼发育。

（5）不吸烟、不饮酒　调查发现儿童青少年已成为我国烟草及酒类消费者中一个不可忽视的群体。而儿童青少年又正处于迅速生长发育阶段，身体各器官、系统不成熟，对外界的不利因素和刺激抵抗力差，因此，儿童青少年应养成不吸烟、不饮酒的行为习惯。

（汪丽琪）

第七节　老年人营养与膳食指导

老年人随着年龄的增加，体内各器官、组织功能出现不同程度的老化，合理的营养有助于延缓衰老，而营养不良则有可能加速衰老进程。因此，了解老年人的生理特点，研究其营养需求及合理饮食是加强老年保健，促进健康长寿和提高生活质量的重要措施。

一、生理特点

1. 代谢功能降低

老年人基础代谢及合成代谢降低、分解代谢增高，50 岁后身体瘦小者，基础代谢率降低 10%～15%，甚至更高。

2. 身体成分改变

体内脂肪组织随年龄增长逐渐增加，而肌肉组织、身体水分、骨组织、矿物质等非脂肪组织均减少，因此老年人易出现肌肉萎缩、骨质疏松及骨折。

3. 器官功能改变

（1）口腔　老年人牙龈退化萎缩，牙齿逐渐脱落，对食物的咀嚼和消化能力减弱，舌乳头及其味蕾数量减少，使味觉减退，影响食欲。

（2）胃肠道　随着年龄增加，各种消化酶的分泌减少，胃肠蠕动功能减弱，老年人易出现消化不良及便秘。

二、营养需求

1. 能量

老年人基础代谢率降低，机体功能减退，活动减少，对能量的需求相应降低。65 岁以上不同身体活动水平的健康男性所需能量分别为 2050kcal/d（轻体力）和 2350kcal/d（中体力），女性所需能量分别为 1700kcal/d（轻体力）和 1950kcal/d（中体力）。老年人对蛋白质、维生素及矿物质的需求并不比中青年少，主要通过降低糖类及脂肪的摄入来控制总能量。

2. 蛋白质

老年人随着年龄增加，机体蛋白质的总量下降，这主要与机体骨骼肌减少有关，并不能因此认为老年人对蛋白质的需要量也是减少的，相反，老年人分解代谢大于合成代谢，摄入的蛋白质利用率较低，蛋白质供给宜质优量足。65 岁以上老年男性和女性蛋白质 RNI 分别为 65g/d 和 55g/d。

3. 脂类

老年人胆汁酸分泌减少，脂肪酶活性降低，脂肪摄入不宜过多，尤其应注意控制饱和脂肪酸和胆固醇的摄入量。脂肪摄入量应占总能量的 20%～25% 为宜，饱和脂肪酸供能不超过 10%，胆固醇摄入量不超过 300mg/d。

4. 糖类

老年人对能量的需求较正常成年人低，此外，老年人糖耐量降低，易发生血糖增高。因此，老年人对糖类的需要量低于成年人，占总能量的 55%～65%，应注意限制可直接引起血糖波动的单糖和双糖的摄入量。此外，老年人胃肠道蠕动功能减弱，应多吃蔬菜、水果，增加膳食纤维的供给以预防便秘。

5. 矿物质

（1）钙　老年人含钙丰富的食物摄入不足，胃酸分泌减少、钙吸收能力下降，户外活动减少和日照缺乏使维生素 D 合成减少，也影响钙吸收。钙摄入减少和吸收能力下降，易使老年人出现钙负平衡，活动减少又降低钙在骨骼的沉积，老年人易出现骨质疏松和骨折，应注意钙的补充。65 岁以上老年人钙的 RNI 为 1000mg/d。

（2）铁　老年人对铁的吸收利用能力下降，易出现缺铁性贫血，65 岁以上老年人铁的 RNI 为 12mg/d。维生素 C 及各种肉类所含的肉类因子可促进铁的吸收，因此在选择食物时应选择血红素铁含量高的动物性食物及富含维生素 C 的蔬菜、水果，促进机体对铁的吸收。

6. 维生素

许多维生素是辅酶成分，对调节代谢、延迟衰老及增强抵抗力有重要作用。老年人各种维生素推荐摄入量与中青年基本一致。随着年龄增长，皮肤功能逐渐衰退，维生素 D 合成减少，老年人易发生维生素 D 缺乏，维生素 D 的 RNI 为 15μg/d，较中青年增加 5μg/d。

三、膳食指导

1. 食物应粗细搭配、松软、易于消化吸收

粗粮中含有丰富的 B 族维生素、膳食纤维和其他营养物质，有利于调节血糖、预防便秘和心血管疾病。因此，在食物选择上尽量粗细搭配，老年人每天谷类的推荐摄入量为 200～300g，其中粗粮和杂粮摄入应达到 50～100g。老年人咀嚼能力、消化吸收能力下降，食物烹饪制作应尽量松软，利于机体消化吸收。

2. 多吃新鲜蔬菜、水果和薯类

蔬菜和水果水分多、能量低，是维生素、矿物质和膳食纤维的重要来源，薯类含有丰富的淀粉、膳食纤维及多种维生素和矿物质，对保持老年人身体健康和肠道正常功能有重要作用。老年人每天蔬菜推荐摄入量为 400～500g，保证每餐有 1～2 种蔬菜，多食深色蔬菜、十字花科蔬菜和菌藻类食物。每天吃 2～3 种水果，可多选择深红色、深黄色等富含胡萝卜素、维生素 C 和叶酸的水果。但老年人进食水果时应少量多次，不宜一次进食过多，以免引起血糖升高或胃肠道不适。尽量食用新鲜蔬菜、水果。薯类富含淀粉、维生素和矿物质，建议老年人每周可食用 5～7 次，每次 50～100g。薯类蛋白质含量较低，营养不良老人不宜摄入过多，此外，胃肠功能差的老人不宜摄入过多，以免引起反酸、胀气等不适。

3. 每天吃乳类、大豆或其制品

乳类营养成分齐全、组成比例适宜且易消化吸收，是优质蛋白质和钙的重要来源。我国老年人膳食钙摄入量远低于推荐摄入量，且随着年龄的增加骨钙丢失增加，对钙的需要量相应增加。建议老年人每天饮 300g 鲜牛乳或相当量的乳制品，建议老年人可多选用低脂、脱脂乳及其制品。

大豆含有丰富的优质蛋白质、必需脂肪酸、维生素和膳食纤维，且大豆中含有大豆低聚糖、异黄酮等多种植物化学物质，有一定的抗癌、抗衰老、预防骨质疏松和心脑血管疾病的作用。建议老年人每人每天摄入 30～50g 大豆或相当量的豆制品。

4. 常吃适量的鱼、禽、蛋、瘦肉

鱼、禽、蛋和瘦肉都是优质蛋白质，脂溶性维生素、B 族维生素、铁、锌等物质含量丰富，消化吸收率也很高，老年人应经常摄入该类食物。鱼、禽类与畜肉比较，总脂肪含量相对较低，而不饱和脂肪酸含量较高，特别是鱼类中含有丰富的多不饱和脂肪酸，因此，老年人宜将鱼、禽肉作为首选的肉类食品。老年人每日鱼虾和禽肉的推荐摄入量为 50～100g，畜肉 50g，蛋类 25～50g，动物内脏中胆固醇含量较高，老年人不宜大量食用，每周可食用1～2 次，每次 50g。

5. 多做户外活动，维持健康体重

适当的户外活动能延缓机体功能衰退，还有利于体内维生素 D 的合成，预防或推迟骨质疏松的发生。户外活动最适宜时间为上午 9～10 点和下午 4～8 点，清晨及雾天最好不要进行室外活动。运动强度应量力而行，运动时间以 0.5～1h 为宜。

（汪丽琪　张焱）

能力训练

活动一　婴儿营养评价与喂养指导

【案例导入】

女婴，6 个月大，一直母乳喂养，出生后 1 个月起每日口服伊可新一颗，目前尚未添加其他辅食。宝宝足月出生，出生体重 3.5kg、身长 50cm，目前体重 7kg，身长 64cm。

【活动目的】

结合婴儿生长发育情况，请评价其营养状况并对其家长进行相关膳食指导。

【活动内容】

1. 评价营养状况

（1）计算女婴 6 个月时的标准身高体重

女婴 6 个月时的标准体重＝出生时体重（kg）＋月龄×0.6（kg）＝3.5（kg）＋6×0.6（kg）＝7.1kg。

女婴 6 个月时的标准身长＝出生时身长（cm）＋月龄×2.5（cm）＝50（cm）＋6×2.5（cm）＝65cm。

（2）营养评估　根据标准身高体重计算结果，该女婴标准体重为 7.1kg，标准身长为65cm，其实际身长为 64cm，其实际体重为 7kg，与标准体重和标准身长接近，初步判断该女婴生长发育正常，营养状况良好。

2. 喂养指导

婴儿出生 4～6 个月后，随着生长发育的逐渐成熟，纯母乳喂养已不能满足其需求，此时也应注意婴儿对其他食物的兴趣的培养，使其逐渐适应各种食物的味道，为后期顺利地由乳类为主的食物过渡到固体食物做好准备。该女婴已 6 个月大，需要开始添加各种辅食，因此应对其家长进行辅食添加的膳食指导。

（1）向家长宣教辅食添加的原则　告知家长辅食添加原则为由少到多，由稀到稠，由细到粗及由一种到多种。辅食在添加过程中应一种一种逐步添加，一种辅食应经过至少 5～7d 的适应期再添加另一种食物。食物起始添加量可能仅 1 勺，再逐渐增多。食物的质地也由液体状或泥状逐步向末状和碎状食物过渡。

（2）以鸡蛋为例向家长具体举例辅食添加方法　因蛋白容易过敏，所以在添加鸡蛋时首先添加蛋黄。指导家长从 1/8 蛋黄开始喂，以后逐渐增加到 1/4、1/2，直至整个蛋黄。蛋黄可通过用开水调和后给婴儿食用或直接加入米粉的方法食用。

（3）向家长宣教正确的辅助食品添加顺序　婴儿首先添加的食物为米糊、菜汁、果汁、蛋黄等食物。具体见表 7-4。

（4）指导辅食添加过程中的注意事项　在辅食添加过程中指导家长可通过粪便来进行观察，如果大便正常，表示婴儿消化吸收能力好，在添加过程中若出现呕吐、腹泻等不良反应时表示消化不良，可暂缓添加，待大便好转后再添加。指导家长切不可因为宝宝出现不适而放弃该种食物。当婴儿不愿进食某种新食物时，可通过改变烹饪方法或与其他食物混合食用等方法进行添加，避免强迫食用。喂辅食时可以在婴儿饥饿时先喂辅食后喂乳，使婴儿逐步习惯辅食养成饮食的新习惯。同时婴儿辅食同样应注意花色和口味的变化，增加婴儿饮食兴趣。

活动二　骨质疏松老人膳食指导

【案例导入】

张大妈，女，68 岁，三年前爱人去世，目前独居，家里经济状况一般，三餐以面食为主，面食配菜主要为青菜和肉丝，平日少饮水，常便秘；性格较内向，平日不喜欢外出，腰背部疼痛 6 年，医院诊断为"骨质疏松症"。

【活动目的】

请分析导致张大妈骨质疏松的原因有哪些？针对张大妈的情况，请做好相应的饮食指导。

【活动内容】

1. 骨质疏松原因分析

老年人骨代谢处于负平衡，体内雌激素水平下降，使骨的形成减慢。张大妈不喜欢外出，活动量减少及日照量不足，体内维生素 D 的合成减少，也影响了钙的吸收和骨质形成。三餐以面食为主，含钙食物摄入不足。钙摄入减少和吸收能力下降，易使老年人出现钙负平衡，活动减少又降低钙在骨骼的沉积，在这些因素的共同作用下张大妈出现骨质疏松。

2. 膳食指导

（1）膳食知识宣教　向张大妈介绍老年人平衡膳食宝塔的主要内容，让其对均衡饮食有初步认识。在此基础上，与老人共同分析其饮食现状及如何改进。

（2）饮食内容指导　张大妈三餐以面食为主，食物种类较单一，营养物质摄入不足，指导其应增加富含蛋白质、钙及膳食纤维食物的摄入。因张大妈家境一般，可多选用大豆及其制品作为蛋白质来源，适量摄入鱼肉及禽肉类食物。乳类是优质蛋白质和钙的重要来源，建议张大妈每天饮 300g 鲜牛乳或酸乳，可多选用低脂乳、脱脂乳。此外，建议张大妈还应增加水、蔬菜及水果的摄入，吃适量薯类，通过水分及膳食纤维摄入增加来改善便秘症状。

（3）增加户外活动　张大妈平日不喜欢外出，缺少应有的活动和日光照射，不利于体内维生素 D 的形成和钙的沉积。向张大妈介绍其腰背痛的原因，指导其每日做适当的活动和户外日光照射，告知其户外活动最适宜时间、运动量等其他注意事项。

目标检测

一、判断题

1. 孕前期妇女应常吃含铁丰富的食物，适当增加海产品的摄入。（　　）
2. 怀孕早期叶酸缺乏可增加胎儿发生神经管畸形的危险。（　　）
3. 乳母水分摄入不足时可直接影响乳汁的分泌。（　　）
4. 婴儿配方乳可以完全取代母乳。（　　）
5. 后继配方奶粉适用于 3 个月以上的婴儿。（　　）
6. 学龄前儿童每天摄入的蛋白质应该有一半以上为优质蛋白质。（　　）
7. 婴儿首先开始添加的辅食为蛋清。（　　）
8. 母乳喂养的婴儿在 6 个月时应开始添加辅食。（　　）
9. 婴儿在出生后 4 个月内不能很好地消化淀粉。（　　）
10. 老年人随着年龄增加，机体蛋白质的总量下降，对蛋白质的需求也相应下降。（　　）

二、单项选择题

1. 孕中期妇女膳食铁较非孕期增加（　　）。
A. 10mg/d　　　B. 8mg/d　　　C. 6mg/d　　　D. 4mg/d
2. 孕期生理性贫血较为明显的阶段是（　　）。
A. 孕 10 周以前　B. 孕 10～20 周　C. 孕 20～30 周　D. 孕 28～32 周
3. 对一孕前体质指数正常、现已怀孕 25 周的孕妇，建议每周体重增加（　　）。
A. 0.3kg　　　B. 0.4kg　　　C. 0.5kg　　　D. 0.6kg
4. 新生儿出生后 2～4 周就应该开始补充的维生素是（　　）。
A. 维生素 A　　B. 维生素 D　　C. 维生素 C　　D. 维生素 E
5. 下列不符合婴儿辅食添加的原则是（　　）。
A. 由少到多　　　　　　　　B. 先适应一种再添加另一种
C. 由粗到细　　　　　　　　D. 由稀到稠
6. 下列有关母乳中钙含量的叙述，错误的是（　　）。
A. 母乳中的钙较牛乳易吸收
B. 母乳中的钙磷比例更合适
C. 母乳中的钙含量较牛乳高
D. 母亲膳食中钙摄入量对母乳中钙含量影响不大
7. 对于 1～3 岁的幼儿，由脂肪提供的能量应在（　　）。
A. 25%　　　B. 30%　　　C. 35%　　　D. 40%以上
8. 母乳中含量不足的营养素是（　　）。

A. 钙   B. 铁   C. 维生素 C   D. B 族维生素

9. 生长发育的第二个高峰期是（   ）。

A. 婴儿期   B. 幼儿期   C. 青春期   D. 学龄期

10. 哪个时期的母乳含有多种免疫物质（   ）。

A. 初乳   B. 过渡乳   C. 成熟乳   D. 晚乳

三、多项选择题

1. 有关孕晚期妇女的膳食指导，正确的是（   ）。

A. 每日饮乳至少 250mL   B. 每日进食 2 只鸡蛋

C. 每周至少进食 3 次鱼类   D. 每周进食动物肝脏 1 次

E. 每周进食动物血 1 次

2. 补充叶酸可有效预防新生儿神经管畸形，孕妇补充叶酸的时期为（   ）。

A. 孕前期   B. 孕早期   C. 孕中期

D. 孕晚期   E. 以上都是

3. 以下属于母乳喂养的优点的是（   ）。

A. 经济、方便   B. 促进亲子情感交流

C. 含铁丰富   D. 增强抵抗力

E. 利于母亲产后恢复

4. 婴儿必需的而又容易缺乏的维生素和矿物质包括（   ）。

A. 钙   B. 铁   C. 维生素 C

D. 锌   E. 维生素 D

5. 下列有关幼儿营养的说法错误的是（   ）。

A. 幼儿体内不含消化各种糖类的消化酶

B. 过多的能量会降低食物营养密度及总能量摄入

C. 过高的膳食纤维和植酸盐对营养素吸收利用有影响

D. 鱼类富含不饱和脂肪酸，有利于幼儿脑及神经系统发育，可适当多食用

E. 幼儿在饮食上应以软、碎食物为主，一般采用三餐一点制

6. 下列有关牛乳和母乳比较，陈述正确的是（   ）。

A. 母乳蛋白质以乳蛋白为主，牛乳以酪蛋白为主

B. 母乳蛋白质总量较牛乳高

C. 母乳脂肪总量较牛乳高

D. 母乳钙吸收率低于牛乳

E. 母乳中含丰富的免疫物质

7. 下列有关学龄前儿童膳食指导的描述正确的是（   ）。

A. 学龄前儿童饮食应精细，少食粗粮

B. 每日乳量不少于 300mL

C. 食物多样化，饮食清淡，少用调味品

D. 常吃大豆及其制品

E. 多食用鱼肉，少食用禽肉、畜肉

8. 老年人易出现骨质疏松，与下列哪些因素有关（   ）。

A. 老年人胃肠道吸收功能差

B. 老年人户外活动少

C. 含钙食物摄入少

D. 日光照射少，影响维生素 D 合成

E. 老年人对钙的利用和储存能力差

9. 下列有关老年人饮食指导正确的是（　　）。

A. 老年人进食蔬菜、水果时应少量多次，不宜一次进食过多，以免引起血糖增高

B. 营养不良的老年人可多食用富含蛋白质的薯类

C. 老年人多做户外活动，以清晨为宜，空气清新，体力较好

D. 老年人应每天吃乳类、大豆或其制品

E. 老年人宜将鱼、禽肉作为首选的肉类食品

10. 下列有关儿童青少年期营养的描述错误的是（　　）。

A. 儿童青少年时期对钙的需要量高于成人

B. 儿童青少年时期是生长发育的高峰期，一般不过度限制其脂肪摄入

C. 儿童青少年时期饮食以三餐一点为宜

D. 青春期女童应注意富含铁和维生素 C 的食物的补充

E. 儿童青少年应多做户外运动

（汪丽琪　季兰芳）

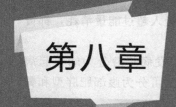
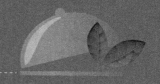

第八章

常见病患者膳食营养指导

学习目标

知识目标

1. 了解各种常见病的概念及流行情况。
2. 熟悉各种常见病的诊断、对人体的危害和相关营养素特点。
3. 掌握各种常见病的膳食营养防治指导。

能力目标

1. 能制定各种常见病的营养教育方案。
2. 能对各种常见病患者进行膳食指导和营养健康宣教。
3. 能给糖尿病患者开营养处方。
4. 能识别膳食中各种致癌物质。

第一节　肥胖症患者膳食营养指导

一、肥胖的定义和分类

1. 肥胖的定义

肥胖是由于机体能量摄入大于能量消耗，体内脂肪过量储存，尤其是甘油三酯积聚过多而导致的一种慢性代谢性疾病，表现为体内脂肪细胞数量增多和（或）体积增大。

2. 肥胖的分类

肥胖一般分为单纯性肥胖和继发性肥胖，以单纯性肥胖最常见。

（1）单纯性肥胖　也称原发性肥胖，是指由于能量过剩造成全身脂肪过量积累，约占肥胖人群的95％，肥胖儿童中约99％为单纯性肥胖。单纯性肥胖的发病机制尚不清楚，可能与饮食、运动、遗传等因素有关。可以肯定的是任何因素只要能量摄入超过能量消耗，都可能导致单纯性肥胖。

单纯性肥胖根据病理改变分为增生性肥胖和肥大性肥胖；根据发病年龄分为幼年起病型、青春期起病型和成年起病型；根据脂肪在身体不同部位的分布又可分为腹部肥胖型和臀部肥胖型。

（2）继发性肥胖　继发于某种疾病的症状性肥胖；此类患者除肥胖外同时还有原发疾病的临床表现，当原发疾病改善时，继发性肥胖也会减轻，可见于内分泌疾病、遗传性疾病、药物作用等。

二、肥胖的判断标准

肥胖的判定方法包括：人体测量法、物理测量法和化学测量法，常用的主要为人体测量法中的理想体重法、体质指数（body mass index，BMI）法和腰围及腰臀比值。

1. 理想体重法

标准体重(kg)＝[身高(cm)－100]×0.9

肥胖度(%)＝[实际体重(kg)－标准体重(kg)]/标准体重(kg)×100%

理想体重法判断标准为：＜－10%为消瘦；－10%～＋10%为正常；＋10%～＋20%为超重；＋20%～＋30%为轻度肥胖；＋30%～＋50%为中度肥胖；≥＋50%为重度肥胖。

> **练一练** ▶▶
>
> 男性，35岁，身高170cm，体重80kg，请问其是否肥胖？若是肥胖，为何种程度？

2. 体质指数法

BMI＝体重(kg)/[身长(m)]²

> **练一练** ▶▶
>
> 女性，50岁，身高155cm，体重60kg，根据我国成人BMI判定标准，该女性体型属于何种类型？

不同地区体质指数法判定标准并不相同，包括WHO依据欧美人群制定的判定标准、针对亚洲人群的判定标准和中国判定标准，具体见表8-1。

表 8-1　不同地区成人 BMI 判定标准

BMI 分类	WHO 标准/(kg/m²)	亚洲标准/(kg/m²)	中国标准/(kg/m²)
体重过低	＜18.5	＜18.5	＜18.5
正常范围	18.5～24.9	18.5～22.9	18.5～23.9
超重	≥25	≥23	≥24

续表

BMI 分类	WHO 标准/(kg/m²)	亚洲标准/(kg/m²)	中国标准/(kg/m²)
肥胖前期	25.0～29.9	23～24.9	24～26.9
Ⅰ度肥胖	30.0～34.9	25～29.9	27～29.9
Ⅱ度肥胖	35.0～39.9	≥30	≥30
Ⅲ度肥胖	≥40.0	—	—

3. 腰围及腰臀比值

中国肥胖问题工作组建议中国成年男性腰围≥85cm，女性腰围≥80cm，即可认定为肥胖。一般认为亚洲男性的腰臀比＞0.9，女性腰臀比＞0.8 为肥胖。

三、肥胖的危害及膳食防治

1. 肥胖的流行现状

WHO 公布的数据显示，2014 年，18 岁及以上的成年人中超重人数超过 19 亿，6 亿人肥胖。2013 年，4200 万 5 岁以下儿童超重或肥胖。全球肥胖流行率在 1980 年和 2014 年间翻了一倍以上。改革开放以来我国居民的生活水平和生活方式发生巨大变化，有研究显示，过去 30 年里，我国的肥胖率急剧上升，约 3 亿人超重，4600 万成人肥胖。因此，可以说肥胖是我国公共卫生面临的新挑战。

2. 肥胖对人体的危害

肥胖不仅影响外观，还是糖尿病、高血压、冠心病、脑卒中、胆囊疾病、癌症、痛风等疾病的发病基础。此外，随着时间延长和肥胖程度的增加还可能会产生社会和心理问题。

3. 肥胖的膳食营养因素

（1）能量　长期能量摄入过多，多余的能量可转变为脂肪储存在体内，从而引起肥胖。摄入能量过多而体力活动不足、能量消耗过少是引起肥胖的另一原因。幼年期肥胖由于同时存在脂肪细胞数量的增多和体积的增大，因此较成年起病者更难控制。

（2）蛋白质、脂肪、糖类　膳食模式改变，高脂肪高蛋白食物摄入增加而蔬菜、水果摄入不足与肥胖密切相关。研究显示，每天增加一份含糖饮料，发生肥胖的几率增加 1.6 倍。不管是蛋白质、脂肪还是糖类，过多的产能营养素摄入均可引起肥胖。

4. 肥胖的膳食营养防治

膳食治疗原则：在保证机体各种营养素需求前提下，通过限制能量摄入、增加能量消耗使机体处于负氮平衡，从而使体重逐渐下降，接近标准体重。

（1）限制总能量　能量摄入应低于能量消耗。成人轻度肥胖患者能量摄入比平时减少 125～250kcal/d，中度以上肥胖患者减少 500～1000kcal/d，但至少应保证 1000kcal/d 的能量供给。能量的减少应循序渐进，以每周减重 0.5～1.0kg 为宜。

（2）限制脂肪摄入　脂肪摄入量占总能量的比例小于 30%，胆固醇摄入量＜300mg/d。在饮食上应减少动物性脂肪和油脂的摄入。在烹饪方法上应减少煎、炸等方法，多用蒸、煮，每天烹调用油的摄入量控制在 25g 以内。

（3）适当减少糖类摄入　糖类摄入过低可能会导致酮症的发生，过多的糖类摄入则能在体内转变为脂肪，因此，应适当控制糖类摄入，一般摄入量控制在总能量的 50%～55%。糖类应以粗制的谷类等复合糖类为主，减少蔗糖、果糖等简单糖摄入。

（4）适量蛋白质　蛋白质摄入过多导致能量过剩，过多蛋白质摄入还会增加肝肾负担。

但蛋白质摄入过少又可能引起营养不良。蛋白质摄入量以占总能量的 15%～20% 为宜，优质蛋白摄入量应占 50% 以上。

（5）充足的维生素、矿物质及膳食纤维　应增加新鲜蔬菜和水果这类低能量食物摄入，其不仅富含维生素、矿物质还有丰富的膳食纤维，可增加饱腹感。

（6）改变不良饮食习惯和生活方式　一日三餐，定时定量，尤其是晚餐不能摄入过多，少食快餐、零食及甜食，避免夜间加餐。对生活不规律或减重过程中饥饿感较强的患者也可采取少量多餐的方法。进食时应细嚼慢咽以减少食物摄入，在进食顺序上先摄入蔬菜等低能量食物再吃主食可增加饱腹感，减少总能量摄入。此外，还应积极运动增加能量消耗，只有控制饮食结合运动才能达到减重的目的。

（汪丽琪　季兰芳）

第二节　血脂异常患者膳食营养指导

一、血脂异常及其危害

1. 血脂异常的定义

血脂异常是指血清总胆固醇（TC）、低密度脂蛋白（LDL）及甘油三酯（TG）超过正常或高密度脂蛋白（HDL）低下的脂质代谢紊乱状态。

2. 血脂异常的判断标准

根据《中国成人血脂异常防治指南（2007 年）》，我国血脂异常的诊断标准见表 8-2。

表 8-2　血脂异常诊断标准

指标	正常范围/(mmol/L)	边缘升高/(mmol/L)	升高/(mmol/L)
TC	<5.18	5.18～6.19	≥6.22
TG	<1.70	1.70～2.25	≥2.26
LDL	<3.37	3.37～4.12	≥4.14
HDL	≥1.04	≥1.55(升高)	<1.04(降低)

3. 血脂异常的流行现状

随着工业化进程的加快、经济的发展和生活方式的转变，血脂异常的患病率也逐渐增加。《中国心血管病报告 2013》显示，甘油三酯≥6.22mmol/L 的患病率在 18 岁以上男性和女性中分别为 3.4% 和 3.2%，胆固醇≥2.26mmol/L 的患病率分别为 13.8% 和 8.6%。

4. 血脂异常对人体的危害

血脂异常其最主要的危害是引起全身动脉粥样硬化，后者可造成相应器官或组织供血不足，导致心脑血管疾病及周围血管病变。血脂异常是冠心病、心肌梗死、脑卒中独立而重要的危险因素，与高血压和糖尿病也密切相关。

二、血脂异常的膳食营养因素

膳食营养因素是影响血脂代谢的最重要的环境因素，其中膳食脂类对脂质代谢的影响尤为突出。

1. 脂类

（1）脂肪酸　膳食脂肪酸的组成不同对血脂水平的影响也不同。

① 饱和脂肪酸：饱和脂肪酸被认为是膳食中导致血液胆固醇含量升高的主要脂肪酸，但并不是所有的饱和脂肪酸都会升高血清胆固醇。含 $12\sim18$ 个碳原子的饱和脂肪酸有升高血清胆固醇的作用，包括月桂酸、豆蔻酸和棕榈酸，其中豆蔻酸升高血清胆固醇的作用最强，棕榈酸其次。而碳原子 <12 或 $\geqslant18$ 的饱和脂肪酸对血清胆固醇则无影响。

② 多不饱和脂肪酸：多不饱和脂肪酸主要包括 $n-6$ 多不饱和脂肪酸和 $n-3$ 多不饱和脂肪酸。$n-6$ 多不饱和脂肪酸如亚油酸能降低 LDL 和 HDL。$n-3$ 多不饱和脂肪酸如 α-亚麻酸、EPA 和 DHA 能降低血清胆固醇和甘油三酯，并能升高 HDL。$n-3$ 多不饱和脂肪酸还具有抑制血小板凝集和改善血管内膜的功能。

③ 单不饱和脂肪酸：研究认为单不饱和脂肪酸能降低血清胆固醇和 LDL，而 HDL 水平不降低或降低较少。单不饱和脂肪酸由于不饱和双键少，相对较稳定，与多不饱和脂肪酸相比，其对预防动脉粥样硬化更有优势。单不饱和脂肪酸在橄榄油和茶油中含量丰富。

④ 反式脂肪酸：反式脂肪酸是顺式脂肪酸的异构体，研究认为反式脂肪酸可使血液中 LDL 含量增加，HDL 含量降低。膳食中的反式脂肪酸多产生于氢化油脂，如人造黄油。

（2）胆固醇　膳食胆固醇可影响血清胆固醇水平并有升高 LDL 的作用。人体内的胆固醇包括外源性和内源性两种途径，外源性占 $30\%\sim40\%$，其余由肝脏合成。当人体外源性胆固醇摄入增多时，可反馈性抑制肝脏合成胆固醇，以维持体内胆固醇的相对稳定，但当胆固醇摄入过多时，仍可使血中胆固醇含量升高。需注意的是个体间对膳食胆固醇摄入量的反应存在较大差异性。

（3）植物固醇　植物固醇有与胆固醇类似的化学结构，其可竞争性抑制胆固醇的吸收，降低血浆胆固醇水平。

2. 膳食纤维

膳食纤维能降低机体对胆固醇的吸收，从而降低血清胆固醇水平。可溶性膳食纤维的降血清胆固醇作用要优于不溶性膳食纤维。

3. 糖类

糖类摄入过多，能引起胆固醇升高和 HDL 下降，尤其是蔗糖和果糖的作用更明显。研究发现，过量糖类摄入会促使肝脏将多余糖类合成甘油三酯。

4. 维生素和矿物质

维生素 C 能促进胆固醇转化为胆汁酸排出体外，维生素 E 有降低血浆 LDL 和升高 HDL 水平的作用。锌、镁、钙、铬等矿物质缺乏可引起脂类代谢紊乱。

5. 特殊营养物质

研究证实茶叶中的茶多酚、大豆中的大豆皂苷等物质有一定的调节血脂及抗脂质过氧化的作用。

三、血脂异常的膳食营养防治

1. 限制脂肪和胆固醇摄入

脂肪摄入量以占总能量的 $20\%\sim25\%$ 为宜，应减少有升高胆固醇作用的饱和脂肪酸的摄入。多不饱和脂肪酸虽然有降血脂作用，但其易氧化，因此摄入量也不能过多。一般推荐膳食中饱和脂肪酸、单不饱和脂肪酸和多不饱和脂肪酸三者的比例为 1∶1∶1。含饱和脂肪酸较丰富的食物主要为动物性食物，如猪油、肥猪肉、肥鸭、肥鹅等，椰子油和棕榈油虽然为植物油，但饱和脂肪酸含量较高，也应减少食用。适量食用羊、牛、兔等瘦肉，鱼类产品含不饱和脂肪酸丰富，可适当增加其摄入量。

胆固醇摄入量应＜300mg/d，含饱和脂肪酸丰富的食物一般胆固醇含量也较高，蛋黄、鱼子、脑和动物内脏的胆固醇含量较高，应尽量不吃。

2. 适量蛋白质和糖类

蛋白质摄入量以占总能量的 13%～15% 为宜，可多选用大豆蛋白等植物蛋白，植物蛋白含不饱和脂肪酸较丰富且有一定的降血脂作用。糖类摄入量应占总能量的 55%～65%，主食粗细搭配，限制精制糖及含糖类甜食。

3. 丰富的维生素、矿物质和膳食纤维

多吃新鲜蔬菜和水果，尤其是深色或绿色蔬菜。可适当选用一些具有降脂作用的食品，如含硫化物丰富的大蒜和洋葱，含多糖类的香菇、木耳等。

4. 改变不良饮食习惯和生活方式

限制饮酒，多饮茶。适量饮酒可增高 HDL，降低 LDL，但酗酒可刺激肝脏合成更多的甘油三酯，从而引起脂类代谢紊乱。因此，应限制酒的摄入，以茶代酒。此外还应加强体育活动和锻炼。

（汪丽琪 季兰芳）

第三节　冠心病患者膳食营养指导

一、冠心病及其危害

1. 冠心病的定义

冠心病是冠状动脉粥样硬化性心脏病的简称，指冠状动脉粥样硬化使血管管腔狭窄或阻塞，和（或）因冠状动脉功能性痉挛导致心肌缺血缺氧或坏死而引起的心脏病，亦称缺血性心脏病。

2. 冠心病的流行现状

冠心病是一种严重危害人类健康的心血管系统常见病，是西方发达国家的主要死因，一些发展中国家冠心病的发病率和死亡率也在逐渐增加。近年来，我国冠心病发病率和死亡率呈快速上升趋势，发病年龄年轻化，目前也已成为我国人口死亡的主要疾病之一。我国农村和城市人群中冠心病死亡率分别高达 75.72/10 万和 95.97/10 万（2011）。

3. 冠心病对人体的危害

冠状动脉粥样硬化使冠脉狭窄，引起心肌缺血缺氧，可引起心绞痛和心肌梗死，还可因心肌缺血导致各种心律失常和心力衰竭，严重的甚至发生猝死。研究还发现较多冠心病患者出现焦虑、抑郁等心理问题。

二、冠心病的膳食营养因素

1. 脂类

研究表明，单不饱和脂肪酸和多不饱和脂肪酸能降低血浆胆固醇水平和 LDL，是预防冠心病的重要营养物质，而反式脂肪酸和饱和脂肪酸（含 12～18 个碳原子）作用相反，能促进动脉粥样硬化，可增加心血管疾病的危险。高胆固醇膳食能引起血浆胆固醇升高，血浆胆固醇升高是冠心病发生的主要独立危险因素。

2. 糖类

糖类的摄入量和种类与冠心病发病密切相关。过多的糖类摄入可使体内脂肪合成增加、血浆甘油三酯升高。糖类中的果糖最易合成脂肪，其次为葡萄糖，淀粉相对较少。

3. 蛋白质

蛋白质与冠心病的关系尚不明确。高动物性蛋白会促进动脉粥样硬化的形成，而植物蛋白如大豆蛋白可降低血清胆固醇水平从而降低冠心病的危险性。但也有研究发现以含脂肪较低的动物蛋白（禽肉、脱脂乳、鱼肉等）替代碳水化合物时血浆胆固醇、甘油三酯、LDL等反而会降低。

4. 维生素

（1）维生素 C　维生素 C 具有降低血浆胆固醇水平和预防动脉粥样硬化的作用。其参与肝脏胆固醇代谢，促进胆固醇转变为胆汁酸；参与体内胶原蛋白的合成，降低动脉管壁脆性和血管通透性；维生素 C 还具有抗氧化作用，保护血管内皮，避免氧化损伤。

（2）维生素 E　维生素 E 最主要的生理作用为其抗氧化作用，减少脂质过氧化物形成。此外，维生素 E 还具有抑制血小板凝集防止动脉粥样硬化。

（3）其他维生素　叶酸、维生素 B_6 和维生素 B_{12} 可降低血浆同型半胱氨酸对血管的损伤，改善血管内皮功能。维生素 B_6 和维生素 B_{12} 缺乏还可引起脂质代谢紊乱和动脉粥样硬化。

5. 无机盐和微量元素

镁、钙、铬、铜、碘、硒对保护心脏功能，防止动脉粥样硬化斑块形成有一定帮助。而锌、铅、镉等对心血管系统疾病的发病有促进作用。

6. 膳食纤维

膳食纤维对脂质代谢有积极作用，它能减少肠道对胆固醇的吸收和减少胆酸重吸收从而降低血清胆固醇水平。其中，可溶性膳食纤维（果胶、树胶）降胆固醇效果要优于不溶性膳食纤维。

7. 其他膳食因素

茶叶中的茶多酚、大蒜和洋葱中的含硫化合物及富含植物化学物质的食物都具有一定的降低血浆胆固醇和抑制动脉粥样硬化斑块形成的作用。盐和酒的过量摄入可能影响血压，应减少两者的摄入来降低冠心病的风险。

三、冠心病的膳食营养防治

总原则：控制总能量，减少饱和脂肪酸和胆固醇摄入，增加不饱和脂肪酸和膳食纤维，保证维生素和矿物质。

1. 控制总能量

控制总能量摄入并增加适当运动保持摄入与支出平衡，维持理想体重。一般能量摄入为 25～35kcal/(kg·d)，同时有高脂血症者应控制在 20～25 kcal/(kg·d)。

2. 控制脂肪和胆固醇

应限制饱和脂肪酸和胆固醇摄入量，适当增加不饱和脂肪酸摄入量。因此，应以不饱和脂肪酸较丰富的花生油、茶油、豆油、橄榄油等代替猪油、黄油等饱和脂肪酸丰富的食用油。多食用海鱼等含不饱和脂肪酸丰富的食物，少食用肥肉和含胆固醇高的动物内脏、鱼子等。膳食中脂肪摄入量以占总能量的 20%～25% 为宜，饱和脂肪酸摄入量应＜10%，胆固醇含量不超过 300mg。蛋黄中含较多胆固醇，但健康人群一天摄入一个鸡蛋并不影响血浆胆固醇水平，冠心病患者可每日半个或两日一个鸡蛋。

3. 适量糖类

多食用复合糖类，少食含单糖和双糖高的食物，如糖果、甜食等；多进食含膳食纤维丰富的食物，如燕麦、魔芋、玉米、荞麦等粗粮。糖类摄入量占总能量比例应＜65%。

4. 适量蛋白质

少食含饱和脂肪酸丰富的动物蛋白，多食富含不饱和脂肪酸的鱼类及植物蛋白。豆类含植物固醇较多，有利于胆酸排泄及降低血浆胆固醇水平，应提高其摄入。蛋白质摄入量占总能量比例为 15% 左右。

5. 保证充足的维生素和矿物质

新鲜蔬菜和水果中含有丰富的维生素、矿物质和膳食纤维，应增加其摄入，蔬菜、水果摄入量应大于 400g/d。

6. 多进食保护性食品，少食盐和酒

多进食含植物化学物质的食物如洋葱、大蒜、木耳、海带、紫菜等，适量饮茶。盐的摄入量应＜6g/d，少量饮酒。

（汪丽琪）

第四节　高血压患者膳食营养指导

一、高血压及其危害

1. 高血压的定义与判断标准

世界卫生组织将高血压定义为：在未服用抗高血压药的前提下，收缩压≥140mmHg 和（或）舒张压≤90mmHg。我国目前也采用此国际统一的诊断标准。血压测量要求为：在安静休息、非药物状态下，上臂肱动脉部位 2 次或 2 次以上非同日血压的平均值。

2. 高血压的流行现状

高血压是发达国家的常见病，我国高血压的患病率虽然低于西方国家，但呈上升趋势。《中国心血管病报告 2013》显示，全国高血压患病人数为 2.7 亿，每 10 个成人中至少有 2 人患高血压。高血压是全球范围内的公共卫生问题。

3. 高血压对人体的危害

高血压是最常见的心血管系统疾病，其危害主要是它的并发症。高血压可累及心脏、肾脏、中枢神经系统和视网膜。高血压所致动脉粥样硬化、心功能和肾功能损害，不及时治疗还可导致脑卒中、心力衰竭及肾衰竭的发生。

二、高血压的膳食营养因素

1. 无机盐

（1）钠　研究发现过量的钠盐摄入与高血压发病密切相关。钠摄入增加可引起水钠潴留，导致血容量增加从而升高血压。钠还会增加血管对升压物质的敏感性，也会引起血压升高。资料显示每天摄入食盐 15g，高血压患病率为 10%，再增加 2g 食盐其患病率提高 2 倍。

（2）钾　富钾膳食有助于降低血压，尤其是因高钠引起的高血压，这可能与钾可以促进尿钠和水的排泄有关。

（3）钙　增加钙摄入可降低血压，若膳食中钙摄入量少于 600mg/d 可能导致血压升高。中国居民营养与健康调查发现不同来源的钙与高血压的相关性不同，来源于乳制品的钙与高血压呈显著负相关而来源于非乳制品的钙与高血压无关。

（4）镁　高镁膳食与降低血压相关，可能与镁能促进血管扩张剂的产生和降低血管收缩力有关。

2. 超重和肥胖

研究发现体质指数与血压水平呈明显正相关。超重使患高血压的危险性增加 2～6 倍，肥胖的高血压危险性增加 8 倍以上，而减轻体重可引起收缩压和舒张压下降。

3. 饮酒

少量饮酒可扩张血管，大量饮酒则可收缩血管，酗酒是高血压的独立危险因素。

三、高血压的膳食营养防治

1. 控制钠盐摄入

膳食中钠盐主要来源于食盐、各种调味品和腌制品。因此在饮食中要注意食盐摄入量的控制，WHO 推荐高血压患者每天食盐摄入量＜6g，可使用一些低钠盐来替代普通食盐。限盐还要注意控制鸡精、酱油、各种酱料（如黄豆酱、辣椒酱）和腌制品（咸鱼、腌菜）等摄入。

> 👆 **知识链接** ▶▶
>
> **低钠盐**
>
> 　低钠盐是指食盐中钠含量只有 60%～70%，其余成分为 20%～30% 的氯化钾和 8%～12% 的硫酸镁，通过改变食盐中钠、钾和镁这三者的比例，来达到预防高血压和心脑血管疾病的目的。低钠盐咸度与普通精制盐相近，但应注意肾脏疾病患者应避免摄入过多，以防发生高血钾。

2. 增加钾、钙、镁的摄入

增加富含钾、钙、镁的食物摄入。含钾丰富的食物有：深色蔬菜（苋菜、空心菜）、根茎类（马铃薯、红薯）、水果（香蕉、橙子）、紫菜、海带、胡萝卜、香菇、豆类和坚果类。富含钙的食物包括：牛乳、豆类等。含镁丰富的食物有：粗粮、豆类、坚果类、香菇、紫菜等。

3. 控制体重

主要通过控制总能量摄入和增加运动来实现体重的控制。在控制总能量过程中应注意三大产能营养素间的平衡，尤其注意对饱和脂肪酸和胆固醇摄入进行控制。饱和脂肪酸和胆固醇摄入过多易导致肥胖，而超重和肥胖又是高血压发生的重要原因。不饱和脂肪酸具有降低血压的作用，尤其是 $n-3$ 和 $n-6$ 多不饱和脂肪酸对血压有调节作用，在饮食中可增加富含不饱和脂肪酸食物的摄入。在鱼油与高血压关系的研究中发现大剂量鱼油才能引起血压的微小变化，所以并不推荐用鱼油来防治高血压。

4. 限制烟酒

过量饮酒是高血压的危险因素，饮酒可影响降压药的疗效，建议饮酒量应控制在 2 杯（约含 28g 酒精）以下，高血压患者应尽量戒酒。尼古丁有升高血压的作用，因此提倡高血压患者戒烟。

（汪丽琪　胡笑玲）

第五节　糖尿病患者膳食营养指导

一、糖尿病及其危害

1. 糖尿病的定义

糖尿病是一组由遗传和环境因素长期共同作用而引起的以高血糖为特征的代谢异常综合征。在临床上表现为典型的三多一少症状，即多饮、多尿、多食和消瘦。

2. 糖尿病的判断标准

糖尿病诊断主要依据血糖值。空腹血糖值正常范围为 $3.9 \sim 6.0mmol/L$。根据《2007 年版中国糖尿病防治指南》：对有糖尿病典型症状（多饮、多尿和不明原因的体重下降等）者满足以下标准中一项即可诊断糖尿病：①任意时间血糖≥11.1mmol/L（200mg/dl）。②空腹血糖≥7.0mmol/L（126mg/dl）；③75g 葡萄糖负荷后 2h 血糖≥11.1mmol/L（200mg/dl）。对无糖尿病症状者，需满足以上三项标准中的两项才可以诊断为糖尿病。

3. 糖尿病的流行现状

随着全球经济迅速发展，人口老龄化、生活方式改变、应激状态增多，糖尿病患者人数在逐年增加。根据国际糖尿病联盟（IDF）统计，2013 年全球糖尿病患者人数高达 3.82 亿，估计到 2035 年人数将上升至 5.92 亿。2013 年糖尿病的全球医疗花费达 5480 亿元，占全球医疗支出的 11%。2013 年中国糖尿病患病人数为 9840 万，居全球首位，预计到 2035 年中国的糖尿病患病人数将达到 1.43 亿。

4. 糖尿病对人体的危害

糖尿病是一终身性疾病，一旦患病，难以治愈，对人类危害很大。糖尿病的长期高血糖可引发各个器官的损害及功能障碍甚至衰竭，患者可出现糖尿病肾病、糖尿病视网膜病变、动脉粥样硬化、糖尿病足和糖尿病神经病变等。这些并发症可造成患者生活质量下降，严重的甚至致残和死亡，给家庭和社会带来沉重的负担。研究显示，糖尿病患者患心脏病和脑血管病的风险是非糖尿病患者的 4 倍，低位截肢风险高达 40%，糖尿病伴高血压患者比单纯性高血压患者死亡率要高 7 倍。中华医学会糖尿病学分会和国际糖尿病联合会在 2010 年发布的《中国糖尿病社会经济影响研究》报告指出，估计中国糖尿病导致的直接医疗开支占全国医疗总开支的 13%，达到 1734 亿元，未来 10～20 年，该数字还将快速攀升。

二、糖尿病的膳食营养因素

1. 糖类

糖类是机体的主要供能物质，糖尿病患者胰岛素分泌不足使肝脏糖原合成减少，糖原分解和糖异生增加，导致血糖增高，尿糖排出增多。糖类摄入过多易出现高血糖，而糖类摄入不足，体内需动员脂肪和蛋白质分解供能，易引起酮症。

2. 脂肪

由于糖代谢紊乱，大量葡萄糖从尿中丢失导致能量供应不足，机体脂肪大量分解，产生乙酰辅酶 A，因糖酵解异常，乙酰辅酶 A 不能与足够的草酰乙酸结合，不能充分氧化而转化为酮体，过量酮体积聚导致酮症酸中毒发生。

3. 蛋白质

机体能量供应不足，动员蛋白质分解增加，合成减少，机体呈负氮平衡，同时含氮代谢产物的增多，干扰机体酸碱平衡，导致脱水和酸中毒。

4. 维生素

维生素是参与机体物质代谢的重要酶类的辅酶。B 族维生素在糖代谢中有重要作用，B 族维生素供给不足将加重糖代谢紊乱。糖尿病患者因葡萄糖和糖基化蛋白质自动氧化会产生大量自由基，具有抗氧化作用的维生素 C、维生素 E、β-胡萝卜素等能消除过多的自由基，防止脂质过氧化。

5. 矿物质

铬是胰岛素的增敏剂，铬缺乏会使组织对胰岛素敏感性降低，严重时出现尿糖。锌与胰岛素的合成、分泌、储存、降解等有关。缺锌可导致胰岛素分泌减少，易并发糖尿病，但锌过多也会损害胰岛素分泌。

三、糖尿病的膳食营养防治

1. 控制总能量

合理控制能量摄入是糖尿病营养治疗的基础。能量摄入过多，体重增加，机体对胰岛素的敏感性下降，血糖控制不理想。能量摄入过低，脂肪动员增加，导致酮症酸中毒发生。同时，能量摄入不足，机体抵抗力下降，感染的危险性增加。能量摄入以维持或略低于标准体重为宜。不同体力劳动程度和体型的患者对能量的需求不同，具体见表 8-3。

表 8-3 成年糖尿病能量需求与体重关系

体重	不同劳动强度能量需求/[kcal/(kg·d)]			
	卧床	轻体力	中体力	重体力
消瘦	20～25	35	40	45～50
正常	15～20	30	35	40
肥胖	15	20～25	30	35

注：此表数据引自：孙秀发. 临床营养学，科学出版社，2 版.

2. 保证糖类摄入

糖类是人体能量的主要来源，充足的糖类可减少体内脂肪和蛋白质的分解。同时适当增加糖类比例，有助于提高胰岛素敏感性和改善葡萄糖耐量。但糖类摄入过多会导致血糖升高，糖类摄入量占到总能量的 50%～60% 为宜。

糖类类型不同，其对餐后血糖的影响也不同。不同食物对餐后血糖的影响程度可用血糖生成指数（glycemic index，GI）来表示。血糖生成指数是指含糖量为50g的食物和相当量的标准食物（葡萄糖或白面包）相比，在餐后2h引起体内血糖浓度变化程度的百分比值。

血糖生成指数越低，食物对血糖的影响越小，一般认为血糖指数低于55为低GI食物，血糖指数在55～75为中GI食物，血糖指数高于75为高GI食物。粗粮的血糖指数低于细粮，多糖的血糖指数低于单糖，多种食物混合进食GI值低于单一食物。因此，糖尿病患者在选择食物时应尽量选择粗粮、复合糖类等GI值较低的食物，同时应尽量多种食物混合食用。此外，食物的形状和加工烹饪方法也会影响食物的GI值。食物颗粒越大，需要咀嚼和机械消化的时间越长，血糖升高相对缓慢。同理，烹饪时间越长，食物的GI值越高。

3. 限制脂肪和胆固醇

糖尿病患者因体内胰岛素分泌不足，脂肪过度分解，易发生脂质代谢紊乱，饮食中脂肪摄入过高会加重高脂血症导致动脉硬化。在饮食上应限制脂肪摄入尤其是饱和脂肪酸。脂肪所供能量应占总能量的20%～25%，其中饱和脂肪酸所占比例应<10%。胆固醇摄入量应少于300mg/d。

4. 适量蛋白质

糖尿病患者蛋白质供给量与正常人基本相同，占总能量的15%～20%，约1.0g/(kg·d)。当糖尿病患者糖异生作用增强，蛋白质消耗过多出现负氮平衡时应适当增加蛋白质供给，当伴有肾功能不全时，应限制其摄入量。

5. 充足的维生素

应增加富含维生素C、维生素E、β-胡萝卜素的食物摄入，但研究认为目前这些抗氧化剂在糖尿病的长期效应并未得到证实，所以并不建议常规补充抗氧化剂。

6. 合适的矿物质

适当增加富含钙、铬、锌等矿物质的食物摄入，限制钠盐摄入，以防高血压、动脉粥样硬化等并发症发生。富含铬的食物有：酵母、肝脏、蘑菇。富含锌的食物有牡蛎、扇贝、肝脏、蛋黄等。

7. 增加膳食纤维摄入

研究认为膳食纤维有降低血糖和改善葡萄糖耐量的作用。我国营养学会推荐膳食纤维摄入量为30g/d。糖尿病患者应在此基础上增加10～15g/d。

8. 合理安排餐次

糖尿病患者每日至少三餐，可按照早、中、晚各1/3的比例或者1/5、2/5和2/5的能量比例分配。对于易出现低血糖的患者还应在三餐间加餐，但加餐不加量。

（汪丽琪　季兰芳）

第六节　痛风患者膳食营养指导

一、痛风及其危害

1. 痛风的定义

痛风是嘌呤代谢障碍和（或）尿酸排泄减少、血尿酸增高所引起的一组代谢性疾病。其临床特点为：高尿酸血症、反复发作的痛风性关节炎、痛风石、尿酸性尿路结石，严重者呈关节畸形及功能障碍。

2. 痛风的判断标准

下述标准中有两项符合即可诊断：①血尿酸男性＞417μmol/L（7.0mg/dl），女性＞357μmol/L（6.0mg/dl）；②有痛风石；③关节液内有尿酸盐结晶沉积；④有典型的关节炎发作；⑤有2次以上发作；⑥用秋水仙碱治疗能在48h内缓解。

3. 痛风的流行现状

痛风被认为是富贵病，在蛋白质膳食为主的欧美国家较多见。近年来，随着生活水平的提高和膳食结构的改变，亚洲地区痛风患病率在不断上升。我国该病的患病率也逐年上升，某些地区高尿酸血症的发病率已达13.3%。

4. 痛风对人体的危害

痛风患者除高尿酸血症外还可出现反复发作的痛风性关节炎，严重者并发关节畸形和残疾。持续高尿酸血症可导致肾脏病变的发生，包括尿酸性肾结石、痛风性肾病、肾功能衰竭甚至死亡。痛风患者常常还伴有肥胖、高脂血症、高血压、糖尿病、动脉粥样硬化、冠心病及脑血管疾病。

二、痛风的膳食营养因素

1. 嘌呤

尿酸是嘌呤代谢的终产物，人体尿酸来源包括内源性和外源性两个途径。内源性是主要的来源途径，是体内核酸分解而来，外源性主要来源于富含嘌呤的食物在人体内的消化吸收。痛风主要是内源性嘌呤代谢紊乱，尿酸生成增多或排出减少所致。虽然高嘌呤饮食不是导致痛风的主要原因，但它可以诱发痛风发作，停止或减少嘌呤摄入可降低痛风患者血尿酸水平。

2. 宏量营养素

痛风的发生与高蛋白高脂肪膳食密切相关。有研究发现高水平LDL与尿酸排泄减少有关。食物中的蛋白质是外源性嘌呤的主要来源，高蛋白饮食会增加嘌呤摄入，而且会促进内源性嘌呤的合成。糖类具有增加体内尿酸排泄的倾向，同时也有抗生酮作用，是能量的主要来源。但过量的糖类摄入可转变为脂肪，促进超重和肥胖的发生，肥胖患者酮体生成过多，可竞争性抑制尿酸排泄。

3. 维生素

维生素C和B族维生素可促进尿酸盐溶解，可预防痛风石的形成，有利于缓解痛风。

4. 酒

酒的主要成分为乙醇，乙醇可造成体内乳酸堆积，乳酸能竞争性抑制尿酸排泄，同时乙醇还能促进嘌呤分解使血尿酸增高。研究发现酒的类型也与痛风相关。啤酒与痛风相关性最大，烈性酒其次，红酒并不增加痛风的危险性。

三、痛风的膳食营养防治

1. 限制嘌呤摄入

对于急性期患者，嘌呤摄入量应＜150mg，宜选择嘌呤含量低的食物，缓解期患者选择嘌呤含量中等的食物，禁用含嘌呤高的食物。含嘌呤高的食物主要包括动物内脏、各种肉禽类的浓汤，鱼类中的凤尾鱼、沙丁鱼、鲢鱼等。含中等量嘌呤的食物包括大部分的禽肉类、水产类和豆类。谷类、蛋类、乳类及蔬菜和水果的嘌呤含量较少。含嘌呤食物分类，见表8-4。

表8-4 含嘌呤食物分类

食物分类	每100g食物中的嘌呤含量/mg	食物举例
低嘌呤食物	<50	谷类：小米、玉米、面粉、糯米、大米、糙米、麦片、米粉 薯类：白薯、马铃薯 蔬菜类：冬瓜、南瓜、西葫芦、萝卜、胡萝卜、青椒、蒜头、木耳、芹菜、空心菜、菜花、洋葱、番茄、葱、姜、苦瓜、丝瓜、卷心菜、白菜、黄瓜、豆芽、韭菜、四季豆、茼蒿 水果类：苹果、梨、西瓜、香蕉、桃、橙、橘 蛋类：鸡蛋、皮蛋蛋白、皮蛋蛋黄 乳类：牛乳、奶粉 坚果类：瓜子、葡萄干、杏仁、花生、栗子 其他：海蜇皮、蜂蜜、海参、猪血、枸杞、海藻
较高嘌呤食物	50~149	谷类：米糠、麦麸、麦胚、粗粮 豆类：黑豆、豌豆、绿豆、豆干、黑芝麻、红豆、青豆、豆腐、豌豆 畜禽肉类：鸡肉、鸡肫、肾、猪肉、羊肉、牛肉、兔肉、鸭、鹅、鸽、火鸡、火腿、牛舌 鱼类：黑鲳鱼、草鱼、虾、鲤鱼、鳗鱼、鳝鱼、乌贼、鱼丸、鳕鱼、鲑鱼、大比目鱼、龙虾、螃蟹 蔬菜类：鲜蘑菇、芦笋、四季豆、鲜豌豆、海带、菠菜
高嘌呤食物	150~1000	畜禽肉类：胰腺、小肠、肝脏、猪脑、浓肉汁、浓鸡汤等 鱼类：鱼干、凤尾鱼、沙丁鱼、白带鱼、牡蛎、白鲳鱼、鲢鱼等 其他：酵母粉、火锅汤

2. 控制总能量、适量糖类

研究表明体重与高尿酸血症密切相关。痛风患者多伴有超重或肥胖，应控制能量摄入使其体重达到或稍低于理想体重，以25~30kcal/(kg·d)为宜。在减重过程中应避免速度过快导致酮体生成增多抑制尿酸排泄，诱发痛风急性发作。糖类为能量的主要来源，糖类可增加尿酸排泄并减少组织分解和酮体产生，糖类摄入量应占总能量的65%~70%。但果糖可增加尿酸的生成，在饮食中应减少含果糖丰富的蜂蜜、蔗糖等食物。

3. 低蛋白质、低脂肪饮食

食物中的核酸多与蛋白质结合以核蛋白形式存在细胞内，控制蛋白质供给可减少嘌呤摄入，蛋白质摄入量应占总能量的11%~15%。在食物选择上宜多选用乳类及蛋类作为蛋白质的主要来源，对含嘌呤较丰富的肉类尽量先浸泡煮熟弃汤以减少嘌呤摄入量。对痛风性肾病患者因体内蛋白质丢失较多，应适当补充，但出现肾功能不全时应严格限制蛋白质摄入。高脂饮食使脂肪分解产生的酮体增多，竞争性抑制尿酸排出，导致尿酸升高，同时高脂饮食也不利于体重控制，因此应控制其摄入量在50g以内。在食物选择上尽量选择含脂肪较少的动物性食物，并选用少油的烹饪方法。

4. 多食蔬菜和水果

蔬菜和水果中有丰富的维生素，同时蔬菜和水果也是碱性食品，有利于尿酸盐的排泄。蔬菜中的西瓜和冬瓜还具有利尿作用，有利于痛风治疗。

5. 多饮水

充分饮水可促进尿酸排泄，对肾功能正常的痛风患者，建议每天水的摄入量应达到2000~3000mL（约8~10杯），为防止夜尿浓缩，可在睡前适当饮水。在水的种类选择上应多选用果汁类的碱性水。

6. 忌饮酒

饮酒可竞争性抑制尿酸排泄和促进血尿酸增高，因此应禁酒，尤其是与痛风关系最为密切的啤酒。

7. 建立良好的饮食习惯

饮食应定时定量，也可少食多餐，避免暴饮暴食或一餐中进食大量高嘌呤、高脂肪食物。注意食品烹调方法，辣椒、胡椒、花椒、生姜等能兴奋植物神经诱发痛风急性发作的调料应尽量避免食用。火锅汤中富含嘌呤，应弃去不喝。

（汪丽琪，季兰芳）

第七节　骨质疏松患者膳食营养指导

一、骨质疏松及其危害

1. 骨质疏松的定义

骨质疏松是一种以骨量减少和骨组织微结构破坏为特征，骨质变薄、骨骼脆性增加，易于发生骨折的全身性骨骼疾病。

2. 骨质疏松的判断标准

目前骨质疏松症的诊断是以骨密度测定值为主要依据，通过骨密度检测，按 T 值的大小进行分级诊断。WHO 将 T 值较正常成人骨密度平均值降低 2.5 个标准差以上（$<-2.5SD$）诊断为骨质疏松；国内结合中国国情将 T 值较正常成人骨密度平均值降低 2.0 个标准差以上（$<-2.0SD$）定义为骨质疏松。

3. 骨质疏松的流行现状

目前，全世界约有 2 亿骨质疏松症患者，其发病率已跃居世界各种常见病的第 7 位。一般认为在西方国家每 4 名妇女或每 8 名男性中就有 1 人患此病。骨质疏松发病率随年龄增长而增加，常见于老年人，尤其是绝经期后的女性。据统计，我国 60~69 岁年龄段女性骨质疏松症发生率高达 50%~70%，男性为 30%。随着预期寿命的延长，骨质疏松症将成为更加严重的社会公共健康问题，预计到 2050 年，因骨质疏松所致的骨折将增加一倍。

4. 骨质疏松对人体的危害

骨质疏松患者早期可无明显临床表现，进入中晚期后出现骨痛、身材变矮、驼背等症状。其对人体最大的危害是引起骨折。其中，椎体骨折最为常见，而髋部骨折危害最大。髋部骨折病死率高达 10%~24%，致残率 50%。骨质疏松后骨折并发症使患者寿命缩短、生活质量下降，医疗费用增加，带来了很大的社会和经济负担。

二、骨质疏松的膳食营养因素

1. 钙

钙是骨骼的主要成分，骨质疏松的发生和钙的摄入及骨钙丢失速度有关。研究发现，增加钙摄入可增加骨量并有预防骨丢失和骨折的作用。人一生中有三个对钙需求较高的阶段，分别是儿童青少年期、妊娠哺乳期、绝经后和老年期。儿童青少年期处于骨骼快速发育阶段，在儿童青少年期给予充足的钙质摄入，有助于获得理想的峰值骨量，而峰值骨量与骨质疏松密切相关。孕妇、产妇在胎儿形成和产后哺乳的过程中机体都会丢失大量的钙质，绝经后妇女因体内雌激素减少，钙排出增加也容易发生骨质疏松。

2. 维生素 D

维生素 D 可以促进肠道对钙的吸收，减少肾脏对钙的排泄，同时也有促进骨骼形成和矿化的作用。有研究显示使用维生素 D 与钙片可减缓骨密度的减少和骨折发生。

3. 蛋白质

蛋白质是骨骼有机基质的原料，长期蛋白质摄入不足可造成骨基质蛋白合成不足，新骨形成落后，同时有些氨基酸和肽类有助于钙的吸收。蛋白质摄入过多可引起尿钙增加，但摄入高蛋白膳食的同时磷的摄入也相应增多，高磷使尿钙排出减少，两者相互抵消。因此，尚不能确定蛋白质适应摄入量。

4. 其他营养素

骨钙素是一种维生素 K 依赖蛋白，维生素 K 缺乏可影响骨骼正常钙化；镁与钙既有协同作用，又常互相竞争，绝经后骨质疏松被认为与镁缺乏有关；尿钠排出增加会使尿钙排出增加；磷和钙同为骨骼中的重要组成部分，日常膳食中磷含量丰富，因此很少出现缺磷。在生长发育期和老年期的人群磷摄入过多会加速骨丢失。

三、骨质疏松的膳食营养防治

骨质疏松重在预防，运动、营养和阳光是预防骨质疏松的有效手段，在膳食营养防治方面主要是在平衡膳食的基础上注重钙和维生素 D 的补充，可以预防骨质疏松症。

1. 充足的钙

充足的钙对预防骨质疏松有重要作用，我国营养学会推荐成年人钙摄入量应达到800mg/d，青春期和中老年人为 1000mg/d，妊娠期和哺乳期妇女钙摄入量应增加至1200mg/d。补钙的首选食品是乳及乳制品，其含钙丰富且易于吸收。每日饮用 500g 乳可满足成人钙需要量的 75%。其他如虾皮、小鱼、坚果类、海藻类食物也含较丰富的钙质。豆类及其制品除含丰富的钙质以外还含大豆异黄酮，大豆异黄酮可以减少骨破坏，增加骨密度，对骨质疏松有较好的预防作用，可适当增加其摄入。

2. 丰富的维生素

多种维生素与骨的生长和代谢有关。维生素 D 能促进钙的吸收和利用，增加户外活动以及多晒太阳可补充体内维生素 D，也可通过摄入富含维生素 D 的食物补充，如肝脏、鱼、乳、蛋黄等。骨质疏松患者血清维生素 K 水平低，应适当补充维生素 K 摄入。维生素 A 参与骨基质中黏多糖的合成而维生素 C 对骨胶原蛋白的生成有重要的作用，因此我们还应增加富含维生素 A 和维生素 C 的蔬菜及水果摄入。对含草酸丰富的蔬菜如菠菜、空心菜、茭白等，应在沸水中先焯一下，避免草酸与钙结合形成草酸钙，影响钙的吸收。

3. 适量蛋白质和无机盐

适量蛋白质摄入可促进钙的吸收，健康成人蛋白质摄入量以 $1.0g/(kg·d)$ 为宜。可选用富含胶原蛋白和弹性蛋白的牛乳、鸡蛋、猪蹄、核桃等食物。磷摄入过多可引起骨盐丢失，应少食含高磷酸盐添加剂的食品，避免高磷对钙代谢的影响。女性绝经后骨质疏松被认为与镁的缺乏有关，可选用富含镁的食物，如荞麦、燕麦、小米、麦胚、豆类、坚果类、海参、牡蛎等。

（汪丽琪　胡桂芬）

第八节　肿瘤患者膳食营养指导

肿瘤是机体细胞因各种致癌因素的作用所发生的无限制的、完全不受机体制约的异常增生。肿瘤分为良性肿瘤和恶性肿瘤，习惯上称恶性肿瘤为癌。进入 21 世纪以来，癌症仍然是危害人类健康和生命的重大问题，已经成为人类死亡的第二位原因，因此，肿瘤患者膳食营养指导迫在眉睫。

一、膳食营养相关因素

肿瘤是由环境中的生物、化学、物理、营养等外在因素与个体内在因素相互作用的结果，其发生尽管与遗传因素有关，但主要由环境因素引起。

1. 总能量

动物实验表明，限制能量摄入可以抑制肿瘤形成、延长肿瘤潜伏期、降低肿瘤发病率。体重超重或肥胖的人比体重正常的人更易有患肿瘤的危险，高热量膳食、肥胖而活动量较少的妇女患乳腺癌和子宫内膜癌的危险性增加。肥胖还可能使肾癌、胆囊癌和结肠癌等增加。但是近年来也有学者的研究反向提示，如果成年人热能摄入不足，同时蛋白质、脂肪、糖类的量也不能满足需要，导致消瘦，会使抵抗力下降，增加癌症发病率。因此，热能供给应以能维持理想体重或略轻于理想体重为标准。通过增加运动来增加能量消耗也能收到相同的防癌效果，经常参加体育活动，消耗多余的热量可以降低患结肠癌、乳腺癌和肺癌的危险性。

2. 糖类

有研究报道乳腺癌的死亡率与大分子的糖类呈负相关，与蔗糖的摄入量呈正相关。习惯于高糖类伴低蛋白质饮食的人群，胃癌的发病危险增加。其可能机制是高糖类膳食使胃的容积变大，对胃黏膜造成损伤。糖的摄取量过高会增加直肠癌的概率。糖摄取过多时会增加粪便在肠道中停留的时间，并且胆汁含量也会增高，这些因素均可增加肠癌的患病率。

3. 蛋白质

膳食蛋白质可能与乳腺、子宫内膜、前列腺、结肠、胰脏和肾等部位的肿瘤有关。蛋白质摄入过低或过高均会促进肿瘤的发生。膳食中蛋白质含量较低时，可增加机体对致癌物的敏感性，易发生食管癌和胃癌，若适当提高蛋白质含量或补充某些氨基酸，有利于抑制肿瘤的发生。然而，当蛋白质摄入过高，尤其动物性蛋白质摄入过高又容易引发结肠癌、乳腺癌和胰腺癌。

4. 膳食纤维

研究重点是膳食纤维摄入量与大肠癌发病的关系，目前比较一致的观点是膳食纤维有助于降低大肠癌的危险。膳食纤维摄入量与结肠、直肠癌发生率呈负相关。膳食纤维可以通过增加排便次数和排便量，缩短肠道运转时间，稀释肠内容物，改变肠道菌落，结合间接致癌物和致癌物，减少胆汁酸及其产物等多途径以抑制肠癌的发生。

5. 脂类

（1）脂肪　在各种营养素与癌症发生关系的研究中，脂肪的相关性最明显，证据也最多。饮食中脂肪含量高时，刺激胆汁分泌增多，胆汁在大肠细菌的作用下被分解，形成胆石酸，胆石酸具有一定的致癌作用，且高脂膳食易造成便秘，诱发直肠癌；摄入脂肪过高，还可导致乳腺癌的发生率增高。因此应避免脂肪的过量摄入。

（2）胆固醇　有报告认为血清胆固醇水平与结肠癌死亡率呈负相关，即血清胆固醇水平上升，则结肠癌死亡率反而下降。

（3）不饱和脂肪酸　在总脂肪摄入量低的情况下，不饱和脂肪酸的量不会起多大的作用。但在总脂肪摄入高的情况下，不饱和脂肪酸可能会促进癌症的发生。

6. 维生素

（1）维生素 A　动物实验表明，维生素 A 可维护上皮组织的健康，增强对疾病的抵抗力，能抑制肿瘤细胞的生长和分化。许多病例对照研究表明，上皮细胞癌的发生率与维生素 A 摄入量呈负相关。

（2）维生素 C　实验证明，维生素 C 对化学致癌物质亚硝胺的形成有阻断作用，可抑制人体内亚硝酸胺的合成。维生素 C 还能巩固和加强机体的防御能力，使癌细胞丧失活力。肿瘤流行病学调查表明，许多消化道肿瘤可能与维生素 C 摄入不足有关。

（3）维生素 E　关于维生素 E 对癌症的影响，目前尚无流行病学资料。不少动物实验资料证明。维生素 E 有对抗多种致癌物的作用。维生素 E 也能阻断食物中某些成分合成亚硝胺，故有防癌作用。

7. 矿物质

矿物质与肿瘤发生密切相关：常量元素钙有预防消化道肿瘤的作用；微量元素硒有防癌作用；镍和六价铬有促癌作用。钙有抑制脂质过氧化的作用，它能与脱氧胆酸相结合形成不溶性盐，保护肠胃道免受次级胆汁酸的损伤。硒的防癌作用比较肯定。动物实验表明，硒有抑制致癌物诱发食管癌、胃癌、肝癌和乳腺癌的作用。

8. 饮酒

过量饮酒不仅影响营养素的吸收，降低机体抵抗力，还与致癌物质起协同作用，增加患癌症的概率，大量饮酒与口腔癌、喉癌、食管癌、肝癌的发病有关。乳腺癌的发生与饮酒也有一定的关系。

二、常见的致癌物质

1. 食物本身含有的致癌物质

食物中存在许多有利于人体健康的营养素和抗癌成分，同时也可能存在致癌物质及其前体。脂肪摄入过多，特别是含有饱和脂肪酸的饮食，会增加大肠中胆石酸与中性固醇的浓度，并未改变大肠菌群的组成，胆汁酸及固醇可经细菌作用生成一些致癌物质，增加结肠癌、直肠癌形成概率。研究发现血清总胆固醇低的人群发生癌症的概率较高，特别是结肠癌，其次是肺癌等。因此，在防癌膳食中应强调减少膳食总脂肪的摄入。据资料表明，太平洋关岛的居民曾以一种旋花苏铁树的果实作为主食，这种果实含有一种名为苏铁素的剧烈毒素，能引起肝脏中毒病变并引起肝癌。在蕨类植物中发现有莽草酸和槲皮黄酮的致癌物。存在于樟脑、月桂等油脂中的黄樟素，可诱发肝癌和食道癌。

2. 食物烹调不当所产生的致癌物质

经常食用食盐腌渍的食物，会因食盐过多而降低胃中的酸度，促使某些细菌滋生，胃黏膜表面细胞易受损伤，引起炎症而增加 DNA 合成和细胞增殖，促进幽门螺杆菌的致突变作用，增加患胃癌的可能性。直接熏烤或烧焦的食物可产生有致突变性的杂环化合物和多环芳烃，400℃以上的高温使蛋白质、氨基酸分解产生的多环芳烃有致癌作用。不完全燃烧脂肪以及用烟直接熏制的鱼肉，也能产生苯并芘等多环芳烃类化合物。

3. 食物储藏中产生的致癌物质

食物如花生、大豆、玉米等由于储藏不当而发霉，会产生大量的黄曲霉毒素，黄曲霉毒素毒性大，可引起肝癌、胃癌等癌症。

4. 加工食品中的添加剂

食品添加剂使用不当或超标使用，都有致癌性。如护色剂可在胃酸作用下与食物中所含的胺类反应，生成具有高度致癌性的亚硝胺。因此，使用添加剂要严格按照国家规定的标准，按使用范围和使用量正确使用。

5. 饮用水的水质

饮水与引发癌症有关。一是水质；二是水中污染的致癌物质。在水质方面主要是看水中是否含有钙与镁，水中含有钙与镁者称为硬水，水中无钙、镁者称为软水。软水其水质较酸，铬和其他有毒元素易从水管中渗出，进入饮用水中。相反硬水则没有这种弊端，同时由于钙与镁的作用，有毒元素在肠道中吸收率较低，因此，降低了消化道癌症的危险。在饮用水中有时会被一些有机致癌物污染，特别是地面水，在肝癌高发区发现，饮用沟水、塘水的居民其发病率远比饮井水居民的发病率高，长期饮用氯残留量高的水的居民，其膀胱癌的发病率较大。

6. 化学污染

在食物和饮料中发现的化学污染物很多，如化肥中的硝酸盐、各种杀虫剂和除草剂、农药残留物等。

三、肿瘤膳食营养防治

癌症患者的综合治疗中，营养支持治疗是重要部分。营养支持治疗是根据患者的诊断和病理、生理及心理的变化，采用适宜的途径补充人体需要的营养物质和能量，达到疾病的好转或痊愈的治疗方法。

1. 减少癌症危险性的方法

避免使用烟草、摄入适宜的膳食和限制接触致癌物。注意保持心理平衡、精神愉快；通过合理平衡的膳食可预防 30%～40% 癌症。多吃富含维生素、纤维素的食品；多吃素食；多吃豆类食品，大豆中黄酮类对癌有一定的预防作用；牛乳有一定的抗癌作用；喝绿茶，茶叶尤其是绿茶含有较多的茶多酚，对肿瘤有一定的预防作用；菇类中的多糖有一定的抗癌作用；多吃蔬菜和水果可减少 20% 或更多的癌症。

知识链接 ▶▶▶

防癌、抗癌佳品

　　蘑菇、香菇、白木耳、蜂蜜、蜂王浆、花粉、海参、鱼肉、海带、海粉、人参、乳汁、蛋、苹果、大蒜、葱、胡萝卜、萝卜、酸梅、大枣、无花果、杏仁等。

2. 树立健康的生活方式

　　通过切实可行的合理膳食措施和健康的生活方式，可减少全球的癌症发病率 30%～40%，世界癌症研究基金会和美国癌症研究会专家小组提出了以下膳食建议。

　　(1) 食用营养丰富的以植物性为主的多样化膳食　选择富含多种蔬菜、水果和豆类的植物性食物，植物性食物占据饭菜的 2/3 以上。

　　(2) 保持适宜的体重　人群的平均体质指数在整个成年阶段保持在 BMI 为 18.5～24.9，避免体重过低或过高，并将整个成人期的体重增加限制在 5kg 之内。

　　(3) 坚持体力活动　如果从事轻或中等体力活动的职业，则每天应进行约 1h 的快步走或类似的活动，每周还要安排至少 1h 的较剧烈出汗活动。

　　(4) 鼓励多吃蔬菜和水果　使其提供的热量达到总能量的 7%，吃多种蔬菜和水果，每日达 400～800g。

　　(5) 选择富含淀粉和蛋白质的植物性主食　其应占总能量的 45%～60%，精制糖提供的总能量应限制在 10% 以内。尽量食用粗加工的食物。

　　(6) 不要饮酒，尤其反对过度饮酒　如果要饮酒，男性应限制在 2 杯，女性在 1 杯以内（1 杯的定义是啤酒 250mL，葡萄酒 100mL，白酒 25mL）。孕妇、儿童及青少年不应饮酒。

　　(7) 控制红肉的摄入　食物中红肉（指牛、羊、猪肉及其制品）的摄入量应低于总能量的 10%，每日应少于 80g，最好选择鱼、禽类或非家养动物的肉类为好。

　　(8) 控制脂肪摄入　总脂肪和油类提供的能量应占总能量的 15%～30%，限制脂肪含量较高、特别是动物性脂肪较多的食物，植物油也应适量，且应选择含单不饱和脂肪酸并且氧化程度较低的植物油。

　　(9) 限制食盐　成人每日从各种来源摄入的食盐不应超过 6g，其中包含盐腌的各种食品。

　　(10) 尽力减少霉菌对食品的污染　避免食用受霉菌毒素污染或在室温下长期储藏的食物。

　　(11) 合理保藏食品　易腐败的食品在购买时和在家中都应冷藏或使用其他适当方法保藏。

　　(12) 规范管理食品添加剂和残留物　对食品添加剂和残留物以及各种化学污染物应制定并检测其安全用量，并应制定严格的管理和检测办法。食品中的添加剂、污染物及残留物的含量低于国家所规定的水平时，它们的存在是无害的，但是乱用或使用不当会损害健康。

　　(13) 营养补充剂　营养补充剂不能减少癌症的危险性，大多数人应从饮食中获取各种营养成分而不用营养补充剂。

　　(14) 合理的食物制备和烹调　在吃肉和鱼的时候，用较低的温度烹调，不要食用烧焦的肉和鱼，也不要经常食用炙烤、熏制和烟熏的肉和鱼。

　　此外，《食物、营养与癌症预防》报告对膳食除了提出 14 条建议外，还建议不吸烟、不嚼烟草，不鼓励以任何形式生产、促销和使用烟草。

3. 世界卫生组织（WHO）对中国居民提出的防癌新建议

世界卫生组织的十几位专家通过多年调查研究，针对中国居民的饮食和生活特点提出了9条预防癌症的新建议。

（1）严格控制体重　调查资料显示，与 20 年前相比，中国人的平均体重增加了 40％，而中国的癌症发病率则升高了 9 倍。专家认为：这两组数据充分证明了肥胖是导致中国癌症发病率增高的主要原因。

（2）不吃发霉的食品　调查发现，多数中国人都有节俭的习惯，常常不舍得将已经发霉的食品扔掉，而是将这些食品加热后食用，发霉的食品中含有大量的黄曲霉毒素，加热是无法去除黄曲霉毒素的。人们常吃这样的食品，极易患肝癌等癌症。

（3）少吃熏制、腌制、烤制、油炸和过热的食品　WHO 的专家认为，中国人极爱吃熏制、腌制、烤制、油炸和过热的食品（主要包括熏鱼、烤肉、腊肉、咸菜和火锅等），这是导致中国的胃病、食管癌的发病率高居世界第一的主要原因。

（4）吃新鲜的果蔬前要清洗干净　调查发现，中国是世界上农药使用量最大的国家，而一部分中国人的卫生习惯并不好。他们常常不仔细清洗新鲜的果蔬就直接食用，这样很容易导致果蔬上的农药进入其体内，从而诱发肠癌、肝癌和脑部肿瘤等癌症。

（5）不酗酒、不吸烟　调查发现，中国白酒和烟草的消耗量都居世界第一位，而酗酒和吸烟是诱发胃癌、肝癌、胰腺癌、肺癌、肠癌、乳腺癌、子宫内膜癌等多种癌症的主要原因。据统计，在我国的癌症患者中，有 35％以上人的癌症是由酗酒和吸烟引起的。

（6）不要长期服用可能致癌的药物　受某些观念的影响，很多中国人都有不经医嘱而自行使用药物的习惯，这就大大降低了用药的安全性，甚至因用药不当而致癌。据调查资料显示，中国每年至少有 20 万人因用药不当而致癌。

（7）不要使用有毒的塑料袋　调查资料显示，中国是有毒塑料袋使用率较高的国家之一。人们长期使用有毒的塑料袋（尤其是用有毒的塑料袋盛装食品），容易患肝癌、肠癌、乳腺癌、卵巢癌等癌症。

（8）每天晒太阳的时间不宜超过 40min　调查发现，很多中国居民，尤其是老年人都有长时间晒太阳的习惯，而且他们中的绝大多数人都没有涂抹防晒霜，这是导致中国皮肤癌发病率较高的主要原因。

（9）不要熬夜　调查发现，随着电视、电脑的普及和娱乐场所的增加以及工作压力的增大，每天熬夜（即在凌晨 1 点以后才睡觉）的中国人越来越多。而早在 2007 年，世界卫生组织就将熬夜列为容易诱发癌症的因素之一。这是因为熬夜会导致人体内褪黑色素（一种能够抑制肿瘤生长的激素）的含量减少，并会降低人体的免疫力，从而使人易患癌症。

（王劲松　季兰芳）

能力训练

活动　糖尿病患者膳食指导

【案例导入】

王先生，56 岁，身高 170cm，体重 60kg，办公室工作。患者患有糖尿病、高血压，空腹血糖波动范围为 7.8～8.9mmol/L，餐后 2h 血糖波动范围为 12.5～14.9 mmol/L，血压范围 90～100/140～160mmHg，患者胃口较好，饭量比较大，饮食习惯以荤菜为主，口味较重，每日 1 包香烟，不饮酒，不喜欢运动。

【活动目的】

根据患者情况为患者制定一日食谱，并进行相关膳食指导。

【活动内容】

1. 评价营养状况

（1）计算标准体重　王先生的标准体重＝170－105＝65kg，体重差值百分比＝（65－60）kg÷65kg×100％＝7.7％，王先生体重在正常范围内。

（2）确定能量的需求　王先生是办公室工作者，属于轻体力劳动者，目前体重正常，每日所需能量为 30kcal/(kg·d)。

王先生一日能量的需要量＝65kg×30kcal/kg＝1950kcal

2. 食谱制定

采用食品交换法来制定食谱。

① 根据总能量确定能量交换单位份数。王先生全日能量需要为 1950kcal，共需能量交换单位份数为 1950kcal÷90kcal≈22 个交换份。

② 根据食品交换份数表（表 8-5），应包括谷薯类 14 个交换份，蔬果类 1 个交换份，肉蛋类 3 个交换份，豆乳类 2 个交换份和油脂类 2 个交换份。

③ 根据能量等值交换份表（表 8-6～表 8-12），确定各类食品具体数量并制订食谱。

早餐：菜包（面粉 75g，芹菜 50g），无糖酸乳 130g

加餐：黄瓜 50g，苏打饼干一片 12g

中餐：米饭 150g，清蒸带鱼 80g，冬瓜汤 150g，花生油 10g

加餐：苹果 40g

晚餐：排骨青菜面（排骨 50g，挂面 100g，青菜 150g，菜子油 10g）

加餐：鸡蛋 1 个，苏打饼干一片 12g

3. 膳食建议

（1）控制总能量摄入　告知患者控制总能量是糖尿病饮食治疗的基础，能量供给应使体重维持在理想体重范围。

（2）保证糖类摄入　在食物选择上多选用血糖指数低的糖类，严格限制蜂蜜、葡萄糖、蔗糖等简单糖。可用木糖醇、甜叶菊等甜味剂代替蔗糖。

（3）限制脂肪和胆固醇　指导患者应尽量改变饮食习惯，减少含饱和脂肪酸丰富的肉类的摄入，适当增加鱼类等含不饱和脂肪酸食物摄入。在烹饪方法上也应尽量以蒸、煮代替红烧、油炸等方式。

（4）增加富含维生素和膳食纤维的蔬菜摄入　在水果的选择上应尽量选择对血糖影响小的水果，水果应在两餐间食用，并应减掉部分主食，也可以黄瓜、番茄等蔬菜替代水果。

（5）限盐　该患者还合并高血压，告知患者钠盐摄入＜6g/d，限制含钠高的食物摄入，建议选用低钠盐进行烹饪。

（6）戒烟　针对患者有吸烟习惯，告知患者吸烟会促进肾上腺素及去甲肾上腺素分泌，使小动脉持续收缩、硬化，可加重高血压，尽量劝其戒烟。

（7）增加运动 告知患者运动对高血压和糖尿病的病情控制均有较大帮助，在控制饮食的基础上还应适当增加运动。

表 8-5 不同能量各类食品交换份数表

交换份数/份	能量/kcal					
	1200	1400	1600	1800	2000	2200
总份数	14	16	18	20	22	24
谷薯类	6	8	10	12	14	16
蔬果类	1	1	1	1	1	1
肉蛋类	3	3	3	3	3	3
豆乳类	2	2	2	2	2	2
油脂类	2	2	2	2	2	2

表 8-6 谷薯类食品的能量等值交换份表

食品名称	质量/g	食品名称	质量/g
大米、小米、糯米、薏米	25	干粉条、干莲子	25
高粱米、玉米	25	油条、油饼、苏打饼干	25
面粉、米粉、玉米粉	25	烧饼、烙饼、馒头	35
燕麦片、莜麦面	25	咸面包、窝窝头	35
荞麦面、苦荞面	25	生面条、魔芋生面条	35
各种挂面、龙须面、混合面	25	土豆	100
通心粉	25	湿粉皮	150
绿豆、红豆、芸豆、干豌豆	25	鲜玉米（1个，带棒心）	200

注：每份谷薯类食品提供蛋白质2g，糖类20g，能量376kJ（90kcal）。根茎类一律以净食部分计算。

表 8-7 大豆类食品的能量等值交换份表

食品名称	质量/g	食品名称	质量/g
腐竹	20	北豆腐	100
大豆、大豆粉	25	南豆腐	150
豆腐丝、豆腐干、油豆腐	50	豆浆	400

注：每份大豆类食品提供蛋白质9g，脂肪4g，糖类4g，能量376kJ（90kcal）。

表 8-8 乳类食品的能量等值交换份表

食品名称	质量/g	食品名称	质量/g
奶粉	20	牛乳	160
脱脂奶粉	25	羊乳	160
乳酪	25	无糖酸乳	130

注：每份乳类食品提供蛋白质5g，脂肪5g，糖类6g，能量376kJ（90kcal）。

表 8-9 肉蛋类食品的能量等值交换份表

食品名称	质量/g	食品名称	质量/g
熟火腿、香肠	20	鸡蛋（1个，带壳）	60
肥瘦猪肉	25	鸭蛋、松花蛋（1个，带壳）	60
熟叉烧肉（无糖、午餐肉）	35	鹌鹑蛋（6个，带壳）	60
熟酱牛肉、熟酱鸭、大肉肠	35	鸡蛋清	150
猪肉、牛肉、羊肉（瘦）	50	带鱼、大黄鱼、黑鲢、鲫鱼	80
带骨排骨	50	草鱼、鲤鱼、甲鱼、比目鱼	80
鸭肉、鹅肉	50	对虾、青虾、鲜贝	80
兔肉	100	蟹肉、水发鱿鱼	100
鸡蛋粉	15	水发海参	350

注：每份肉蛋类食品提供蛋白质9g，脂肪6g，能量376kJ（90kcal）。除蛋类外，其余一律以净食部分计算。

表 8-10　水果类食品的能量等值交换份表

食品名称	质量/g	食品名称	质量/g
柿子、香蕉、鲜荔枝	150	李子、杏	200
梨、桃、苹果	200	葡萄	200
橘子、橙子、柚子、猕猴桃	200	西瓜、草莓	300

注：每份水果类食品提供蛋白质 1g，糖类 21g，能量 376kJ（90kcal）。每份水果一律以市品质量计算。

表 8-11　蔬菜类食品的能量等值交换份表

食品名称	质量/g	食品名称	质量/g
大白菜、圆白菜、菠菜、油菜、空心菜、苋菜	500	南瓜、菜花	350
芹菜、韭菜、茼蒿、莴笋、芥蓝	500	豇豆、扁豆、洋葱、蒜苗	250
冬瓜、苦瓜、黄瓜、丝瓜	500	胡萝卜	200
茄子、番茄、西葫芦	500	山药、荸荠、藕	150
绿豆芽、鲜蘑、水发海带	500	百合、芋头	100
白萝卜、青椒、茭白、冬笋	400	毛豆、鲜豌豆	70

注：每份蔬菜类食品提供蛋白质 2g，糖类 17g，能量 376kJ（90kcal）。每份蔬菜一律以净食部分计算。

表 8-12　油脂类食品的能量等值交换份表

食品名称	质量/g	食品名称	质量/g
花生油、豆油、玉米油（1 汤匙）	10	猪油、牛油、羊油	10
菜籽油、红花油、香油（1 汤匙）	10	黄油	10

注：每份油脂类食品提供脂肪 10g，能量 376kJ（90kcal）。

注：表 8-5～表 8-12 数据引自：赵霖．营养配餐员（中级技能 高级技能 技师技能），中国劳动社会保障出版社。

目标检测

一、判断题

1. 血脂异常对人体最主要的危害为引起全身动脉粥样硬化。（　　）
2. 高血压患者每天食盐摄入量应＜3g。（　　）
3. 高密度脂蛋白升高是动脉粥样硬化的保护因素。（　　）
4. 骨质疏松症首选的营养治疗是补充维生素 D。（　　）
5. 肥胖症患者在进食时先吃蔬菜再吃主食可增加饱腹感，减少总能量摄入。（　　）
6. 棕榈油和椰子油中不饱和脂肪酸含量丰富。（　　）
7. 多不饱和脂肪酸比单不饱和脂肪酸更稳定，不容易被氧化。（　　）
8. 血糖指数越高，食物对血糖的影响越小。（　　）
9. 痛风患者可适当增加酒类摄入以促进尿酸排泄。（　　）
10. 骨质疏松的常见患病人群为老年人，尤其是绝经期后的女性。（　　）

二、单项选择题

1. 下列食物中胆固醇含量最高的是（　　）。
A. 牛乳　　　　　B. 青菜　　　　　C. 猪肝　　　　D. 瘦肉
2. 糖尿病患者首选的治疗措施是（　　）。
A. 运动治疗　　　B. 饮食治疗　　　C. 心理治疗　　　D. 药物治疗
3. 机体补钙首选的食物是（　　）。

A. 虾皮　　　　　　B. 牛乳　　　　　　C. 骨头汤　　　　　D. 豆制品

4. 下列最易引起糖尿病患者血糖波动的是（　　　）。

A. 玉米　　　　　　B. 蜜饯　　　　　　C. 苹果　　　　　　D. 黄瓜

5. 下列食物中冠心病患者可适当多食用的是（　　　）。

A. 肥鹅　　　　　　B. 牛肉　　　　　　C. 海鱼　　　　　　D. 猪肚

6. 糖尿病患者膳食指导的总原则是（　　　）。

A. 合理控制总能量摄入　　　　　　　B. 控制糖类摄入

C. 控制脂肪摄入　　　　　　　　　　D. 食物多样化，合理安排餐次

7. 绝经期后妇女易发生骨质疏松的最主要因素是（　　　）。

A. 日光照射不足　　　　　　　　　　B. 钙摄入过低

C. 体力活动不足　　　　　　　　　　D. 雌激素缺乏

8. 以下措施不利于预防冠心病的是（　　　）。

A. 经常饮酒　　　　　　　　　　　　B. 限制饱和脂肪酸和胆固醇摄入

C. 多吃蔬菜、水果　　　　　　　　　D. 限制钠盐摄入

9. 陈先生身高175cm，体重80kg，他的体型属于（　　　）。

A. 正常　　　　　　B. 消瘦　　　　　　C. 超重　　　　　　D. 肥胖

10. 王阿姨，51岁，身高155cm，体重47kg，办公室工作，糖尿病，其每日摄入的总能量应为（　　　）。

A. 1400kcal　　　　B. 1500kcal　　　　C. 1750kcal　　　　D. 2000kcal

三、多项选择题

1. 痛风患者可经常食用的食物有（　　　）。

A. 青菜　　　　　　B. 鸡蛋　　　　　　C. 西瓜

D. 猪肉　　　　　　E. 牛乳

2. 有助于血压降低的矿物质包括（　　　）。

A. 钾　　　　　　　B. 钠　　　　　　　C. 钙

D. 镁　　　　　　　E. 铁

3. 下列疾病需采用低胆固醇膳食的是（　　　）。

A. 高血压　　　　　B. 冠心病　　　　　C. 肥胖症

D. 血脂异常　　　　E. 糖尿病

4. 判断肥胖的常用指标有（　　　）。

A. BMI　　　　　　B. 身高标准体重　　C. 胸围

D. 腰围　　　　　　E. 腰臀比

5. 下列有关血糖生成指数的叙述，正确的是（　　　）。

A. 粗制大米要比精白大米 GI 值低

B. 米饭比米粥 GI 值低

C. 多种食物混合 GI 值较低

D. 烹饪时间越长 GI 值越低

E. 食物中不易消化的成分越多 GI 值越低

6. 可能有预防肿瘤作用的营养素有（　　　）。

A. 膳食纤维　　　　B. 维生素 E　　　　C. 维生素 C

D. 硒　　　　　　　E. 蛋白质

7. 下列说法正确的是（　　）。

A. 单不饱和脂肪酸有降低胆固醇作用

B. 所有饱和脂肪酸有升高胆固醇作用

C. 多不饱和脂肪酸有降低胆固醇作用，摄入越多越有利于机体健康

D. 膳食纤维能降低机体对胆固醇的吸收

E. 豆类蛋白有降低血胆固醇的作用

8. 与痛风发生关系密切的膳食因素包括（　　）。

A. 肥胖　　　　　　B. 高脂肪膳食　　　　C. 蔬菜和水果

D. 饮酒　　　　　　E. 低嘌呤膳食

9. 下列哪些食物血糖指数较低，糖尿病患者可适量多食用（　　）。

A. 大米　　　　　　B. 馒头　　　　　　　C. 土豆

D. 燕麦　　　　　　E. 面包

10. 下列食物中，有一定抗癌防癌作用的是（　　）。

A. 香菇　　　　　　B. 猪肉　　　　　　　C. 萝卜

D. 大蒜　　　　　　E. 海参

（汪丽琪　王劲松）

附 录

附录一 中国居民膳食能量需要量

年龄(岁)/生理阶段	能量/(MJ/d) 轻体力活动水平 男	轻体力活动水平 女	中体力活动水平 男	中体力活动水平 女	重体力活动水平 男	重体力活动水平 女	能量/(kcal/d) 轻体力活动水平 男	轻体力活动水平 女	中体力活动水平 男	中体力活动水平 女	重体力活动水平 男	重体力活动水平 女
0岁~	—	—	0.38MJ/(kg·d)	0.38MJ/(kg·d)	—	—	—	—	90kcal/(kg·d)	90kcal/(kg·d)	—	—
0.5岁~	—	—	0.33MJ/(kg·d)	0.33MJ/(kg·d)	—	—	—	—	80Kcal/(kg·d)	80Kcal/(kg·d)	—	—
1岁~	—	—	3.77	3.35	—	—	—	—	900	800	—	—
2岁~	—	—	4.60	4.18	—	—	—	—	1100	1000	—	—
3岁~	—	—	5.23	5.02	—	—	—	—	1250	1200	—	—
4岁~	—	—	5.44	5.23	—	—	—	—	1300	1250	—	—
5岁~	—	—	5.86	5.44	—	—	—	—	1400	1300	—	—
6岁~	5.86	5.23	6.69	6.07	7.53	6.90	1400	1250	1600	1450	1800	1650
7岁~	6.28	5.65	7.11	6.49	7.95	7.32	1500	1350	1700	1550	1900	1750
8岁~	6.9	6.07	7.74	7.11	8.79	7.95	1650	1450	1850	1700	2100	1900
9岁~	7.32	6.49	8.37	7.53	9.41	8.37	1750	1550	2000	1800	2250	2000
10岁~	7.53	6.9	8.58	7.95	9.62	9.00	1800	1650	2050	1900	2300	2150
11岁~	8.58	7.53	9.83	8.58	10.88	9.62	2050	1800	2350	2050	2600	2300
14岁~	10.46	8.37	11.92	9.62	13.39	10.67	2500	2000	2850	2300	3200	2550
18岁~	9.41	7.53	10.88	8.79	12.55	10.04	2250	1800	2600	2100	3000	2400
50岁~	8.79	7.32	10.25	8.58	11.72	9.83	2100	1750	2450	2050	2800	2350
65岁~	8.58	7.11	9.83	8.16	—	—	2050	1700	2350	1950	—	—
80岁~	7.95	6.28	9.20	7.32	—	—	1900	1500	2200	1750	—	—
孕妇(早)	—	+0	—	+0	—	+0	—		—	+0	—	+0
孕妇(中)	—	+1.25	—	+1.25	—	+1.25	—		—	+300	—	+300
孕妇(晚)	—	+1.90	—	+1.90	—	+1.90	—		—	+450	—	+450
乳母	—	+2.10	—	+2.10	—	+2.10	—		—	+500	—	+500

注：1. 未制定参考值者用 "—" 表示；

2. 此表数据摘自《中国居民膳食营养素参考摄入量》2013修订版，其对儿童的能量需要量的解释是：6岁以下儿童没有体力活动水平（PAL）分级，6岁以上儿童按各体力活动水平分轻、中、重三级。中国1~17岁青少年不同体力活动水平的各体力活动水平的能量需要量是根据日本人体的PAL及Henry的人体每日的基础能耗（BEE）计算公式，采用要因加乘法推算来的。

附录二 中国居民膳食蛋白质、糖类、脂肪和脂肪酸的参考摄入值

年龄(岁)/生理阶段	蛋白质 EAR/(g/d)		蛋白质 RNI/(g/d)		总糖类 EAR/(g/d)	亚油酸 AI/%E	α-亚麻酸 AI/%E	EPA+DHA AI/mg
	男	女	男	女				
0岁~	—	—	9(AI)	9(AI)	—	7.3(150mg[a])	0.87	100[b]
0.5岁~	15	15	20	20	—	6.0	0.66	100[b]
1岁~	20	20	25	25	120	4.0	0.60	100[b]
4岁~	25	25	30	30	120	4.0	0.60	—
7岁~	30	30	40	40	120	4.0	0.60	—
11岁~	50	45	60	55	150	4.0	0.60	—
14岁~	60	50	75	60	150	4.0	0.60	—
18岁~	60	50	65	55	120	4.0	0.60	—
50岁~	60	50	65	55	120	4.0	0.60	—
65岁~	60	50	65	55	120	4.0	0.60	—
80岁~	60	50	65	55	120	4.0	0.60	—
孕妇(早)	—	+0	—	+0	130	4.0	0.60	250(200[b])
孕妇(中)	—	+10	—	+15	130	4.0	0.60	250(200[b])
孕妇(晚)	—	+25	—	+30	130	4.0	0.60	250(200[b])
乳母	—	+20	—	+25	160	4.0	0.60	250(200[b])

a 花生四烯酸; bDHA。

注: 1. %E为占能量的百分比;

2. 未制定参考值者用 "—" 表示。

附录三　中国居民膳食宏量营养素的可接受范围（U-AMDR）

年龄（岁）/生理阶段	总糖类 /%E	糖* /%E	总脂肪 /%E	饱和脂肪酸 /%E	n-6 多不饱和脂肪酸 /%E	n-3 多不饱和脂肪酸 /%E	EPA+DHA /(g/d)
0 岁~	60（AI）	—	48（AI）	—	—	—	—
0.5 岁~	85（AI）	—	40（AI）	—	—	—	—
1 岁~	50~65	—	35（AI）	—	—	—	—
4 岁~	50~65	≤10	20~30	<8	—	—	—
7 岁~	50~65	≤10	20~30	<8	—	—	—
11 岁~	50~65	≤10	20~30	<8	—	—	—
14 岁~	50~65	≤10	20~30	<8	—	—	—
18 岁~	50~65	≤10	20~30	<8	2.5~9	0.5~2.0	0.25~2.0
50 岁~	50~65	≤10	20~30	<10	2.5~9	0.5~2.0	0.25~2.1
65 岁~	50~65	≤10	20~30	<10	2.5~9	0.5~2.0	—
80 岁~	50~65	≤10	20~30	<10	2.5~9	0.5~2.0	—
孕妇（早）	50~65	≤10	20~30	<10	2.5~9	0.5~2.0	—
孕妇（中）	50~65	≤10	20~30	<10	2.5~9	0.5~2.0	—
孕妇（晚）	50~65	≤10	20~30	<10	2.5~9	0.5~2.0	—
乳母	50~65	≤10	20~30	<10	2.5~9	0.5~2.0	—

* 外加的糖。

注：1. %E 为占能量的百分比；

2. 未制定参考值者用 "—" 表示。

附录四 中国居民膳食矿物质的推荐摄入量或适宜摄入量

年龄(岁)/生理阶段	钙/(mg/d)	磷/(mg/d)	钾(AI)/(mg/d)	镁/(mg/d)	钠(AI)/(mg/d)	铁/(mg/d) 男	铁/(mg/d) 女	锌/(mg/d) 男	锌/(mg/d) 女	碘/(μg/d)	硒/(μg/d)	铜/(mg/d)	氟(AI)/(mg/d)
0岁~	200(AI)	100(AI)	350	20(AI)	170	0.3(AI)	0.3(AI)	2.0(AI)	2.0(AI)	85(AI)	15(AI)	0.3(AI)	0.01
0.5岁~	250(AI)	180(AI)	550	65(AI)	350	10	10	3.5	3.5	115(AI)	20(AI)	0.3(AI)	0.23
1岁~	600	300	900	140	700	9	9	4.0	4.0	90	25	0.3	0.6
4岁~	800	350	1200	160	900	10	10	5.5	5.5	90	30	0.4	0.7
7岁~	1000	470	1500	220	1200	13	13	7.0	7.0	90	40	0.5	1.0
11岁~	1200	640	1900	300	1400	15	18	10	9.0	110	55	0.7	1.3
14岁~	1000	710	2200	320	1600	16	18	12	8.5	120	60	0.8	1.5
18岁~	800	720	2200	330	1500	12	20	12.5	7.5	120	60	0.8	1.5
50岁~	1000	720	2000	330	1400	12	12	12.5	7.5	120	60	0.8	1.5
65岁~	1000	700	2000	320	1400	12	12	12.5	7.5	120	60	0.8	1.5
80岁~	1000	670	2000	310	1300	12	12	12.5	7.5	120	60	0.8	1.5
孕妇(早)	+0	+0	+0	+40	+0	—	+0	—	+2	+110	+5	+0.1	+0
孕妇(中)	+200	+0	+0	+40	+0	—	+4	—	+2	+110	+5	+0.1	+0
孕妇(晚)	+200	+0	+0	+40	+0	—	+9	—	+2	+110	+5	+0.1	+0
乳母	+200	+0	+400	+0	+0	—	+4	—	+4.5	+120	+18	+0.6	+0

注：未制定参考值者用"—"表示。

附录五　中国居民膳食维生素的推荐摄入量或适宜摄入量

年龄(岁)/生理阶段	维生素A/(μg RAE/d) 男	维生素A 女	维生素D/(μg/d)	维生素E(AI)/(mga-TE/d)	维生素K(AI)/(μg/d)	维生素B$_1$/(mg/d) 男	维生素B$_1$ 女	维生素B$_2$/(mg/d) 男	维生素B$_2$ 女	维生素B$_6$/(mg/d)	维生素B$_{12}$/(mg/d)	叶酸/(μg DFE/d)	烟酸/(mg NE/d) 男	烟酸 女	维生素C/(mg/d)
0岁~	300(AI)		10(AI)	3	2	0.1(AI)		0.4(AI)		0.2(AI)	0.3(AI)	65(AI)	2(AI)		40(AI)
0.5岁~	350(AI)		10(AI)	4	10	0.3(AI)		0.5(AI)		0.4(AI)	0.6(AI)	100(AI)	3(AI)		40(AI)
1岁~	310		10	6	30	0.6		0.6		0.6	1.0	160	6		40
4岁~	360		10	7	40	0.8		0.7		0.7	1.2	190	8		50
7岁~	500		10	9	50	1.0		1.0		1.0	1.6	250	11	10	65
11岁~	670	630	10	13	70	1.3	1.1	1.3	1.1	1.3	2.1	350	14	12	90
14岁~	820	620	10	14	75	1.6	1.3	1.5	1.2	1.4	2.4	400	16	13	100
18岁~	800	700	10	14	80	1.4	1.2	1.4	1.2	1.4	2.4	400	15	12	100
50岁~	800	700	10	14	80	1.4	1.2	1.4	1.2	1.6	2.4	400	14	12	100
65岁~	800	700	15	14	80	1.4	1.2	1.4	1.2	1.6	2.4	400	14	11	100
80岁~	800	700	15	14	80	1.4	1.2	1.4	1.2	1.6	2.4	400	13	10	100
孕妇(早)	—	+0	+0	+0	+0	—	+0	—	+0	+0.8	+0.5	+200	—	+0	+0
孕妇(中)	—	+70	+0	+0	+0	—	+0.2	—	+0.2	+0.8	+0.5	+200	—	+0	+15
孕妇(晚)	—	+70	+0	+0	+0	—	+0.3	—	+0.3	+0.8	+0.5	+200	—	+0	+15
乳母	—	+600	+0	+3	+5	—	+0.3	—	+0.3	+0.3	+0.8	+150	—	+3	+50

注：未制定参考值者用"—"表示。

附录六 常用食物营养成分

一、谷类及其制品

食物名称	食部/g	能量/kJ或kcal	水分/g	蛋白质/g	脂肪/g	膳食纤维/g	糖类/g	灰分/g	胡萝卜素/μg	视黄醇当量/μg	硫胺素/mg	核黄素/mg	烟酸/mg	维生素E/mg	钾/mg	钠/mg	钙/mg	镁/mg	铁/mg	锌/mg	铜/mg	磷/mg	硒/μg
稻米(粳,标一)	100	1435 345	13.7	7.7	0.6	0.6	77.4	0.6	—	—	0.16	0.08	1.3	1.01	97	2.4	11	34	1.1	1.45	0.19	121	2.50
稻米(早籼,标一)	100	1474 352	12.3	8.8	1.0	0.4	77.2	0.7	—	—	0.16	0.05	2.0		124	1.9	10	57	1.2	1.59	0.23	141	2.05
稻米(晚籼,标一)	100	1448 346	13.5	7.9	0.7	0.5	77.3	0.6	—	—	0.17	0.05	1.7	0.22	112	1.5	9	53	1.2	1.52	0.16	140	2.83
糙米(籼)	100	1440 344	13.8	7.9	0.8	0.7	76.7	0.8	—	—	0.20	0.05	1.7	0.08	125	2.8	21	42	1.9	1.77	0.24	94	3.30
小麦(龙麦)	100	1416 339	—	11.9	—	10.8	75.2	1.6	—	—	0.40	0.10	4.0	1.82	289	6.8	34	4	5.1	2.33	0.43	325	4.05
小麦粉(标准粉)	100	1458 349	12.7	11.2	1.5	2.1	73.6	1.0	—	—	0.28	0.08	2.0	1.80	190	3.1	31	50	3.5	1.64	0.42	188	5.36
挂面(标准粉)	100	1454 348	12.4	10.1	0.7	1.6	76.0	0.8	—	—	0.19	0.04	2.5	1.11	157	15.0	14	51	3.5	1.22	0.44	153	9.90
油面筋	100	2061 493	7.1	26.9	25.1	1.3	40.4	0.5	—	—	0.03	0.05	2.2	7.18	45	29.5	29	40	2.5	2.29	0.50	98	22.80
高粱米	100	1505 360	10.3	10.4	3.1	4.3	74.7	1.5	—	—	0.29	0.10	1.6	1.88	281	6.3	22	129	6.3	1.64	0.53	329	2.83
荞麦	100	1410 337	13.0	9.3	2.3	6.5	73	2.4	20	3	0.28	0.16	2.2	4.40	401	4.7	47	258	6.2	3.62	0.56	297	2.45
大麦	100	1367 327	13.1	10.2	1.4	9.9	73.3	2.0	—	—	0.43	0.14	3.9	1.23	49	—	66	158	6.4	4.36	0.63	381	9.80
小米	100	1511 361	11.6	9.0	3.1	1.6	75.1	1.2	100	17	0.33	0.10	1.5	3.63	284	4.3	41	107	5.1	1.87	0.54	299	4.74
燕麦片	100	1536 367	9.2	15.0	6.7	5.3	61.6	2.2	—	—	0.30	0.13	1.2	3.07	214	3.7	186	177	7.0	2.59	0.45	291	4.31
油条	100	1624 388	21.8	6.9	17.6	0.9	51.0	2.7	—	—	0.01	0.07	0.7	3.19	227	585.2	6	19	1.0	0.75	0.19	77	8.60
玉米(黄)	100	1457 348	13.2	8.7	3.8	6.4	73.0	1.3	100	17	0.21	0.13	2.5	3.89	300	3.3	14	96	2.4	1.70	0.25	218	3.52
玉米面(黄)	100	1472 352	12.1	8.1	3.3	5.6	75.2	1.3	40	7	0.26	0.09	2.3	3.80	249	2.3	22	84	3.2	1.42	0.35	196	2.49
方便面	100	1975 472	3.6	9.5	21.1	0.7	60.9	4.2	—	—	0.12	0.06		2.28	134	1144.0	25	38	4.1	1.06	0.29	80	10.49

二、干豆类及其制品

食物名称	食部/g	能量/kJ或kcal	水分/g	蛋白质/g	脂肪/g	膳食纤维/g	糖类/g	灰分/g	胡萝卜素/μg	视黄醇当量/μg	硫胺素/mg	核黄素/mg	烟酸/mg	维生素E/mg	钾/mg	钠/mg	钙/mg	镁/mg	铁/mg	锌/mg	铜/mg	磷/mg	硒/μg
黄豆(大豆)	100	1631 390	10.2	35.0	16.0	15.5	34.2	4.6	220	37	0.41	0.20	2.1	18.90	1503	2.2	191	199	8.2	3.34	1.35	465	6.16
黑豆(黑大豆)	100	1678 401	9.9	36.0	15.9	10.2	33.6	4.6	30	5	0.20	0.33	2.0	17.36	1377	3.0	224	243	7.0	4.18	1.56	500	6.79
豇豆	100	1407 336	10.9	19.3	1.2	7.1	65.6	3.0	60	10	0.16	0.08	1.9	8.61	737	6.8	40	36	7.1	3.04	2.10	344	5.74
绿豆	100	1376 329	12.3	21.6	0.8	6.4	62.0	3.3	130	22	0.25	0.11	2.0	10.95	787	3.2	81	125	6.5	2.18	1.08	337	4.28

续表

食物名称	食部/g	能量/kJ	能量/kcal	水分/g	蛋白质/g	脂肪/g	膳食纤维/g	糖类/g	灰分/g	胡萝卜素/µg	视黄醇当量/µg	硫胺素/mg	核黄素/mg	烟酸/mg	维生素E/mg	钾/mg	钠/mg	钙/mg	镁/mg	铁/mg	锌/mg	铜/mg	磷/mg	硒/µg
扁豆	100	1420	339	9.9	25.3	0.4	6.5	61.9	2.5	30	5	0.26	0.45	2.6	1.86	439	2.3	137	92	19.2	1.90	1.27	218	32.00
蚕豆(去皮)	100	1450	347	11.3	25.4	1.6	2.5	8.9	2.8	300	50	0.20	0.20	2.5	6.68	801	2.2	54	94	2.5	3.32	1.17	181	4.83
豌豆	96	1359	334	10.4	20.3	1.1	10.4	65.8	2.4	250	42	0.49	—	—	8.47	823	9.7	97	118	4.9	2.35	0.47	259	1.69
豆浆	100	66	16	96.4	1.8	0.7	1.1	1.1	0.2	90	15	0.02	0.02	0.1	0.80	30	3.0	10	9	0.5	0.24	0.07	30	0.14
豆腐	100	342	82	82.8	8.1	3.7	0.4	4.2	1.2	—	—	0.04	0.03	0.2	2.71	125	7.2	164	27	1.9	1.11	0.27	119	2.30
油豆腐	100	1024	245	58.8	17.0	17.6	0.6	4.9	1.7	30	5	0.05	0.04	0.3	24.70	158	32.5	147	72	5.2	2.03	0.30	238	0.63
豆腐干	100	592	142	65.2	16.2	3.6	0.8	1.5	3.5	—	—	0.03	0.07	0.3	—	140	76.5	308	102	4.9	1.76	0.77	273	0.02
千张	100	1096	262	52.0	24.5	16.0	1.0	5.5	2.0	30	5	0.04	0.05	0.2	23.38	94	20.6	313	80	6.4	2.52	0.46	309	1.75
素鸡	100	810	194	64.3	16.5	12.5	0.9	4.2	2.5	60	10	0.02	0.03	0.4	17.80	42	373.8	319	61	5.3	1.74	0.27	180	6.73
腐竹	100	1928	461	7.9	44.6	21.7	1.0	22.3	3.5	—	—	0.13	0.07	0.8	27.84	553	26.5	77	71	16.5	3.69	1.31	284	6.65

三、鲜豆类

食物名称	食部/g	能量/kJ	能量/kcal	水分/g	蛋白质/g	脂肪/g	膳食纤维/g	糖类/g	灰分/g	胡萝卜素/µg	视黄醇当量/µg	硫胺素/mg	核黄素/mg	烟酸/mg	维生素C/mg	维生素E/mg	钾/mg	钠/mg	钙/mg	镁/mg	铁/mg	锌/mg	铜/mg	磷/mg	硒/µg
毛豆(青豆)	53	550	131	69.6	13.1	5.0	4.0	10.5	1.8	130	22	0.15	0.07	1.4	27	2.44	478	3.9	135	70	3.5	1.73	0.54	188	2.48
扁豆(鲜)	91	172	41	88.3	2.7	0.2	2.1	8.2	0.6	150	25	0.04	0.07	0.9	13	0.24	178	3.8	38	34	1.9	0.72	0.12	54	0.94
蚕豆(鲜)	31	463	111	70.2	8.8	0.4	3.1	19.5	1.1	310	52	0.37	0.10	1.5	16	0.83	391	4.0	16	46	3.5	1.37	0.39	200	2.02
刀豆(鲜)	92	165	40	89.0	3.1	0.3	1.8	7.0	0.6	220	37	0.05	0.07	1.0	15	0.40	209	8.5	49	29	4.6	0.84	0.09	57	0.88
豇豆(鲜)	97	139	33	90.3	2.9	0.3	2.3	5.9	0.6	250	42	0.07	0.09	1.4	19	4.39	112	2.2	27	31	0.5	0.54	0.14	63	0.74
绿豆芽	100	81	19	94.6	2.1	0.1	0.8	2.1	0.3	20	3	0.05	0.06	0.5	6	0.19	68	4.4	9	18	0.6	0.35	0.10	37	0.50
豌豆芽(鲜)	42	465	111	70.2	7.4	0.3	3.0	21.2	0.9	220	37	0.43	0.09	2.3	14	1.21	332	1.2	21	43	1.7	1.29	0.22	127	1.74

四、嫩茎、叶、苔花类

食物名称	食部/g	能量/kJ	能量/kcal	水分/g	蛋白质/g	脂肪/g	膳食纤维/g	糖类/g	灰分/g	胡萝卜素/µg	视黄醇当量/µg	硫胺素/mg	核黄素/mg	烟酸/mg	维生素C/mg	维生素E/mg	钾/mg	钠/mg	钙/mg	镁/mg	铁/mg	锌/mg	铜/mg	磷/mg	硒/µg
菜花(花椰菜)	82	110	26	92.4	2.1	0.2	1.2	4.6	0.7	30	5	0.03	0.08	0.6	61	0.43	200	31.6	23	18	1.1	0.38	0.05	47	0.73
小白菜(青菜)	81	72	17	94.5	1.5	0.3	1.1	2.7	1.0	1680	280	0.02	0.09	0.7	28	0.70	178	73.5	90	18	1.9	0.51	0.08	36	1.17
大白菜	83	70	17	95.1	1.4	0.1	0.9	3.0	0.4	80	13	0.03	0.04	0.4	28	0.36	90	48.4	35	9	0.6	0.61	0.04	28	0.39
油菜	87	103	25	92.9	1.8	0.5	1.1	3.8	1.0	620	103	0.04	0.11	0.7	36	0.88	210	55.8	108	22	1.2	0.33	0.06	39	0.79

续表

食物名称	食部/g	能量/kJ	能量/kcal	水分/g	蛋白质/g	脂肪/g	膳食纤维/g	糖类/g	灰分/g	胡萝卜素/μg	视黄醇当量/μg	硫胺素/mg	核黄素/mg	烟酸/mg	维生素C/mg	维生素E/mg	钾/mg	钠/mg	钙/mg	镁/mg	铁/mg	锌/mg	铜/mg	磷/mg	硒/μg
芹菜（白茎）	66	71	17	94.2	0.8	0.1	1.4	3.9	1.0	60	10	0.01	0.08	0.4	12	2.21	154	73.8	48	10	0.8	0.46	0.09	50	—
韭菜	90	120	29	91.8	2.4	0.4	1.4	4.6	0.8	1410	235	0.02	0.09	0.8	24	0.96	247	8.1	42	25	1.6	0.43	0.08	38	1.38
芦笋	90	93	22	93.0	1.4	0.1	1.9	4.9	0.6	100	17	0.04	0.05	0.7	45	—	213	3.1	10	10	1.4	0.41	0.07	42	0.21
莴苣笋	62	62	15	95.5	1.0	0.1	0.6	2.8	0.6	150	25	0.02	0.02	0.5	4	0.19	212	36.5	23	19	0.9	0.33	0.07	48	0.54
大蒜（蒜头）	85	536	128	66.6	4.5	0.2	1.1	27.6	1.1	30	5	0.04	0.06	0.6	7	1.07	302	19.6	39	21	1.2	0.88	0.22	117	3.09
茭白	74	110	26	92.2	1.2	0.2	1.9	5.9	0.5	30	5	0.02	0.03	0.5	5	0.99	209	5.8	4	8	0.4	0.33	0.06	36	0.45

五、根茎类

食物名称	食部/g	能量/kJ	能量/kcal	水分/g	蛋白质/g	脂肪/g	膳食纤维/g	糖类/g	灰分/g	胡萝卜素/μg	视黄醇当量/μg	硫胺素/mg	核黄素/mg	烟酸/mg	维生素C/mg	维生素E/mg	钾/mg	钠/mg	钙/mg	镁/mg	铁/mg	锌/mg	铜/mg	磷/mg	硒/μg
荸荠（地栗）	78	256	61	83.6	1.2	0.2	1.1	14.2	0.8	20	3	0.02	0.02	0.7	7	0.65	306	15.7	4	12	0.6	0.34	0.07	44	0.70
甘薯（白心）	86	444	106	72.6	1.4	0.2	1.0	25.2	0.6	220	37	0.07	0.04	0.6	24	0.43	174	58.2	24	17	0.8	0.22	0.16	46	0.63
胡萝卜（红）	96	162	39	89.2	1.0	0.2	1.1	8.8	0.8	4130	688	0.04	0.03	0.6	13	0.41	190	71.4	32	14	1.0	0.23	0.08	27	0.63
姜	95	194	46	87.0	1.3	0.6	2.7	10.3	0.8	170	28	0.02	0.03	0.8	4	—	295	14.9	27	44	1.4	0.34	0.14	25	0.56
萝卜	95	94	23	93.4	0.9	0.1	1.0	5.0	0.6	20	3	0.02	0.03	0.3	21	0.92	173	61.8	36	16	0.5	0.30	0.04	26	0.61
马铃薯	94	323	77	79.8	2.0	0.2	0.7	17.2	0.8	30	5	0.08	0.04	1.1	27	0.34	342	2.7	8	23	0.8	0.37	0.12	40	0.78
藕	88	304	73	80.5	1.9	0.2	1.2	1.0	20	3	—	0.09	0.03	0.3	44	0.73	243	44.2	39	19	1.4	0.23	0.11	58	0.39
春笋	66	106	25	91.4	2.4	0.1	2.8	5.1	1.0	30	5	0.05	0.04	0.4	5	—	300	6.0	8	8	2.4	0.43	0.15	36	0.66

六、瓜类、茄类

食物名称	食部/g	能量/kJ	能量/kcal	水分/g	蛋白质/g	脂肪/g	膳食纤维/g	糖类/g	灰分/g	胡萝卜素/μg	视黄醇当量/μg	硫胺素/mg	核黄素/mg	烟酸/mg	维生素C/mg	维生素E/mg	钾/mg	钠/mg	钙/mg	镁/mg	铁/mg	锌/mg	铜/mg	磷/mg	硒/μg
冬瓜	80	52	12	96.6	0.4	0.2	0.7	2.6	0.2	80	13	0.01	0.01	0.3	18	0.08	78	1.8	19	8	0.2	0.07	0.07	12	0.22
黄瓜（胡瓜）	92	65	16	95.8	0.8	0.2	0.5	2.9	0.3	90	15	0.02	0.03	0.2	19	0.49	102	4.9	24	15	0.5	0.18	0.05	24	0.38
葫芦	87	67	16	95.3	0.7	0.1	0.8	3.5	0.4	40	7	0.02	0.01	1.4	11	—	87	0.6	16	7	0.4	0.14	0.04	15	0.49
丝瓜	83	90	21	94.3	1.0	0.2	0.6	4.2	0.3	90	15	0.02	0.04	0.4	5	0.22	115	2.6	14	11	0.4	0.21	0.06	29	0.86
西瓜	59	142	34	91.2	0.5	微	0.2	7.9	0.2	80	13	0.02	0.04	0.4	7	0.03	79	4.2	10	11	0.5	0.10	0.02	13	0.08

续表

食物名称	食部/g	能量 /kJ 或 kcal	水分/g	蛋白质/g	脂肪/g	膳食纤维/g	糖类/g	灰分/g	胡萝卜素/µg	视黄醇当量/µg	硫胺素/mg	核黄素/mg	烟酸/mg	维生素C/mg	维生素E/mg	钾/mg	钠/mg	钙/mg	镁/mg	铁/mg	锌/mg	铜/mg	磷/mg	硒/µg
番茄（西红柿）	97	85/20	94.4	0.9	0.2	0.5	4.0	0.5	550	92	0.03	0.03	0.6	19	0.57	163	5.0	10	9	0.4	0.13	0.06	2	0.15
辣椒（尖，青）	84	114/27	91.9	1.4	0.3	2.1	5.8	0.6	340	57	0.03	0.04	0.5	62	0.88	209	2.2	15	15	0.7	0.22	0.11	3	0.62
茄子	93	97/23	93.4	1.1	0.2	1.3	4.9	0.4	50	8	0.02	0.04	0.6	5	1.13	142	5.4	24	13	0.5	0.23	0.10	2	0.48

七、菌藻类、酱菜类

食物名称	食部/g	能量 /kJ 或 kcal	水分/g	蛋白质/g	脂肪/g	膳食纤维/g	糖类/g	灰分/g	胡萝卜素/µg	视黄醇当量/µg	硫胺素/mg	核黄素/mg	烟酸/mg	维生素C/mg	维生素E/mg	钾/mg	钠/mg	钙/mg	镁/mg	铁/mg	锌/mg	铜/mg	磷/mg	硒/µg
金针菇	100	133/32	90.2	2.4	0.4	2.7	6.0	1.0	30	5	0.15	0.19	4.1	2	1.14	195	4.3	—	17	1.4	0.39	0.14	97	0.28
香菇（干）	95	1148/274	12.3	20.0	1.2	31.6	61.7	4.8	20	3	0.19	1.26	20.5	5	0.66	464	11.2	83	147	10.5	8.57	1.03	258	6.42
银耳（白木耳）	96	1092/261	14.6	10.0	1.4	30.4	67.3	6.7	50	8	0.05	0.25	5.3	—	1.26	1588	82.1	36	54	4.1	3.03	0.08	369	2.95
海带（干）	98	374/90	70.5	1.8	0.1	6.1	23.4	4.2	240	40	0.01	0.10	7.3	—	0.85	761	327.4	348	129	4.7	0.65	0.14	52	5.84
紫菜	100	1046/250	12.7	26.7	1.1	21.6	44.1	15.4	1370	228	0.27	1.02	7.3	2	1.82	1796	710.5	264	105	54.9	2.47	1.68	350	7.22
萝卜干	100	279/67	67.7	3.3	0.2	3.4	14.6	14.2	—	—	0.04	0.09	0.9	17	—	508	4203.0	53	44	3.4	1.27	0.25	65	—
乳黄瓜（嫩黄瓜）	100	149/36	81.3	1.7	0.3	1.8	7.4	9.3	—	—	0.03	0.03	0.3	7	0.21	220	3087.1	44	33	3.1	0.55	0.29	21	1.57
榨菜	100	139/33	75.0	2.2	0.3	2.1	6.5	16.0	490	82	0.03	0.06	0.5	2	—	363	4252.6	155	54	3.9	0.63	0.14	41	1.93
大头菜（酱）	100	172/41	74.8	2.4	0.1	2.4	8.4	14.1	—	—	0.03	0.08	0.8	5	0.16	286	4623.7	77	57	6.7	0.78	0.14	41	1.40

八、鲜果类

食物名称	食部/g	能量 /kJ 或 kcal	水分/g	蛋白质/g	脂肪/g	膳食纤维/g	糖类/g	灰分/g	胡萝卜素/µg	视黄醇当量/µg	硫胺素/mg	核黄素/mg	烟酸/mg	维生素C/mg	维生素E/mg	钾/mg	钠/mg	钙/mg	镁/mg	铁/mg	锌/mg	铜/mg	磷/mg	硒/µg
苹果	76	227/54	85.9	0.2	0.2	1.2	13.5	0.2	20	3	0.06	0.02	0.2	4	2.12	119	1.6	4	4	0.6	0.19	0.06	12	0.12
葡萄	86	185/44	88.7	0.5	0.2	0.4	10.3	0.3	50	8	0.04	0.02	0.2	25	0.70	104	1.3	5	8	0.4	0.18	0.09	13	0.20
香蕉	59	389/93	75.8	1.4	0.2	1.2	22.0	0.6	60	10	0.02	0.04	0.7	8	0.24	212	256	7	43	0.4	0.18	0.14	28	0.87
草莓	97	134/32	91.3	1.0	0.2	1.1	7.1	0.4	30	5	0.02	0.03	0.3	47	0.71	131	4.2	18	12	1.8	0.14	0.04	27	0.70
柑	77	215/51	86.9	0.7	0.2	1.0	11.9	0.3	890	148	0.08	0.04	0.4	28	0.92	154	1.4	35	11	0.2	0.08	0.04	18	0.30
桂圆（鲜）	50	298/71	81.4	1.2	0.1	0.4	16.6	0.7	20	3	0.01	0.14	1.3	43	—	248	3.9	6	10	0.2	0.40	0.10	30	0.83

续表

食物名称	食部/g	能量/kJ 或 kcal	水分/g	蛋白质/g	脂肪/g	膳食纤维/g	糖类/g	灰分/g	胡萝卜素/μg	视黄醇当量/μg	硫胺素/mg	核黄素/mg	烟酸/mg	维生素C/mg	维生素E/mg	钾/mg	钠/mg	钙/mg	镁/mg	铁/mg	锌/mg	铜/mg	磷/mg	硒/μg
红果	100	1051/251	11.1	4.3	2.2	49.7	78.4	4.0	60	10	0.02	0.18	0.7	2	0.47	440	9.9	144	—	0.4	0.61	0.41	440	2.70
橘（蜜橘）	76	189/45	88.2	0.2	0.4	1.4	10.3	0.3	1660	277	0.05	0.04	0.2	19	0.45	177	1.3	19	16	0.2	0.1	0.07	18	0.45
梨（鸭梨）	82	187/45	88.3	0.2	0.2	1.1	11.1	0.4	10	2	0.03	0.03	0.2	4	0.31	77	1.5	4	5	0.9	0.10	0.19	14	0.28
枇杷	62	170/41	89.3	0.8	0.2	0.8	9.3	0.2	700	117	0.01	0.03	0.3	8	0.24	122	4.0	17	10	1.1	0.19	0.06	8	0.72
菠萝	68	182/44	88.4	0.5	0.1	1.3	10.8	0.7	200	33	0.04	0.02	0.2	18	—	113	0.8	12	8	0.6	0.14	0.07	9	0.14
鲜枣	87	524/125	67.4	0.3	0.1	1.9	30.5	0.4	240	40	0.06	0.09	0.9	243	0.78	375	1.2	22	25	1.2	1.52	0.06	23	0.80
柿	87	308/74	80.6	0.4	0.1	1.4	18.5	0.4	120	20	0.02	0.02	0.3	30	1.12	159	0.8	9	19	0.2	0.08	0.06	23	0.24
桃	86	212/51	86.4	0.9	0.1	1.3	12.2	0.4	20	3	0.01	0.03	0.7	117	1.54	166	5.7	6	7	0.8	0.34	0.05	20	0.24
杏	91	160/38	89.4	0.9	0.1	1.3	9.1	0.5	450	75	0.02	0.03	0.6	4	—	226	2.3	14	11	0.6	0.2	0.11	1	0.2

九、坚果类

食物名称	食部/g	能量/kJ 或 kcal	水分/g	蛋白质/g	脂肪/g	膳食纤维/g	糖类/g	灰分/g	胡萝卜素/μg	视黄醇当量/μg	硫胺素/mg	核黄素/mg	烟酸/mg	维生素C/mg	维生素E/mg	钾/mg	钠/mg	钙/mg	镁/mg	铁/mg	锌/mg	铜/mg	磷/mg	硒/μg
核桃（干）	43	2704/646	5.2	14.9	58.8	9.5	19.1	2.0	30	5	0.15	0.14	0.9	1	43.21	385	6.4	56	131	2.7	2.17	1.17	294	4.62
花生仁（生）	100	2400/574	6.9	24.8	44.3	5.5	21.7	2.3	30	5	0.72	0.13	17.9	2	18.09	587	3.6	39	178	2.1	2.50	0.95	324	3.94
莲子（干）	100	1463/350	9.5	17.2	2.0	3.0	67.2	4.1	—	—	0.16	0.08	4.2	5	2.71	846	5.1	97	242	3.6	2.78	1.33	550	3.36
山核桃（干）	24	2576/616	2.2	18.0	50.4	7.4	26.2	3.2	30	5	0.16	0.09	0.5	—	65.55	237	250.7	57	306	6.8	6.42	2.14	521	0.87
西瓜子（炒）	43	2434/582	4.3	32.7	44.8	4.5	14.2	4.0	—	—	0.04	0.08	3.4	—	1.23	612	187.7	28	448	8.2	6.76	1.82	765	23.44

十、畜、禽肉类及制品

食物名称	食部/g	能量/kJ 或 kcal	水分/g	蛋白质/g	脂肪/g	糖类/g	灰分/g	维生素A/μg	视黄醇当量/μg	硫胺素/mg	核黄素/mg	烟酸/mg	维生素C/mg	维生素E/mg	钾/mg	钠/mg	钙/mg	镁/mg	铁/mg	锌/mg	铜/mg	磷/mg	硒/μg
猪肉（瘦）	100	598/143	71.0	20.3	6.2	1.5	1.0	44	44	0.54	0.1	5.3	—	0.34	305	57.5	6	25	3.0	2.99	0.11	189	9.5
羊肉（瘦）	90	494/118	74.2	20.5	3.9	0.2	1.2	11	11	0.15	0.16	5.2	—	0.31	403	69.4	9	22	3.9	6.06	0.12	196	7.18
狗肉	80	485/116	76.0	16.8	4.6	1.8	0.8	12	12	0.34	0.20	3.5	—	1.40	140	47.4	52	14	2.9	3.18	0.14	107	14.75
牛肉（瘦）	100	444/106	75.2	20.2	2.3	1.2	1.1	6	6	0.07	0.13	6.3	—	0.35	284	53.6	9	21	2.8	3.71	0.16	172	10.55
酱牛肉	100	1029/246	50.7	31.4	11.9	3.2	2.8	11	11	0.05	0.22	4.4	—	1.25	148	869.2	20	27	4.0	7.12	0.14	178	4.35

续表

食物名称	食部/g	能量/kJ或kcal	水分/g	蛋白质/g	脂肪/g	糖类/g	灰分/g	维生素A/μg	视黄醇当量/μg	硫胺素/mg	核黄素/mg	烟酸/mg	维生素C/mg	维生素E/mg	钾/mg	钠/mg	钙/mg	镁/mg	铁/mg	锌/mg	铜/mg	磷/mg	硒/μg
鸡	66	699/167	69.0	19.3	9.4	1.3	1.0	48	48	0.05	0.09	5.6	—	0.67	251	63.3	9	19	1.4	1.09	0.07	156	11.75
鹅	63	1050/251	61.4	17.9	19.9	0	0.8	42	42	0.07	0.23	4.9	—	0.22	232	58.8	4	18	3.8	1.36	0.43	144	17.68
鸽	42	841/201	66.6	16.5	14.2	1.7	1.0	53	53	0.06	0.20	6.9	—	0.99	334	63.6	30	27	3.8	0.82	0.24	136	11.08
鹌	68	1004/240	63.9	15.5	19.7	0.2	0.7	52	52	0.08	0.22	4.2	—	0.27	191	69.0	6	14	2.2	1.33	0.21	122	12.25
北京烤鸭	80	1824/436	38.2	16.6	38.4	6.0	0.8	36	36	0.04	0.32	4.5	—	0.97	83.0	35	13	2.4	—	0.12	0.12	175	10.32

十一、鱼、虾类

食物名称	食部/g	能量/kJ或kcal	水分/g	蛋白质/g	脂肪/g	糖类/g	灰分/g	维生素A/μg	视黄醇当量/μg	硫胺素/mg	核黄素/mg	烟酸/mg	维生素C/mg	维生素E/mg	钾/mg	钠/mg	钙/mg	镁/mg	铁/mg	锌/mg	铜/mg	磷/mg	硒/μg
大黄鱼(大黄花鱼)	66	406/97	77.7	17.7	2.5	0.8	1.3	10	10	0.03	0.10	1.9	—	1.13	260	120.3	53	39	0.7	0.58	0.04	174	42.57
小黄鱼	63	414/99	77.9	17.9	3.0	0.1	1.1	—	—	0.04	0.04	2.3	—	1.19	228	103.0	78	28	0.9	0.94	0.04	188	55.20
带鱼	76	531/127	73.3	17.7	4.9	3.1	1.0	29	29	0.02	0.06	2.8	—	0.82	280	150.1	28	43	1.2	0.70	0.08	191	36.57
黄鳝(鳝鱼)	67	372/89	78.0	18.0	1.4	1.2	1.4	50	50	0.06	0.98	3.7	—	1.34	263	70.2	42	18	2.5	1.97	0.05	206	34.56
鲢鱼	61	435/104	77.8	17.8	3.6	—	1.2	20	20	0.03	0.07	2.5	—	1.23	277	57.5	53	23	1.4	1.17	0.06	190	15.68
鲫鱼	54	456/109	76.7	17.6	4.1	0.5	1.1	25	25	0.03	0.09	2.7	—	1.27	334	53.7	50	33	1.0	2.08	0.06	204	15.38
草鱼	58	473/113	77.3	17.9	5.2	—	1.1	11	11	0.04	0.11	2.8	—	2.03	312	46.0	38	31	0.8	0.87	0.05	203	6.66
泥鳅	60	402/96	76.6	17.9	2.0	1.7	1.8	14	14	0.10	0.33	6.2	—	0.79	282	74.8	299	28	2.9	2.76	0.09	302	35.30
墨鱼	69	347/83	79.2	15.2	0.9	3.4	1.3	—	—	0.02	0.04	1.8	—	1.49	400	165.5	15	39	1.0	1.34	0.69	165	37.52
对虾	61	389/93	76.5	18.6	0.8	2.8	1.3	15	15	0.01	0.07	1.7	—	0.62	215	165.2	62	43	1.5	2.38	0.34	228	33.72
河虾	86	364/87	78.1	16.4	2.4	0	3.9	48	48	0.04	0.03	—	—	5.33	329	133.8	325	60	4.0	2.24	0.64	186	29.65
蟹(河蟹)	42	431/103	75.8	17.5	2.6	2.3	1.8	389	389	0.06	0.28	1.7	—	6.09	181	193.5	126	23	2.9	3.68	2.97	182	56.72
蟹(蛟子蟹)	49	397/95	77.5	15.9	3.1	0.9	2.6	121	121	0.03	0.30	1.9	—	4.56	208	481.4	280	65	2.5	5.50	1.25	152	90.96

十二、蛋类

食物名称	食部/g	能量/kJ或kcal	水分/g	蛋白质/g	脂肪/g	糖类/g	灰分/g	维生素A/μg	视黄醇当量/μg	硫胺素/mg	核黄素/mg	烟酸/mg	维生素C/mg	维生素E/mg	钾/mg	钠/mg	钙/mg	镁/mg	铁/mg	锌/mg	铜/mg	磷/mg	硒/μg
鸡蛋	88	653/156	73.8	12.8	11.1	1.3	1.0	194	194	0.13	0.32	0.2	—	2.29	121	125.7	44	11	2.3	1.01	0.07	182	14.98
鸭蛋	87	753/180	70.3	12.6	13.0	3.1	1.0	261	261	0.17	0.35	0.2	—	4.98	135	106.0	62	13	2.9	1.67	0.11	226	15.68
鹅蛋	87	820/196	69.3	11.1	15.6	2.8	1.2	192	192	0.08	0.30	0.4	—	4.50	74	90.6	34	12	4.1	1.43	0.09	130	27.24
鹌鹑蛋	86	669/160	73.0	12.8	11.1	2.1	1.0	337	337	0.11	0.49	0.1	—	3.08	138	106.6	47	11	3.2	1.61	0.09	180	25.48

十三、乳类

食物名称	食部/g	能量/kJ	能量/kcal	水分/g	蛋白质/g	脂肪/g	糖类/g	灰分/g	维生素A/µg	视黄醇当量/µg	硫胺素/mg	核黄素/mg	烟酸/mg	维生素C/mg	维生素E/mg	钾/mg	钠/mg	钙/mg	镁/mg	铁/mg	锌/mg	铜/mg	磷/mg	硒/µg
牛乳	100	226	54	89.8	3.0	3.2	3.4	0.6	24	24	0.03	0.14	0.1	1	0.21	109	37.2	104	11	0.3	0.42	0.02	73	1.94
牛乳粉（全脂）	100	2000	478	2.3	20.1	21.2	51.7	4.7	141	141	0.11	0.73	0.9	4	0.48	449	260.1	676	79	1.2	3.14	0.09	469	11.80
酸乳	100	301	72	84.7	2.5	2.7	9.3	0.8	26	26	0.03	0.15	0.2	1	0.12	150	39.8	118	12	0.4	0.53	0.03	85	1.71

十四、糕点及小吃类

食物名称	食部/g	能量/kJ	能量/kcal	水分/g	蛋白质/g	脂肪/g	膳食纤维/g	糖类/g	灰分/g	维生素A/µg	视黄醇当量/µg	硫胺素/mg	核黄素/mg	烟酸/mg	维生素C/mg	维生素E/mg	钾/mg	钠/mg	钙/mg	镁/mg	铁/mg	锌/mg	铜/mg	磷/mg	硒/µg
饼干	100	1820	435	5.7	9.0	12.7	1.1	71.7	0.9	24	37	0.08	0.04	4.7	80	4.57	85	204.1	73	50	1.9	0.91	0.23	88	12.47
蛋糕	100	1456	348	18.6	8.6	5.1	0.4	67.1	0.6	54	86	0.09	0.09	0.8	190	2.80	77	67.8	39	24	2.5	1.01	1.21	130	14.07
开口笑（麻团）	100	2170	519	5.3	8.4	30.0	3.1	55.3	1.0	—	12	0.05	0.06	5.9	70	27.79	143	68.2	39	81	4.4	0.52	0.19	133	11.95
面包	100	1308	313	27.4	8.3	5.1	0.5	58.6	0.6	—	—	0.03	0.06	1.7	—	1.66	88	230.4	49	31	2.0	0.75	0.27	107	3.15
月饼（枣泥）	100	1784	427	11.7	7.1	15.7	1.4	64.9	0.6	—	8	0.11	0.05	2.7	50	1.49	178	24.3	66	23	2.8	0.81	0.18	62	2.43

十五、糖及制品

食物名称	食部/g	能量/kJ	能量/kcal	水分/g	蛋白质/g	脂肪/g	膳食纤维/g	糖类/g	灰分/g	胡萝卜素/µg	视黄醇当量/µg	硫胺素/mg	核黄素/mg	烟酸/mg	维生素C/mg	维生素E/mg	钾/mg	钠/mg	钙/mg	镁/mg	铁/mg	锌/mg	铜/mg	磷/mg	硒/µg
红糖	100	1628	389	1.9	0.7	—	—	96.6	0.8	—	—	0.01	—	0.3	—	—	240	18.3	157	54	2.2	0.35	0.15	11	4.20
白糖（绵白糖）	100	1657	396	0.9	0.1	—	—	98.9	0.1	—	—	微	—	0.2	—	—	2	2.0	6	2	0.2	0.07	0.02	3	0.38
冰糖	100	1662	397	0.6	—	—	—	99.3	0.1	—	—	0.03	0.03	—	—	—	1	2.7	23	2	1.4	0.21	0.03	—	—
巧克力	100	2463	589	1.0	4.3	40.1	1.5	53.4	1.2	—	—	0.06	0.08	1.4	3	1.62	254	111.8	111	56	1.7	1.02	0.23	114	1.20

十六、淀粉类及制品

食物名称	食部/g	能量/kJ 或 kcal	水分/g	蛋白质/g	脂肪/g	膳食纤维/g	糖类/g	灰分/g	硫胺素/mg	核黄素/mg	烟酸/mg	钾/mg	钠/mg	钙/mg	镁/mg	铁/mg	锌/mg	铜/mg	磷/mg	硒/μg
粉丝	100	1402 355	15.0	0.8	0.2	1.1	82.6	0.3	0.03	0.02	0.4	18	9.3	31	11	6.4	0.27	0.05	16	3.39
凉粉	100	159 38	90.5	0.2	0.3	0.6	8.9	0.1	0.02	0.01	0.2	5	2.8	9	3	1.3	0.24	0.06	1	0.73
藕粉	100	1556 372	6.4	0.2	—	0.1	92.9	0.4	—	0.01	0.4	35	10.8	8	2	17.9	0.15	0.22	9	2.10

十七、油脂类

食物名称	食部/g	能量/kJ 或 kcal	水分/g	蛋白质/g	脂肪/g	糖类/g	灰分/g	维生素A/μg 视黄醇当量	硫胺素/mg	核黄素/mg	烟酸/mg	维生素E/mg	钾/mg	钠/mg	钙/mg	镁/mg	铁/mg	锌/mg	铜/mg	磷/mg	硒/μg
花生油	100	3761 899	0.1	—	99.9	0	0.1	—	—	—	微	42.06	1	3.5	12	2	2.9	0.48	0.15	15	—
玉米油	100	3745 895	0.2	—	99.2	0.5	0.1	—	—	—	—	50.94	2	1.4	1	3	1.4	0.26	0.23	18	—
茶油	100	3761 899	0.1	—	99.9	0	—	—	—	—	—	27.90	2	0.7	5	2	1.1	0.34	0.03	8	—

注：表内数据摘自《中国食物成分表》，中国疾病预防控制中心营养与食品安全所编著，2009 年 12 月第 2 版。

目标检测参考答案

题目	1	2	3	4	5	6	7	8	9	10
第一章:判断题	×	√	√	×	√	√	√	√	√	√
第一章:单选题	A	C	B	A	D	B	D	C	A	C
第一章:多选题	BC	ACD	AE	BCDE	ABC	CDE	AC	AB	AC	BCD
第二章:判断题	×	√	√	√	×	×	√	√	×	√
第二章:单选题	D	B	D	B	A	C	C	D	C	A
第二章:多选题	ABCE	ABC	ACE	ABC	BD	ABD	CE	DE	ABCDE	ABC
第三章:判断题	√	×	√	√	×	×	√	×	×	√
第三章:单选题	D	C	C	C	D	C	C	B	D	B
第三章:多选题	ABD	ACE	ABD	ABCE	CDE	ABCDE	ADE	BCE	AC	BD
第四章:判断题	×	×	×	√	×	√	√	×	×	√
第四章:单选题	C	A	D	A	A	B	B	D	A	C
第四章:多选题	ABCDE	ACDE	AC	ABDE	ACDE	ABDE	ABD	AD	ACE	ABCDE
第五章:判断题	√	√	√	×	×	×	×	√	×	√
第五章:单选题	D	A	D	D	C	B	D	D	D	B
第五章:多选题	ABC	ABCDE	ACDE	ABD	ABA	BCD	ABD	ABC	AD	ABC
第六章 判断题	×	×	√	√	×	×	√	√	√	√
第六章 单选题	C	C	B	B	A	C	C	A	D	B
第六章 多选题	ABCD	ABE	ABCE	ABCDE	ABCE	AB	BC	ABCDE	ACE	ABD
第七章:判断题	√	√	√	×	×	√	×	√	√	×
第七章:单选题	D	D	B	B	C	C	C	B	C	A
第七章:多选题	ABCDE	ABCDE	ABDE	ABDE	AE	ACE	BCD	ABCDE	DE	AC
第八章:判断题	√	×	√	√	×	×	×	×	√	√
第八章:单选题	C	B	B	B	C	A	D	A	C	B
第八章:多选题	ABCE	ACD	ABCDE	ABDE	ABCE	ABCD	ADE	ABD	CD	ACDE

参考文献

[1] 中国营养学会．中国居民膳食营养素参考摄入量（2013 版）．北京：科学出版社，2014.

[2] 程义勇．《中国居民膳食营养素参考摄入量》2013 版修订简介．营养学报，2014，36（4）：313-317.

[3] 季兰芳．营养与膳食．第 3 版．北京：人民卫生出版社，2014.

[4] 刘明清，王万荣．预防医学．第 5 版．北京：人民卫生出版社，2014.

[5] 全国卫生专业技术资格考试专家委员会．营养学（全国卫生专业技术资格考试指导）．北京：人民卫生出版社，2013.

[6] 华桂春．预防医学．北京：化学工业出版社，2013.

[7] 张爱珍．临床营养学．第 3 版．北京：人民卫生出版社，2012.

[8] 葛可佑．公共营养师（基础知识）．第 2 版．北京：中国劳动社会保障出版社，2012.

[9] 胡敏．营养师考试指导．北京：化学工业出版社，2012.

[10] 石瑞．食品营养学．北京：化学工业出版社，2012.

[11] 蔡东联．实用营养学．第 2 版．北京：人民卫生出版社，2012.

[12] 季兰芳．临床营养护理．杭州：浙江大学出版社，2011.

[13] 孙明远．食品营养学．北京：中国农业大学出版社，2010.

[14] 杨月欣，王光亚，潘兴昌．中国食物成分表．第 2 版．北京：北京大学医学出版社，2009.

[15] 孙要武．预防医学．第 4 版．北京：人民卫生出版社，2009.

[16] 中国营养学会．中国居民膳食指南．拉萨：西藏人民出版社，2008.

[17] 食品营养成分基本术语（GB/Z 21922—2008）（中华人民共和国国家标准化指导性技术文件）．北京：中国标准出版社，2008.

[18] 刘锜．营养与膳食指导．北京：人民卫生出版社，2008.

[19] 吴坤．营养与食品卫生学．第 6 版．北京：人民卫生出版社，2007.

[20] 王陇德．中国居民营养与健康状况调查报告之一——2002 综合报告．北京：人民卫生出版社，2005

[21] 翟凤英，杨晓光．中国居民营养与健康状况调查报告之二——2002 膳食与营养素摄入状况．北京：人民卫生出版社，2006.

[22] 杨晓光，翟凤英．中国居民营养与健康状况调查报告之三——2002 居民体质与营养状况．北京：人民卫生出版社，2006.

[23] 刘志皋．食品营养学．北京：中国轻工业出版社，2006.

[24] 赵建民．烹饪营养学．北京：中国财政经济出版社，2001.

[25] 彭景．烹饪营养学．北京：中国轻工业出版社，2000.

[26] 孙秀发．临床营养学．第 2 版．北京：科学出版社，2009.

[27] 王丽琼．食品营养与卫生．第 2 版．北京：化学工业出版社，2013.

[28] 刘玉兵．食品营养与卫生．北京：化学工业出版社．2013.

[29] 李凤林．食品营养与卫生学．第 2 版．北京：化学工业出版社，2014.